Ringrazio ogni singolo essere vivente che ha incrociato il mio percorso di questi 40 anni. Sono stati innumerevoli ed ognuno di essi ha fatto evolvere i miei percorsi inconsci... L'Identità si dissolve con l'Ego.

Ringrazio l'Universo per permettermi di vivere questa vita e soprattutto, per concedermi la forza di affrontare il percorso danzando felicemente nella tempesta.

Bom Śiva.

Editing dei refusi e della uniformità terminologica:
ChgayGPT by Matteo Vincenti.

Illustrazioni artistiche:
Magma di Arianna Tonachini (www.magmavetri.it)

Stampato in prima edizione nel 2021 in completo self publishing svatantrico con tiratura limitata di 108 copie a copertina rigida e 108 a brossura.

9 791224 300496

Edizione aggiornata - 2025
ISBN: 979-12-243-0049-6

Oṃ Namaḥ Śivāya

ॐ नमः शिवाय

Il bambino chiama la mamma e domanda:
"Da dove sono venuto? Dove mi hai raccolto?"
La mamma ascolta, piange e sorride
mentre stringe al petto il suo bambino:
"Eri un desiderio dentro al cuore".

Rabindranath Tagore

A mia Madre e alla mia Famiglia tutta

VIJAYA 33

fondamenti di Endocannabinoidoiatria

INDICE

INTRODUZIONE

La ferma volontà di fare il medico è insorta, in me, quando avevo circa 6 o 7 anni. Non ho mai compreso a fondo da dove potesse derivare una tale certezza in un bambino così piccolo. La mia vita si potrebbe definire, senza dubbio, quantomeno peculiare.

Per cultura familiare e per mia indole personale, ho da sempre avuto un approccio simbolico a ciò che mi accadeva e mi circondava. In adolescenza ho iniziato a sviluppare consapevolmente la mia parte "spirituale", all'epoca attraverso l'unica via che conoscevo, il cristianesimo. In quel periodo consideravo la Cannabis una pericolosa droga, ne avevo paura e ve ne stavo alla larga, rappresentava per me il simbolo del fallimento di una persona, così come la cocaina, l'eroina e tutti gli altri adulteranti della coscienza. Facevo di tutte queste "droghe" un unico calderone, senza alcuna distinzione. Ignoravo totalmente l'argomento e quindi lo combattevo. Crescendo, alle mie domande spirituali interiori non sono più bastate le risposte che la fede cristiana mi forniva e ho iniziato il mio personale viaggio di scoperta verso l'Essere Umano.

Finora è stato un viaggio lungo, a tratti periglioso ma, in tutto il suo percorso, di un'intensità e unicità tali da gioirne, oggi, di ogni singolo momento.

All'interno di questo viaggio ho avuto un'inaspettata quanto costante Maestra che, a suo modo benevolmente, non mi ha mai abbandonato, sostenendomi, rivelandomi sempre quella piccola luce di speranza laddove, nelle notti più buie e impaurenti del mio peregrinare, pareva non esservene davvero più alcuna.

Non ho saputo riconoscerla come Maestra sin dal primo momento. Appena conosciuta, mi pareva più una ragazza avvenente da cui mi sono lasciato sedurre, voglioso di trasgressione, lasciandomi condurre nella pura estasi dei sensi. Col tempo, però, la relazione con questa entità femminile è evoluta e maturata, si è responsabilizzata ed ha assunto una forma onorabile anche per i miei rigidi schemi ideologici di gioventù.

Lei ha saputo parlarmi ed io ho avuto la Fede di ascoltarla. È solo nel tempo che ho compreso il profondo valore di questa entità, la Cannabis, Maria, la Madre.

Negli ultimi 10 anni ho studiato e sperimentato approfonditamente la relazione tra l'Essere Umano e questa pianta. Il campo di applicazioni cliniche in cui ho riscontrato la possibile efficacia di un utilizzo dei suoi derivati è di una vastità inusuale. La complessità e la distribuzione del sistema fisiologico scoperto, in seguito alla sua persecuzione sistematica, hanno, alla fine, rivelato una verità che oggi è palesemente visibile a chi non voglia ignorarla deliberatamente.

In questo libro ho cercato di riassumere le conoscenze fondamentali "evidence based" sui cannabinoidi e il sistema endocannabinoide necessarie a compiere il primo passo di conoscenza. Non ho ritenuto, però, che questo fosse l'unico punto di vista necessario al fine di comprendere Esseri Viventi nobili e complessi come l'Uomo e la Pianta di Cannabis e la relazione di equilibrio che tra questi si può instaurare.

2Dopo un lungo periodo di studio e di ricerca di sistematizzazione dei concetti, sono arrivato a identificare una innovativa professione di Endocannabinoiatra, colui che è esperto nell'arte della cura (-iatria) praticata mediante la modulazione del Sistema Endocannabinoide, (Endocannabinoido-). Quest'arte dovrebbe, a mio avviso, rappresentare una branca della medicina a sé stante, dedicata alla comprensione dei casi clinici complessi e multispecialistici ad oggi sempre più crescenti in numero ma sempre meno risolti dalle pratiche allopatiche.

Questo libro non vuole essere un punto di arrivo bensì un punto di partenza da cui, giovani medici, possano intraprendere lo studio di quest'Arte utile a prendersi cura dei propri pazienti esercitando sempre, nei loro confronti, la Compassione, il più alto dei valori che la pianta di Cannabis può trasmettere a chi è sinceramente aperto all'ascolto.

Buona lettura. Bom Bolenath.

La libertà è la possibilità di dubitare, la possibilità di sbagliare, la possibilità di cercare, di esperimentare, di dire no a una qualsiasi autorità, letteraria, artistica, filosofica, religiosa, sociale, e anche politica.

Ignazio Silone

Non tutto il male viene per nuocere

Ho avuto l'onore e l'onere di poter conoscere e verificare in prima persona le storie di molti pazienti. Sono paziente io stesso, e curo le mie afflizioni con la pianta di Cannabis e i suoi prodotti. Man mano che formavo la mia esperienza, insorgeva in me una distinta visione delle cose che mi circondavano.

Tutto il percorso della mia vita e delle mie scelte assumeva un senso corretto, anche eventi che, presi singolarmente, di "senso" non ne avevano proprio. "Sincronicità" le avrebbe definite Jung. Il mio curioso percorso di vita, alla luce di questo concetto, assumeva una direzione logicamente comprensibile.

Ho iniziato a correlare una conoscenza biochimica del sistema endocannabinoide con quella più clinica basata sulla mia sincera e profonda ricerca personale riguardo questa pianta. Ritengo infatti che il sistema Endocannabinoide sia intimamente correlato alle azioni di altre "scienze" che popolano il grande ambito gnoseologico della Salute dell'uomo.

La proibizione di questa pianta si fonda su basi egoiche (ed egoistiche) sulle quali si è sviluppata una cieca ricerca del profitto materiale immediato. La costrizione del mondo, da parte dell'uomo, entro parametri "illusori" ha però avuto come conseguenza una necessità crescente di consapevolezza su ciò che ci circonda. Forse, allora, il proibizionismo è servito, era necessario, perché, come la pianta stessa mi ha insegnato, "non tutto il male viene per nuocere".

Una grande "sofferenza" o "ingiustizia" di un momento può rivelarsi una grande fortuna vista con gli occhi più consapevoli del futuro.

È così che, professionalmente, considero ogni malattia. C'è sempre un lato biologico, meccanico che deve essere compreso e curato all'occorrenza e poi c'è un lato meno tangibile che si candida fermamente a origine prima di ogni problema e che può manifestarsi, anche ma non solo, con ciò che viene comunemente inteso come "malattia".

Un tale approccio non è semplice perché richiede una profonda conoscenza della persona e quindi molto tempo per ciascun paziente. Soprattutto, non ha un risultato certo, perché ci costringe, nel processo empatico di cura, a fare i conti con lati di noi stessi ignoti e repressi e che, per tale motivo, temiamo. Cambiare fa paura. Cambiare significa andare verso l'ignoto.

L'utilizzo della Canapa non è pericoloso come, troppo spesso, è ancora riportato. La "pericolosità" è la diretta conseguenza di una "mancata consapevolezza" nel suo utilizzo, così come potrebbe esserlo quello di un qualsiasi altro strumento. In fondo, non abbiamo creato apposta le patenti di guida? Gli strumenti a nostra disposizione devono solo essere utilizzati correttamente.

Non sono forse le nostre stesse scelte che rappresentano l'unico vero strumento a nostra disposizione che abbia il reale potere di influenzare significativamente la nostra vita?

L'uomo crede di volere la libertà.
In realtà ne ha una grande paura.
Perché?
Perché la libertà lo obbliga a prendere delle decisioni,
e le decisioni comportano rischi.

Erich Fromm

La dipendenza dalla realtà materiale

Credo che i "tempi moderni" siano la manifestazione collettiva e sociale di un'affezione della salute umana individuale. Una manifestazione invisibile quanto pervasiva. L'Egotismo. Da tempi immemori l'uomo è orientato alla competizione e alla supremazia sul proprio simile. Ciò viene indicato come "successo nella selezione naturale" ed è visto come un qualcosa di positivo. A mio avviso, però, di positivo, tutto ciò ha ben poco.

Penso che questa sia solo una "credenza" come tante altre, eletta, però, a "credenza utile" e quindi "valevole di espansione" nella nostra specie. Come viene sistematicamente programmata e realizzata questa "espansione"? Io credo tramite una premeditata stimolazione del nostro cosiddetto "circuito della ricompensa".

Ad esempio si pensi come la nostra dieta sia piena di zuccheri semplici e di come siamo continuamente stimolati a fare qualcosa per ottenere una ricompensa.

Viviamo in un mondo illusorio, pieno di bagliori che ci attraggono lì dove la nostra percezione è artificiosamente lontana dalla naturale oggettività. In un simile contesto, non mi sorprendono i risultati di quegli studi innovativi che dimostrano come ci sia, nell'essere umano, un enorme divario tra "realtà" e "percezione comune".

Secondo la mia interpretazione, che queste due entità descritte siano così distanti, è coerente, in quanto, la percezione comune deve, in qualche modo, essere distante dalla realtà affinché questo illusorio gioco di sensazioni possa continuare a prosperare tra i più, a vantaggio di quei (pochi) esseri umani, nostri consimili, che da questa illusorietà ne traggono importanti vantaggi, prevalentemente economici, continuando, pertanto, a soffrire della loro intensa "patologia egotistica".

Per essere genuini cercatori e promulgatori della Verità occorre staccarsi dai propri sensi, dalle proprie pulsioni, dal proprio Ego. Questo comporta "sforzo" perché ci troviamo di fronte al fatto di dover ammettere che, per tutta la nostra vita, non abbiamo fatto altro che mentirci da soli, nascondendoci qualcosa che, come un segreto di Pulcinella, era nascosto in piena luce. Un vero terremoto per la nostra psiche.

Dovremmo accettare di aver vissuto in un sogno, ma le probabilità che questo processo psicologico avvenga sono quasi annullate dalla stimolazione dopaminergica cui facevamo riferimento prima che causa, in definitiva, una sistemica e sistematica depressione del sistema endocannabinoide endogeno.

Maya. un deficit di endocannabinoidi?

"Non è possibile effettuare un cambiamento fondamentale senza una certa dose di follia, di non conformità: il coraggio di voltare le spalle alle vecchie formule, il coraggio di inventare il futuro. Voglio essere uno di quei pazzi. Dobbiamo avere il coraggio di inventare il futuro."

Thomas Sankara

Ho letto per la prima volta il cognome dell'autore di questa citazione nel periodo in cui mi trovavo a vivere in Nepal e dovevo scrivere l'abituale pezzo pro-bono per uno tra i più noti giornali del settore cannabico, Dolcevita. Shankara però, è anche uno degli appellativi con cui viene chiamato Shiva, una parte della santa trinità Induista.

Questa sincronicità ha inevitabilmente fatto sì che io prestassi estrema attenzione alle idee ed ai pensieri che insorsero in me successivamente al suo riconoscimento. Per onorare Shiva, in Nepal, si utilizza la Cannabis similmente a come nelle chiese cattoliche il vino transustanzia nel sangue di Cristo. Nel mio periodo di studio in Asia stavo approfondendo proprio questo tipo di conoscenze e di come queste si potessero riflettere sull'ideazione del nostro sistema sociale attuale. Mi ero recato in Nepal perché ero nauseato da ciò che mi aveva circondato sino ad allora. Sono andato alla ricerca della semplicità di una vita Naturale, quel modello a cui ero stato ispirato dal consumo (inconsapevolmente) rituale che ho da sempre fatto della pianta di Cannabis.

Il Shankara leader africano voleva cambiare concretamente il sistema. È stato ucciso. Problema risolto. Similmente, i consumatori consapevoli di Cannabis che sviluppano idee realistiche per cambiare il sistema, vengono tacciati come drogati ed il loro pensiero emarginato da quelli comunemente accettati dalla società. Anche in questo caso il problema parrebbe risolto, o no? Ho trovato molto curiosa la similitudine tra il pensiero di Sankara ed il pensiero della maggior parte degli utilizzatori consapevoli di Cannabis che ho conosciuto.

L'assassinio è l'apoteosi dell'impotenza umana. Non si può, però, compiere un genocidio senza che questo passi alla storia. Quando le "persone problematiche" sono molte, si preferisce, quindi, creare un'etichetta, uno stigma, che le escluda dalla considerazione sociale, dalla "normalità" del sistema, che di fatto "uccida" la loro credibilità per azzerarne l'influenza. Estremizzando, si potrebbe considerare questa attitudine alla stregua di un "omicidio ideologico".

Mantenere la Cannabis sotto strettissimo controllo delle autorità statali e farmaceutiche, però, può essere visto anche come una volontà dei "gestori della società umana" di limitare la libera stimolazione del loro proprio sistema endocannabinoide. Tale limitazione risulta quantomeno strana, se inserita nel suo contesto reale. Altre sostanze psicotrope, zucchero, caffè, nicotina, tabacco, alcool sono, infatti, "permesse" ed intrise nella cultura di ogni giorno.

Togliendo il THC dalle tabelle degli stupefacenti e facendo tornare la Cannabis, una normale pianta della Natura, accessibile a tutti si potrebbe creare uno squilibrio nel "sistema sociale" così come lo conosciamo. Per una semplice ragione. Prerequisito "di esso" pare essere proprio un tono depresso del sistema endocannabinoide dell'uomo. Il sistema della "felicità" e dell'"equilibrio", quel sistema che ci può far percepire, di essere, in ogni caso, "vittoriosi" (come indica anche uno dei significati del termine Vijaya, la Cannabis in lingua sanscrita).

Anandamide è la principale molecola che il nostro corpo produce e che agisce su questo sistema. Beatitudine il suo significato nella lingua sanscrita. Se vi soffermate un secondo a guardare la società attuale da distante, non credo avrete alcuna difficoltà a vedere come prevalgano sentimenti di paura, insicurezza, necessità di rassicurazione. Se questi sentimenti fossero placati, tutto ciò che costituisce la realtà per come la conosciamo non pensate potrebbe cambiare, anche radicalmente? Si squarcerebbe, infine, quel velo di Maya, che ci nasconde la nostra intima, immutabile ed immortale Natura Divina.

Nessuno è libero se non è padrone di se stesso.

Epictetus

Olistica-mente cannabis

Quando esercitavo la professione di medico all'interno dell'Ospedale di Padova ero irrequieto. La mia conoscenza delle varie parti della scienza medica, dopo la laurea, era completa. Conoscevo i principi di ogni disciplina e li applicavo con efficacia, come mi era stato insegnato. Avevo studiato una somma di sistemi, eppure, nonostante questa conoscenza fosse apparentemente completa, dentro di me sentivo mancare qualcosa.

Mi sono accostato alle "scienze olistiche" per vitale necessità, senza troppa fiducia, e, soprattutto, senza una piena consapevolezza di che cosa "olistico" significasse esattamente.

La definizione di Olismo è: "quel principio filosofico per cui i sistemi complessi sono irriducibili alla mera somma delle loro parti. Le leggi che regolano la totalità non possono mai essere riducibili alla semplice composizione delle leggi che regolano le parti costituenti."

Questa definizione mi ha fatto ripensare a tutte le mie esperienze e, a partire da quel "momento di necessità", ho iniziato ad approfondire questa materia ad oggi così diffusa quanto controversa. Ho cercato di armonizzare il mio pensiero con una consapevolezza che non posso negare essermi arrivata, gradualmente, grazie all'utilizzo della pianta di Cannabis. Una consapevolezza scientificamente confermata dallo studio approfondito di questa pianta. Una pianta capace di produrre più di 700 sostanze attive sul nostro organismo il quale è, ontogeneticamente, pronto a riceverle tutte, con un numero molto nutrito di recettori, alcuni identificati, molti altri ancora ipotetici.

La Cannabis è una pianta olistica dal momento in cui il suo effetto entourage è estremamente più efficace delle sue varie sostanze somministrate singolarmente. Una pianta che, se usata consapevolmente, può far cambiare radicalmente lo stile di vita delle persone, conferendo, alle loro esistenze, un "senso" più ampio. Una "pianta data dagli dei", è stato scritto. Una pianta che, grazie al suo effetto sulla nostra coscienza, può far riscoprire all'essere umano che la somma delle singole attività da lui svolte su questo pianeta può essere priva di significato, quando si è sul punto di lasciarlo.

CANNABIS (R)EVOLUTION

Origini della relazione uomo-cannabis

La Cannabis è sempre stata proclamata come una risorsa suprema dell'umanità e, allo stesso tempo, accusata come il più grande fardello, durante tutto il tempo in cui gli esseri umani l'hanno utilizzata per innumerevoli scopi. Lo scenario che seguirà è tratto dal libro *"Cannabis, Evolution and Ethnobotany"* di Clarke e Merlin e riguarda ricostruzioni plausibili dell'epoca dell'Olocene.

Proviamo a pensare a un giorno di primavera di migliaia di anni fa, una lunga era glaciale era appena finita e un piccolo gruppo di nomadi girovagava per le terre emerse dopo il disgelo. Trovando un terreno consono all'accampamento tra le anse di un tortuoso fiume, il gruppo decise di fermarsi. Questi piccoli gruppi erano migrati lontano, in località così remote, perché spinti dalla violenza di altri gruppi più potenti e più aggressivi.

Gli ominidi del tempo non avevano ancora sviluppato tecniche di coltivazione e la loro sopravvivenza dipendeva interamente dalla caccia e da ciò che la Natura provvedeva. Al primo compito era deputato il maschio, mentre le femmine trascorrevano l'intero giorno a raccogliere frutti, radici, semi, noci, materiale da fibra e legna per il fuoco. Il vicino fiume forniva al gruppo molte delle risorse necessarie alla sopravvivenza rendendolo quindi un posto difficile da abbandonare.

La permanenza del gruppo nello stesso posto influenzò l'ambiente circostante favorendo la proliferazione di diverse specie di piante. Queste erano, infatti, già "preadattate" alle nuove cicatrici del terreno aperte dall'essere umano e diventate suolo molto fertile grazie ai rifiuti (organici) che vi si depositavano.

La pianta di Cannabis era una di queste specie. Nelle loro missioni di approvvigionamento del cibo, le donne avevano trovato queste piante, cariche di semi, al termine della stagione estiva, e, a loro giudizio, questi potevano agevolmente essere utilizzati come alimento. La miriade di semi presenti sulle piante fece sì che fosse più comodo tagliare l'intero vegetale e trascinarlo all'accampamento dove poter trovare la tecnica di separazione più comoda. Solo qualche stagione dopo, tutti i semi necessari al villaggio provenivano da piante che erano cresciute nei dintorni dato l'inevitabile spargimento durante il lavoro di separazione. Parallelamente al cibo, i primi ominidi avevano compreso l'enorme potenziale dell'olio che si poteva estrarre da quegli stessi semi. Questo era infatti utilizzabile in cucina, come combustibile, e furono realizzati perfino primordiali saponi.

Sono state relazioni tra uomo e piante come questa appena descritta che hanno permesso il passaggio dell'essere umano dal nomadismo alla stanzialità. Non passò molto tempo, nella relazione tra uomo e Cannabis, prima della scoperta dell'enorme potenziale delle fibre che si potevano ricavare dal suo stelo. Lasciando macerare le piante nell'acqua, non solo si ottenne la materia prima per crearle (processo di "retting"), ma i nostri antenati poterono notare come i pesci venissero a galla autonomamente, intontiti dalla mancanza di ossigeno che si creava nelle vasche di macero durante il processo, in tal maniera diveniva più semplice catturarli, ed un'altra importante fonte di cibo era assicurata. Un'enorme domanda che resta tuttora aperta è la seguente: "L'importanza delle fibre o del cibo era davvero l'unica ragione per cui i nostri antenati si erano interessati così tanto a una "semplice pianta"?

Nel nostro antico passato, le valenze esperienziali che si potevano avere mediante l'utilizzo della resina prodotta dai fiori della pianta femmina, possono aver "aperto nuove porte della percezione". Il consumo di questa resina avrebbe potuto aspirare al ruolo di "rifugio chiave" sia mentale che fisico da schemi di vita frequentemente monotoni e molto affaticanti.

Gli effetti psicoattivi della pianta di Cannabis potrebbero aver avuto un effetto "esplosivo" sulla visione del mondo dei nostri antenati e sulle loro ideologie. Le visioni estatiche visionarie che si possono avere con l'ingestione d'ingenti quantitativi di resina possono aver formato un sistema di credenze e simboli che tentavano di interpretare l'esistenza di qualcosa di invisibile ed indimostrabile. "Spiriti", sia benevoli sia malevoli.

La pianta potrebbe aver rivestito il ruolo di "dono degli dei" utilizzato per trascendere il normale stato di coscienza ed entrare in connessione con quelle "entità invisibili". Essenzialmente, la Cannabis avrebbe fornito un mezzo attraverso il quale ognuno poteva "comunicare con la propria divinità interiore". Come riportano Shultes e Hoffman già nel 1992, la Cannabis potrebbe essere considerata una "primordiale pianta degli Dei".

Qualunque sia la motivazione iniziale dell'utilizzo della Cannabis da parte dei nostri antenati, è un dato di fatto che l'importanza di questa pianta ha fatto sì che diventasse parte di quel "patrimonio fondamentale" trasportato ovunque da quelle comunità. Sempre insieme, di luogo in luogo, nel periodo di transizione dall'essere nomadi ad essere stanziali, così come ai giorni nostri.

La relazione così stabilita tra uomo e pianta è continuata, senza alcuna interruzione, per migliaia di anni. Le profonde radici di questo rapporto fanno sperare che possa succedere, così come è già avvenuto, "un'apertura di orizzonti" nell'essere umano.

I cambiamenti epocali possono succedere da un momento all'altro, eventi "imprevisti" in un gioco cosmico che tutto comprende. Ogni singolo essere umano può fare la differenza e noi non lo possiamo sapere. I temi ancestrali della spiritualità, ad oggi, vengono spesso - ma fortunatamente sempre meno - additati come ridicoli. Tutto accomunato sotto la definizione di "sballo". Uno stereotipo che ha radici profonde tanto quanto quelle che abbiamo appena descritto tra l'essere umano e la pianta. Affrontando così superficialmente un argomento profondamente embricato nella cultura dell'essere umano, si perde di vista l'intero spettro delle potenzialità, in primis curative, che può avere l'interazione tra questa pianta ed il nostro organismo, valorizzando il sistema emotivo tanto quanto quello fisico.

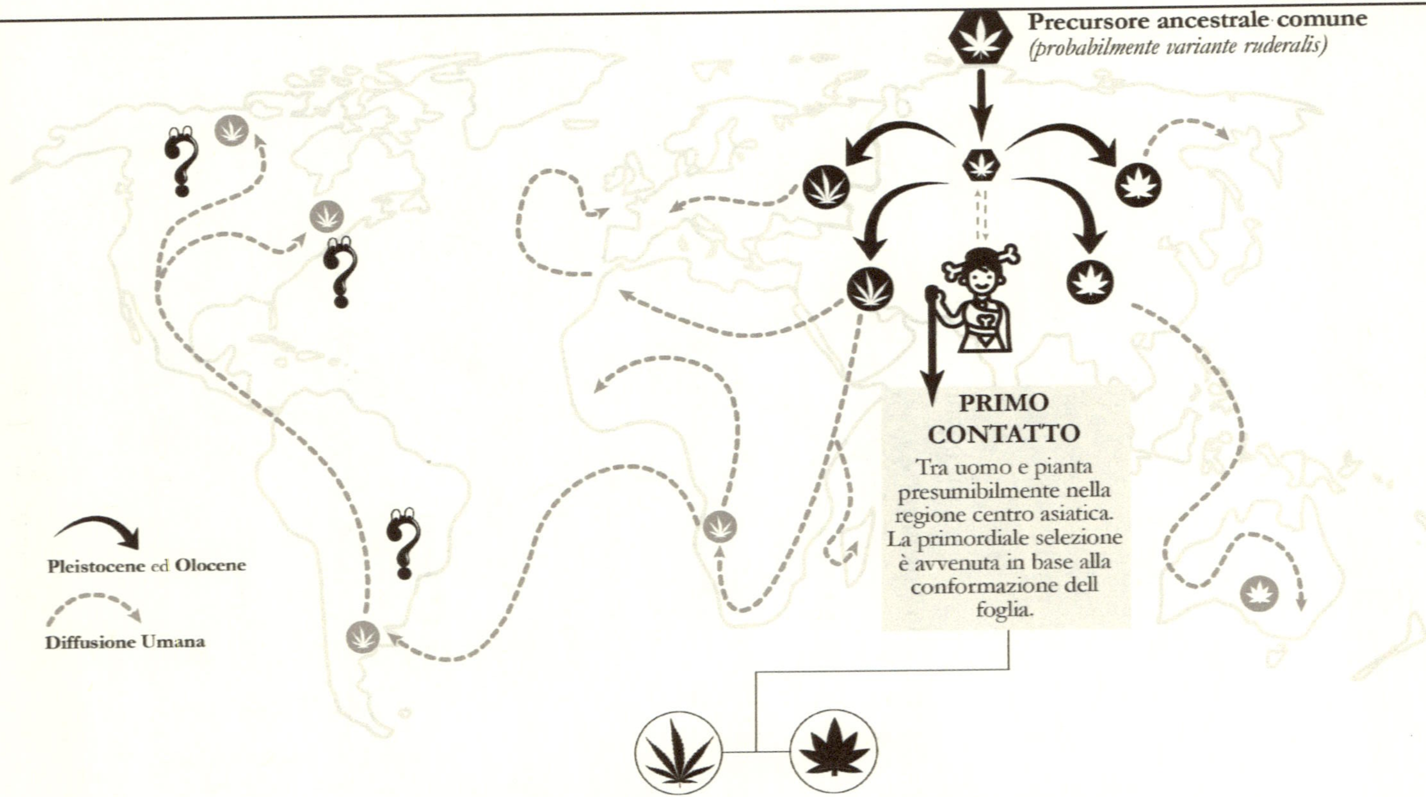

Antenato a Foglia Stretta

Precursore della variante **SATIVA**. Queste piante venivano selezionate per il loro utilizzo alimentare e tessile in quanto la loro conformazione botanica era più consona a questi utilizzi (*generalmente con* **basse** *espressioni della molecola* **THC**)

Antenato a Foglia Larga

Precursore della variante **INDICA**. Queste piante venivano selezionate per il loro utilizzo medicinale e rituale in quanto la loro conformazione botanica era più consona a questi utilizzi (*generalmente con* **alte** *espressioni della molecola* **THC**)

Pagina seguente Mappa diffusione mondiale della pianta di Cannabis

Dal precursore comune un viaggio di diffusione ad oggi ancora per molte parti ignoto. La dicotomia ad oggi conosciuta tra spp. Indica e Sativa è, al giorno d'oggi, ormai superata, residuo vestigiale di una prima rudimentale classificazione.

Diffusione della Cannabis nel mondo.

Negli ultimi 100 anni della storia dell'uomo si è evidenziata, sempre di più, una perdita di memoria collettiva circa le nostre origini e quelle del pianeta che ci circonda.

Sebbene la "perdita di memoria" sia trasversale a molti argomenti inerenti il nostro "essere", ce n'è uno, in particolare, che si sta dimostrando necessario al mantenimento di un pregiudizio. Riconsidereremo ora la storia di una pianta che è sul pianeta Terra da molto prima di noi e che, molto probabilmente, continuerà ad esserci anche dopo che noi saremo scomparsi.

La pianta di Cannabis sativa Linnaeus ha una storia molto più "lunga" di quella dell'essere umano e la sua comprensione è materia di acceso dibattito scientifico.

Le ipotesi sulla sua evoluzione storica si basano su diversi reperti come semi, fitoliti, frutti, steli, tricomi, grani di polline, cordame e tessuti appartenenti alle diverse epoche, in associazione alle testimonianze scritte lasciateci dai nostri antenati. Prima dell'avvento dell'uomo, com'è ovvio, la nostra conoscenza può essere semplicemente speculativa a posteriori.

L'unico precursore originario ipotizzato, si avvicinava molto a una Var. Ruderalis di oggi ed ha seguito un'indipendente evoluzione millenaria in Eurasia, molto probabilmente vedendo la sua prima comparsa nel centro del continente Asiatico. (vedi figura 1)

Molto tempo prima dell'arrivo dell'uomo nel pianeta, probabilmente durante una singola stagione maturativa, il precursore della pianta di Cannabis è incorso in una variazione genetica così particolare da creare un nuovo enzima, responsabile, da allora, della produzione della molecola denominata recentemente THC.

Questa variante si è mantenuta in alcune sottopopolazioni e, primavera dopo primavera, si è perpetuata questa straordinaria capacità di sintesi biochimica. Tale variante genetica, considerata dagli studiosi come "mutazione" ha dato origine all'identificazione dell'allele BT.

Gli stessi studiosi hanno provato che tale evento rappresenta la più importante pietra miliare nella storia evolutiva della pianta di Cannabis. Durante questi periodi molto antichi, fino al Pleistocene e primo Olocene, la terra era ancora un "organismo instabile". Le glaciazioni si susseguivano regolarmente. Ciò rappresentava un forte stimolo selettivo per tutto il regno vegetale, ivi compresa la pianta di Cannabis. Quando le condizioni climatiche diventano così estreme, infatti, le piante, prive della possibilità di spostarsi come gli animali o gli uomini, diminuiscono la loro popolazione e si "isolano" autonomamente in quelli che vengono chiamati "rifugi ecologici". È da lì che, finite le rigide condizioni climatiche, ricominciano ad espandersi numericamente gli individui che più hanno saputo passare attraverso "il peggio".

L'incontro della pianta di Cannabis con l'essere umano è avvenuto all'incirca nell'era del primo Pleistocene. Nella parte ovest del continente euroasiatico i primi ominidi sono venuti a contatto con il precursore a foglie sottili della pianta (ad oggi denominata Sativa) mentre i gruppi che si sono diretti nel sud-est asiatico, probabilmente, sono venuti a contatto con il precursore a foglia larga di Cannabis (ad oggi denominata Indica).

Il più recente lavoro di indagine tassonomica disponibile è stato pubblicato nel 2004/2005 da Hillig e Mahlberg. I due scienziati hanno scritto una serie di 5 studi dopo l'analisi di 157 semi di Cannabis differenti provenienti da diverse parti del mondo. Le indagini si sono focalizzate sulla produzione, da parte delle piante, di cosiddetti "allozimi", che, essendo sostanze facenti parte del complesso metabolico principale della pianta, sono considerati come "non affetti" dalla selezione umana.

Questi lavori consigliano di suddividere il "genere Cannabis" in 7 domini tassonomici distinti (riassunti nell'infografica figura2). Tale classificazione è la più recente e la più articolata facendoci rendere conto di come lo studio di questa pianta non sia così semplice come appare e di come, pertanto, non debba essere trattato superficialmente.

La dispersione della pianta di Cannabis e delle varianti tassonomiche di cui abbiamo appena parlato è riassumibile in 6 fasi:

Fase 1: Dispersione primaria lungo l'Eurasia 10.000 – 2.000 anni a.C.

La pianta si era stabilizzata in queste regioni già 100.000 anni prima. Alla fine delle grandi glaciazioni. L'essere umano ha utilizzato ciò che la Natura aveva selezionato in queste regioni. Le popolazioni di piante di Cannabis si

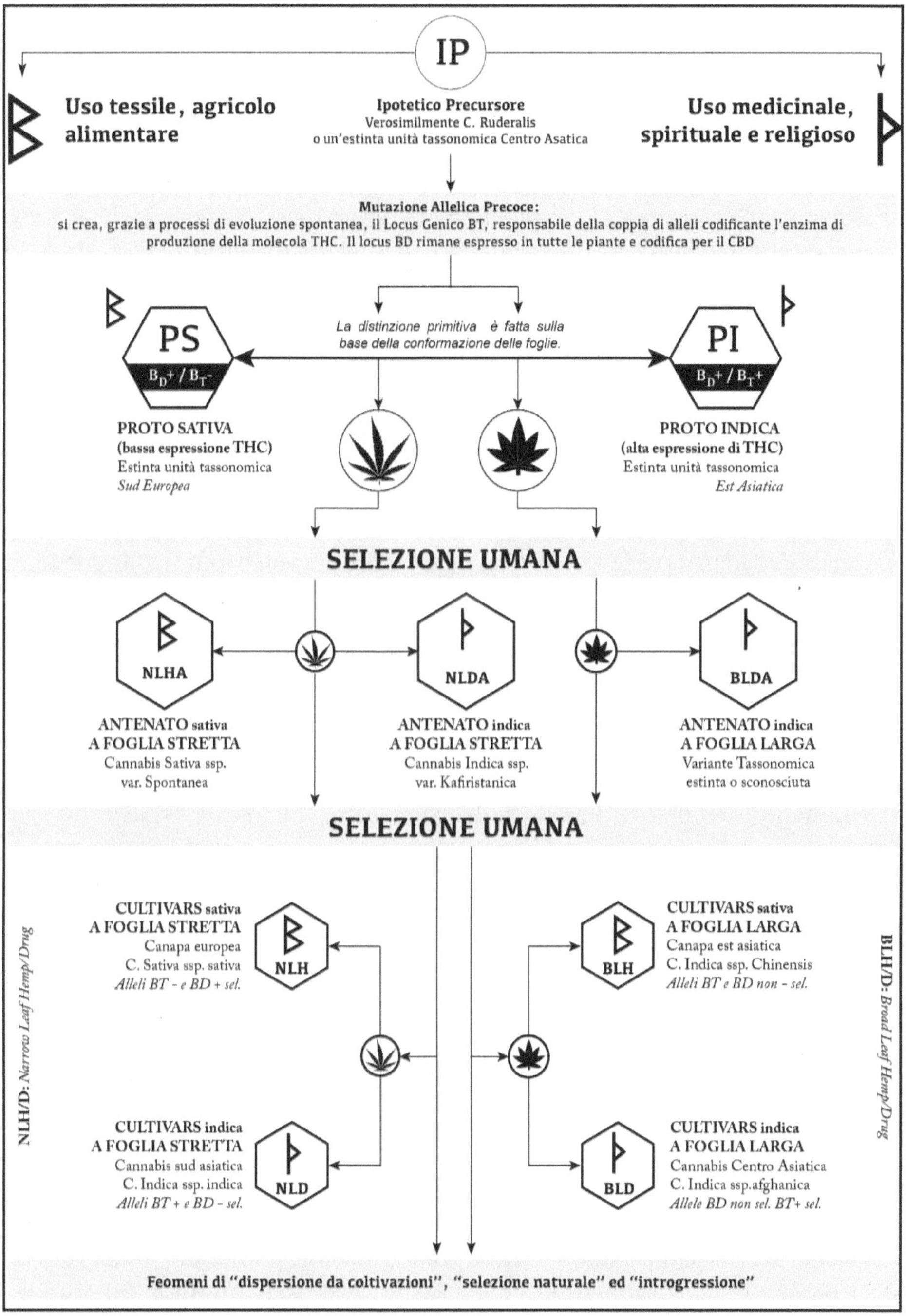

Infografica evolutiva della Cannabis Sativa Linnaeus

La struttura fogliare della pianta è un criterio classificativo ormai superato dal cross breeding a cui l'Essere umano ha sottoposto questa pianta ancestrale.

propagavano a partire dai "rifugi ecologici" che erano riuscite a trovare.

Fase 2: Diffusione Africana e Sud-Est Asiatica 2000 – 500 a.C.

La pianta di Cannabis si diffonde grazie all'uomo che ne fa un utilizzo prettamente spirituale-religioso come testimoniato dalla quasi assoluta mancanza di reperti che attestino l'utilizzo di fibre o semi. Sebbene in Africa la data di comparsa della Cannabis sia ancora in discussione, ciò che è certo è che i commercianti Arabi ed Indiani hanno contribuito decisamente al processo di introduzione della pianta in quel continente. Alla fine di questo periodo, la tipologia a foglia stretta era ancora confinata in Europa e ci sarebbe rimasta fino all'inizio dell'espansione coloniale del mondo occidentale.

Fase 3: Diffusione nel nuovo mondo 1545 – 1800 d.C

È in questo periodo, grazie alla diffusione dei migranti europei, che la canapa va oltre i confini di questo continente ed i suoi utilizzi tessili ed alimentari cominciano ad essere conosciuti anche nel continente Americano fino ad allora "vergine" a questa pianta. Durante questa fase di espansione la Cannabis si adatta perfettamente ai climi delle varie latitudini e longitudini iniziando il suo periodo di "nuova stabilizzazione"

Fase 4: Diffusione nel nuovo mondo 1800 – 1945 d.C.

Verso la metà del 1800 vengono introdotte, in Europa e negli Stati Uniti, le varianti da seme e fibra di origine cinese. Parallelamente a questa diffusione, in alcune altre zone come Caraibi, Centro America, Colombia e Messico, la selezione umana puntava al più elevato contenuto di THC possibile, selezionando le piante verso quella direzione, incuranti delle altre sue proprietà.

Fase 5: Espansione dopo la seconda guerra mondiale 1945 – 1990 d.C.

Il proibizionismo era iniziato un paio di decenni prima e stava raggiungendo il suo culmine. Il tentativo di soppressione della coltivazione della pianta di Cannabis ha favorito i mercati illeciti i cui "padroni" incrociavano varianti Landrace differenti per ottenere il maggior contenuto di THC possibile. Si era ottenuta la diffusione di varianti Afghane e Indiane anche nel continente europeo, in associazione alle opere di selezione fatte da Colombia e Messico che, in quegli anni, primeggiavano nelle esportazioni in tutto il mondo.

Fase 6: Ambiente Artificiale e proliferazione della Canapa 1990 – oggi

L'imponente proibizione legata a questa pianta ha condotto a due estremizzazioni. Da un lato la forzatura di una coltura in campo aperto che deve rispettare espressioni di THC pressoché inesistenti e quindi "innaturali". Dall'altra, ha condotto ad una vastissima urbanizzazione della coltivazione della pianta "da droga" che viene propagata all'interno di abitazioni dove acqua, luce e privacy sono prontamente disponibili. Tale urbanizzazione ha portato alla completa dipendenza dall'uomo di questa variante di Cannabis ("da droga" ndr) che solo grazie a lui prolifera e si propaga.

Per concludere vorrei riportarvi la traduzione esatta di un breve passo del libro da cui sto traendo molte delle informazioni qui descritte:

"Gli esseri umani hanno portato la coltivazione e l'utilizzo della pianta di Cannabis per tutto il globo terraqueo, perfino nei nostri attici, garage o armadi. C'è ancora poco terreno che la Cannabis debba ancora conquistare. La dispersione mediata dagli umani e la coltivazione clandestina assicurano che il patrimonio genetico della pianta di Cannabis possa vivere in un mondo che cambia sempre più velocemente, così come ha fatto per millenni. La domanda è: in cosa evolverà ora? Che cosa vorranno ancora gli esseri umani dalla pianta?"

Origini storico-legislative dell'ostracismo

Dopo un lunghissimo periodo di convivenza pacifica, le avversità ideologiche nei confronti della pianta di Cannabis hanno iniziato ad approfondire le loro radici sin dalla fine dell'800. Il primo continente dove avviene il radicamento è l'Africa Meridionale, dove la Cannabis ed il suo utilizzo erano stati introdotti dagli immigrati indiani che arrivavano nel paese come forza lavoro. Il nome tradizionale con cui veniva chiamata era Dagga. In questa nazione l'uso ed il possesso di Cannabis per gli immigrati indiani in Sud Africa vennero proibiti nel 1887 dopo un processo iniziato già nel 1870. L'inizio della proibizione era stato generato, principalmente, dalla percezione che la supremazia bianca di comando fosse messa in discussione dagli schiavi che tradizionalmente utilizzavano la Dagga.

Quasi contemporaneamente, nel 1798, a Nord del continente, Napoleone intraprendeva le sue campagne d'Egitto dove il suo esercito si veniva, gioco forza, a confrontare con le realtà locali. In Nord Africa, tradizionalmente, veniva prodotto l'Hashish, resina isolata della pianta di Cannabis che veniva consumata normalmente dalle classi più povere, in bevande appositamente preparate, al termine della giornata di lavoro, spesso agricola. I soldati di Napoleone ebbero modo di consumare questa bevanda ed il Generale si accorse che il suo consumo diminuiva il loro spirito combattivo. Per questa ragione ne proibì categoricamente l'utilizzo al suo esercito e influenzò i governanti del paese affinché rendessero questa pratica fuorilegge tout-court, incoraggiandoli a bandire completamente l'Hashish dal Paese.

Curiosamente, nello stesso periodo, verso il 1890, dopo quasi due secoli di pacifico impero coloniale dell'Inghilterra sull'India, al governo del paese colonizzatore vi erano dei guerrieri crociati della sobrietà e del temperamento. Costoro erano preoccupati dalla produzione e dal consumo di Cannabis, reclamando come gli ospedali psichiatrici fossero pieni di utilizzatori di Ganjia o Bhang. Le continue insistenze istituzionali fecero sì che l'Inghilterra commissionasse uno studio, durato dal 1893 al 1894, che coinvolse più di 1200 medici sia inglesi che indiani. Al termine della ricerca, la commissione di esperti incaricati di redigere il rapporto, produsse un documento di più di 3000 pagine, che formano circa 7 volumi, nei quali si descriveva dettagliatamente come il regolare consumo di Cannabis non fosse associato ad alcuna patologia o insanità mentale; che era del tutto escludibile che l'uso cronico della Cannabis potesse portare a comportamenti violenti e che la proibizione del consumo di Cannabis avrebbe avuto impatti negativi sulla società indiana così per come era costituita con il ripiego verso altre sostanze molto più pericolose e dannose come l'alcool.

Ancora una volta nello stesso periodo, verso la fine del XIX secolo, in un altro continente, il Sudamerica, la Cannabis era identificata come parte della cultura Afro-Brasiliana e ne veniva riconosciuto il suo utilizzo tradizionale denominandola come Pito de Pango. Tali utilizzi erano condannati dall'"élite bianca" che la vedeva come una "resistenza culturale" nel Nord-Est.

Il prof. Doria, un famoso medico tossicologo e politico brasiliano del partito conservatore del momento, discuteva l'utilizzo del Pito de Pango come un vizio pernicioso e degenerativo utilizzato con lo scopo di «vendetta degli sconfitti» nella lotta tra i selvaggi neri ed i civilizzati bianchi.

In Europa, fulcro centrale dell'espansione coloniale, la Cannabis non rappresentava ancora un problema. Nel 1911, a Hague, in Olanda si tenne la prima conferenza in cui le nazioni europee discutevano insieme su come affrontare il tema degli stupefacenti quali oppio, cocaina e morfina che rappresentavano un problema soprattutto per i missionari cattolici. Questi, infatti, una volta inviati nei paesi dove queste sostanze erano usate nella tradizione culturale, rimanevano spesso invischiati in poco piacevoli storie di tossicodipendenza.

Fu proprio l'Italia, attraverso i suoi rappresentanti, a lanciare, inaspettatamente, sul tavolo di discussione, l'argomento Cannabis salvo poi lasciare la conferenza il giorno stesso, facendo mancare la sua presenza nel dibattimento in cui gli Stati Uniti colsero la palla al balzo reclamando la necessità di includere la Cannabis tra le sostanze da regolamentare.

L'anno seguente si svolse un'altra conferenza dove nessuno dei rappresentanti delle nazioni aveva sentito la necessità di approfondire l'argomento Cannabis perché, ancora una volta, nonostante il blitz italoamericano dell'anno precedente, non risultava tra quelli dichiarati in discussione. Durante la conferenza, però, a sorpresa, il rappresentante egiziano Dr. Mohamed Abdel Salam El Guindy, segretario della Royal Egyptian Legation a Parigi e Bruxelles propose l'inclusione della Cannabis nelle risoluzioni della convention sostenendo che la Cannabis fosse pericolosa quanto l'oppio se non di più.

Nessuno obiettò alla descrizione fatta dal medico egiziano sui pericoli determinati dal consumo di Hashish e le sue dichiarazioni furono fortemente supportate da Cina e America sebbene nessuna prova ufficiale fu portata a testimonianza delle affermazioni dette in aula. L'accorato discorso di El Guindy, ottimo oratore, aveva iniziato ad instillare la paura nelle menti dei rappresentanti delle Nazioni che non conoscevano affatto l'argomento. Viene quindi istituito un subcomitato di valutazione che verrà guidato, però, dalle disposizioni di una clausola condizionale inserita nell'atto di istituzione del comitato che recitava:

> "L'uso della Canapa Indiana e le preparazioni da essa derivate devono essere autorizzati esclusivamente per fini medico-scientifici. La resina della pianta - Charas - in ogni modo estratta dalle sommità fiorite della pianta di cannabis sativa, incluse le sue preparazioni - hashish, chira, esrar, djamba, etc. - di cui essa forma la base, non sono, attualmente usate per fini medici e sono esclusivamente suscettibili ad un utilizzo a scopo dannoso. Alla stessa maniera di altre sostanze narcotiche non deve essere prodotta, venduta o scambiata in ogni circostanza."

Solo Gran Bretagna, Olanda ed India (su 16 stati) si opposero alla proposta di una così drastica risoluzione, curiosamente, però, nessuno di questi stati nominò l'Indian Hemp Drugs Commission Report. I risultati di questa conferenza vennero ripresi a Ginevra, nel 1925. Il sottocomitato non aveva prodotto alcunché e vennero prese per approvate le condizioni dettate dall'Egitto. Formalmente la "canapa indiana" creava dipendenza ed era pericolosa come l'oppio e doveva essere trattata di conseguenza. La Cannabis veniva così sottoposta a controllo internazionale. Da qui tutti gli stati europei iniziarono gradualmente a porre fuori legge il possesso di derivati della Cannabis e, molto spesso, anche il loro consumo personale.

Dopo la conferenza di Ginevra del 1925 la Cannabis non aveva destato particolare interesse nella lega delle nazioni. La delegazione statunitense, però, aveva lasciato la conferenza molto irritata dal fatto che non si erano prese misure per limitare la produzione delle piante psicotrope (Cannabis inclusa) sostenendo che non si potesse controllare l'afflusso nel mercato se non se ne controllava strettamente la produzione.

All'inizio degli anni 30, USA e Canada congiuntamente fecero grosse pressioni che, in aggiunta a quelle dell'Egitto, condussero l'Advisory Committee a dedicare maggior attenzione alla questione Cannabis Sativa. Nel 1936 nella "Conference for the Suppression of the Illicit Traffic in Dangerous Drugs" la proposta degli Stati Uniti per il progetto di convenzione, includeva severe sanzioni obbligatorie per chiunque promuovesse o si impegnasse nella coltivazione, produzione o distribuzione per scopi non medici e non scientifici.

Questa proposta non fu recepita dall'assemblea e, a seguito di questo insuccesso, gli Stati Uniti vollero dare il buon esempio e, nel 1937 istituirono il Marijuana Tax Act. Tale disposizione governativa imponeva una tassazione fissata talmente alta che veniva proibita, de facto, qualsiasi coltivazione di Cannabis. Il dibattito in Parlamento su questo argomento durò meno di mezz'ora e non conteneva alcun dato medico scientifico a supporto delle tesi riportate. Le argomentazioni con cui si era affrontato l'argomento erano state piuttosto ideologiche e viziose, questo qualche esempio rappresentativo:

- Alcune persone possono cadere in una rabbia delirante ed essere pertanto inclini a commettere crimini violenti.
- Rende le donne bianche vogliose di cercare rapporti sessuali con Negri, intrattenitori e altri.
- È una droga pericolosa per il corpo e la mente, particolarmente pericolosa per le persone con attitudine criminale perché rilascia tutte le inibizioni.
- La maggior parte dei fumatori di Marihuana sono Negri, Spagnoli, musicisti Jazz e intrattenitori. La loro musica satanica è guidata dalla Marihuana.
- È una droga che causa insanità mentale, criminalità e morte.
- È la droga che ha causato più violenza della storia dell'umanità.

Solo in pochi erano contrari a questo approccio e si prodigarono per dimostrarne la falsità.

Uno di questi era il sindaco di New York, Fiorello La Guardia, che commissionò un rapporto che prese il suo nome e che dimostrava come non vi fossero effetti negativi derivanti dall'utilizzo di cannabis. Questo documento venne però ignorato – e ridicolizzato – dal governo centrale che proseguiva nelle sue politiche proibizioniste. Negli anni '50, a conseguenza delle importanti pressioni americane a livello internazionale, iniziarono i lavori ad una sorta di trattato unico ed unificato che aveva tre scopi principali:

- Limitare la produzione dei materiali grezzi (le piante)
- Unificare tutte le convenzioni esistenti in una sola
- Semplificare l'esistente apparato di controllo delle droghe

Nella prima bozza del 1950 vi erano due approcci. Entrambi condividevano la forte raccomandazione alla proibizione di un utilizzo cosiddetto "ricreativo" della cannabis. Il primo approccio era il più conservatore e non riconosceva alcun utilizzo medico, paragonando la pericolosità della cannabis a quella di tutte le altre droghe e raccomandandone, quindi, la proibizione completa. Il secondo approccio era più progressista e riconosceva un qualche utilizzo medico della pianta ma ne raccomandava la produzione monopolistica da parte degli organi di controllo esclusivamente a fini medico-scientifici auspicando l'eradicazione di tutte le piantagioni non autorizzate.

Dal 1950 al 1958 si susseguirono diverse bozze di lavoro che sfociarono nella convenzione unica sugli stupefacenti del 1961. Nella conferenza plenipotenziaria di discussione dell'ultima bozza vi fu però un'opposizione al paragrafo «proibizione della cannabis» inserito dagli USA da parte di India e Pakistan che reclamarono a gran voce il loro utilizzo culturale/alimentare della pianta. Semi e foglie della pianta di cannabis furono, per questo motivo, esplicitamente omessi dalla definizione di "cannabis come droga" riferendosi questo termine quindi, esclusivamente a: "parti superiori della pianta con frutti o fiori".

L'articolo 49 della convenzione richiedeva esplicitamente l'abolizione dell'utilizzo non medico/scientifico della cannabis, della sua resina, dei suoi estratti e tinture il prima possibile entro un limite massimo di 25 anni. Tale limite teorico è scaduto nel 1989. Nel 1969, in una Commissione dell'OMS, si riaffermavano fermamente le opinioni espresse nei precedenti reports che consideravano la cannabis una droga di abuso che produceva dipendenza, problemi di salute pubblica e sociali.

Veniva così confermata la necessità di continuarne il controllo. Veniva inoltre affermato come le necessità di utilizzo medico della cannabis erano obsolete e senza più ragione di esistere (!!!). Nel 1971 veniva stilata la convenzione unica degli stupefacenti che classificava il THC o tetraidrocannabinolo ed i suoi isomeri nella Tabella IV ovvero quella delle sostanze senza alcun valore medico riconosciuto e ad alto potenziale di abuso. Tale legislazione è il capo fondante gli ordinamenti vigenti ancora oggi in praticamente tutti gli stati del mondo. Nel 2020 il THC ed i suoi isomeri sono stati riclassificati dalla tabella IV alla tabella I delle sostanze stupefacenti, sancendo il suo effettivo utilizzo terapeutico senza però negarne (seppur considerandolo ora molto basso) il potenziale rischio di danno e di abuso.

Il Nobile Esperimento e la Sacra Inquisizione

Agli inizi del 900 c'era una pianta ben nota a tutti, la canapa. Da questa importante risorsa venivano prodotti carte, tessuti, carburanti, plastiche ecc. Nell'America di quegli anni si stava svolgendo una subdola competizione tra industria e agricoltura. I mercati e quindi le economie potenzialmente accessibili da ambo i lati erano enormi. Dal punto di vista agricolo, c'era una corsa allo sviluppo di nuova tecnologia che potesse aiutare l'uomo nella trasformazione della canapa.

È nel settore chimico-industriale, quindi, che risiedono i creatori della Sacra Inquisizione di una pianta. Nascondendosi dietro un "motivo benevolo per la popolazione" hanno raggiunto l'obiettivo di spazzare via il loro principale concorrente di mercato, la canapa o, come loro l'hanno spregevolmente ribattezzata, la marijuana. I profitti dovevano essere in qualche modo "assicurati". Un espediente doveva essere forgiato ed "il nobile esperimento" iniziava a prendere forma.

A quel tempo c'era una fabbrica petrolchimica, la Dupont, tra i leader nazionali (anche ai giorni nostri) del settore petrolchimico. Questa azienda era all'epoca lautamente finanziata da Andrew Mellon, un banchiere che si trovava a capo della Gulf Oil Corporation. Quando Harding il XXIX presidente degli Stati Uniti fece Mellon Segretario del Tesoro, costui era considerato l'uomo più ricco d'America. Negli anni '20 furono suoi i contributi che permisero a DuPont di rilevare la General Motors come "premio" per aver sviluppato dei nuovi carburanti chimici ed un procedimento rapido ed economico per trattare la polpa della carta. DuPont si diede, successivamente, al brevetto del Cellophane, del Nylon e del Dacron. Era così diventato il maggior magnate petrolchimico americano.

La canapa rappresentava però ancora un "rischio di mercato" ed è in questo momento che compare tra i nostri protagonisti il sig. Hearst, tra i maggiori clienti di DuPont, da cui comprava la polpa economica per fare la carta dei suoi giornali. Questa carta aveva rimpiazzato quella più pregiata, di canapa, e la qualità scadente del nuovo prodotto si denotava in un precoce ingiallimento dello stesso. Il giornale di Hearst era inoltre famoso per le sue idee radicalmente conservatrici, a tratti, persino immotivatamente offensive. Grazie al supporto indiscriminato di qualsiasi causa proibizionista da parte di Hearst, la collaborazione d'interessi era iniziata.

L'apice fu raggiunto quando il nipote di Mellon, Henry Anslinger, fu posto a comando del Bureau of Narcotics statunitense. La propaganda fu così roboante che ebbe successo. Il Marijuana Tax Act del 1937, preparato in segreto per due anni, aveva decretato la sconfitta della Canapa. Il petrolchimico era al sicuro ed il Nobile Esperimento aveva ottenuto il primo dei suoi futuri molteplici successi.

Marijuana propaganda

Nella metà del 1900 la seconda guerra mondiale si apprestava a devastare un'intera generazione. In quel contesto vi era un estremo bisogno di radicalizzazione delle Idee e Goebbels, secondo a Hitler, aveva elaborato dei principi su cui basare la sua propaganda per le idee che riteneva corrette. Sorprendentemente, tali principi si riflettono in come è stato affrontato il tema Cannabis. Forse, quindi, il messaggio considerato oggi come "vero" potrebbe essere un artefatto dell'intelletto umano "*fino a quando la giustizia non scorrerà come l'acqua ed il diritto come un fiume possente*" ML King.

È iniziato tutto con il primo dei principi, quello della semplificazione e del nemico unico. È necessario adottare una sola idea, un unico simbolo e, soprattutto, identificare l'avversario in un nemico unico responsabile di tutti i mali. La Marijuana, nel nostro caso.

> "Negli Stati Uniti d'America ci sono 100mila fumatori di marijuana. La maggior parte di loro sono negri, ispanici, filippini e artisti. La loro musica satanica, il jazz, lo swing, sono il risultato dell'uso di marijuana che provoca nelle donne bianche il desiderio di intrattenere rapporti sessuali con negri, artisti e altri. (...) la prima ragione per mettere la marijuana fuori legge è il suo effetto sulle razze degenerate. È una droga che provoca assuefazione e produce negli utilizzatori insanità, criminalità e morte, porta al lavaggio del cervello pacifista e comunista, induce i negri a pensare che sono come gli uomini bianchi, è la droga che più ha causato violenza nella storia dell'uomo. Fuma uno spinello e probabilmente ucciderai tuo fratello."

Così tutto è iniziato. Con queste parole di H. Anslinger, direttore del Bureau of Narcotics americano, il nemico era stato identificato. La propaganda è continuata metodica, contagiando, trasponendo, esagerando e travisando, volgarizzando le argomentazioni contrarie, orchestrando il mantenimento dello status quo, rinnovando continuamente una falsità, facendo sì che fosse "accettata da tutti", rispettando i criteri di verosimiglianza, di silenziamento dell'opposizione e operando proprio su substrati che fatichiamo a comprendere perché risuonano con l'inconscio collettivo. Per la Cannabis, il messaggio di paura si è concentrato sulla sua psicoattività alterante lo stato mentale considerato "normale" dalla maggior parte delle persone. Affrontare l'argomento Cannabis significa andare oltre tutti questi parametri che "blindano" una realtà molto diversa da quella che appare. Approfondire la ricerca sta solo a noi, le informazioni sono ormai ampiamente disponibili a tutti.

L'umile dimensione della cannabis

Perseguendo il mero scopo del denaro per togliere dalla circolazione la Canapa, la realtà conseguente si è adattata alla bassezza dello scopo iniziale. Si è creato un mercato underground dove la pianta ha conosciuto l'inizio del suo "maltrattamento". È stata rinchiusa in garages, scantinati, laboratori e privata della vitale luce del Sole. È stata duramente selezionata ad uno scopo, quello che viene, ancora oggi, definito volgarmente lo sballo.

Possiamo non esserne pienamente consapevoli ma ciò che identifichiamo come "sballo" non deriva solo da una sostanza assunta, è un insieme di comportamenti che noi immaginiamo e che scatenano un nostro profondo pregiudizio. Gli sballati sprecano la propria vita. La "prigione ideologica" creata con la propaganda proibizionista ha lasciato spazio ad una iniqua ed incontrollata ricerca di profitto. Non si potevano, infatti, "spacciare" fibra e canapulo, il loro volume è troppo grande per poter passare inosservati. Peraltro, questi prodotti non potevano avere un prezzo così esorbitante da giustificare il rischio che si incorreva nel possederli e soprattutto nel venderli. L'unica cosa che si poteva scambiare "in segreto", invisibile come l'aria, era solo uno dei tanti prodotti della pianta. I fiori secchi e la resina che questi fiori contenevano. Il commercio di questi prodotti ha seguito una evoluzione la cui trattazione esula dagli scopi di questo libro. Tali derivati vegetali possiedono la caratteristica di interagire con il nostro organismo. La Natura di questa interazione, però, fino a 30 anni fa, era totalmente sconosciuta e la comparsa di un differente stato di coscienza veniva associata ad antichi archetipi di rifiuto (rimasugli culturali di una medievale caccia alle streghe che, forse, non si è mai arrestata).

Ad oggi le conoscenze scientifiche sono così avanzate che abbiamo la possibilità di comprendere come questo stato di coscienza "differente" possa interagire con il nostro organismo al fine di facilitare quel processo di guarigione che può condurre, ognuno di noi, al raggiungimento del proprio personale pieno e completo stato di Benessere. Bisogna essere cauti, però, non tanto perché abbiamo a che fare con una sostanza pericolosa, quanto perché i cardini su cui sono basate le nuove scienze sono le parti fondamentali delle stesse. Un errore commesso all'inizio del processo di formazione di una nuova teoria può riverberarsi, nel tempo, in complicazioni molto più grandi.

Ad oggi si assiste a enormi compromessi sociali, alcuni accettabili, altri decisamente migliorabili. La riscossa della Canapa come risorsa ha aperto la corsa a una grande miniera di conoscenza, rimasta nascosta fino ai giorni nostri. Credo sia importante imparare dagli errori del passato e far sì che la storia non si ripeta. Se si volessero prendere in considerazione tutti i fattori di questa pianta che contribuiscono alla Salute di una persona, l'unica via di somministrazione terapeutica non potrebbe che essere rappresentata dalla coltivazione empatica del vegetale stesso. Attraverso la cura che poniamo nella crescita della nostra "medicina viva" ci prendiamo indirettamente cura di noi stessi, della nostra essenza, volgendola, con pazienza e dedizione in una direzione di Beatitudine (Ananda, come vedremo in seguito).

karmaṇy-evādhikāras te
mā phaleṣhu kadācana
mā karma-phala-hetur bhūr
mā te saṅgo 'stv-akarmaṇi

"Tu hai diritto all'azione, ma mai ai frutti delle azioni.
Non considerarti mai la causa dei frutti dell'azione,
e non attaccarti all'inazione."

Bhagavadgītā 2.47

Tre parti in equilibrio con cinque arti

Il dibattito moderno sulla Cannabis mette molto in rilievo il suo utilizzo terapeutico. In medicina, l'utilizzo di questa pianta risale sin all'uomo preistorico. Maggiori approfondimenti sono ampiamente disponibili a tutti coloro che sono animati da un sano spirito di ricerca.

L'utilizzo nell'arte medica di una pianta, però, è estremamente differente da ciò che oggi consideriamo agente terapeutico. Il concetto moderno di agente terapeutico, infatti, è molto simile a un proiettile il più intelligente possibile che vada a colpire, spesso distruggendolo, un preciso bersaglio. Un po' come in guerra.

Questa ideazione deriva dalla considerazione che abbiamo del corpo umano come macchina virtualmente perfetta e tecnologicamente avanzatissima che può avere delle disfunzioni in alcuni suoi micro-componenti. Questi devono essere, a seconda del problema, distrutti, controllati o sostituiti. Si ricerca costantemente il particolare tralasciando, spesso e volentieri, il quadro generale, considerato troppo complesso da comprendere. Per questi motivi le vie molecolari vengono studiate a una a una, il più meticolosamente possibile, vengono creati setting di laboratorio che, sebbene rappresentino l'ideale impostazione sperimentale per indagare un singolo carattere, trascurano il fondamentale dettaglio che quel singolo carattere è parte di un intero essere vivente.

La scienza moderna sugli eso- ed endo- cannabinoidi sta progredendo a rapidi passi; si identificano nuove molecole, nuovi recettori, nuove ipotesi di vie di trasduzione del segnale e tutto ciò è estremamente importante per continuare a costruire il complessissimo quadro dell'essere umano. Ciò che invece è meno oggettivabile, più contestabile ed al contempo più reale, è l'osservazione clinica esperta che si basa su un setting di conoscenze che raramente si trovano nei libri. Per tale motivo ogni medico ricerca un "Maestro" che gli possa trasmettere l'Arte, così come recita l'originale giuramento di Ippocrate.

L'Evidence Based Medicine, nel campo degli endocannabinoidi, è ancora di molto poco aiuto clinico. Le restrizioni legislative che inevitabilmente investono una pianta considerata alla stregua di altre pericolose sostanze di abuso come cocaina ed eroina, pongono un freno allo sviluppo della conoscenza del suo grande potenziale, di innegabile supporto a quei professionisti che, nella loro quotidianità, si trovano ad affrontare scelte difficili sull'esclusiva base della loro esperienza professionale.

Per tale motivo ho ritenuto necessario introdurre un nuovo concetto medico, quello di Endocannabinoidoiatria (Abbreviato in ECBI) ovvero quella branca medica (a tutt'oggi non ancora definita) che cura l'essere umano (-iatria) e che si basa sul ristabilimento di un normale tono del suo Sistema Endocannabinoide (endocannabinoido-) L'ECBI, approfondisce le sue radici nell'intima comprensione di come l'Essere Umano sia formato da una inscindibile interconnessione delle sue 3 parti fondamentali:

CORPO: un corpo fisico, materiale, analizzato e studiato partendo dall'Anatomia macroscopica, fin nelle sue più intime componenti molecolari di sviluppo.

PSICHE: un setting psicologico che proietta alla Coscienza la realtà percepita dal corpo fisico attraverso i sensi e le cui vie di trasmissione neuro-ormonale sono l'intima impalcatura di costruzione della relazione tra sensazione e percezione.

ANIMA: un'essenza, immutabile, permanente, onnisciente, identica in tutte le creature viventi e non viventi, puro riflesso individuale della Coscienza

Universale. Non è intelligibile ma sperimentabile attraverso lo stato umano identificato nelle tradizioni asiatiche come Anand, Turya, Moksha, Samadhi. (Ognuno ha un peculiare significato la cui trattazione specifica esula dagli scopi di questo libro)

Vijaya è il termine sanscrito con cui ci si riferiva alla Cannabis sativa Linnaeus. Tale termine, però, ha una moltitudine di significati differenti in quanto, ad esso, si riferiscono molti concetti sia del pensiero Buddhista che Induista. Vijaya è la potente entità che può influire su tutti e 3 gli aspetti di cui è composto l'essere umano. Ad ogni livello corrispondono differenti modalità di azione e differenti modalità di indagine delle conseguenze dell'azione stessa. Per tali ragioni, in Endocannabinoidoiatria, dovrebbe

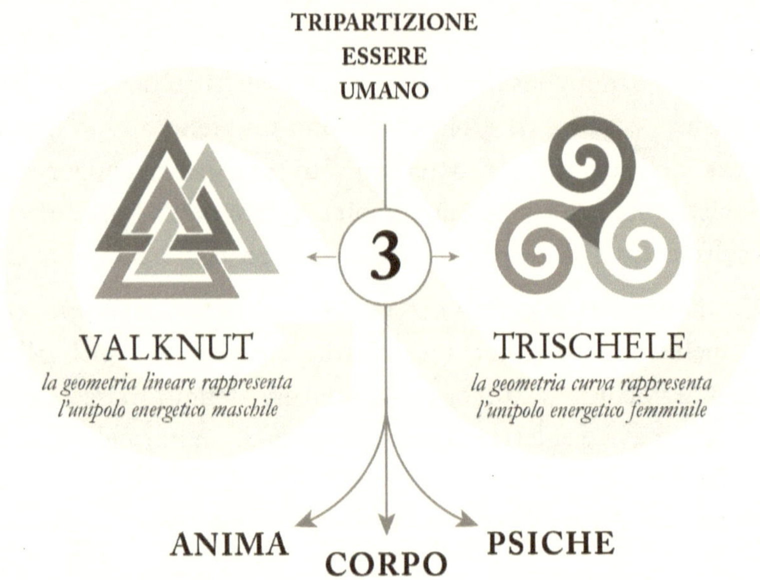
TRIPARTIZIONE
ESSERE
UMANO
3
VALKNUT
la geometria lineare rappresenta
l'unipolo energetico maschile
TRISCHELE
la geometria curva rappresenta
l'unipolo energetico femminile
ANIMA
CORPO
PSICHE

Tripartizione dell'Essere Umano

L'essere umano può essere idealizzato come composto da 3 parti: corpo psiche ed anima. Ognuna di queste ha un "lato chiaro" ed un "lato scuro" analogamente alla simbologia del Tao cinese. Il "lato oscuro" è considerato generalmente il femminile, il ricettivo, nell'illustrazione rappresentato dal Triskele, essendo le linee curve della stessa natura femminea. Il "lato chiaro" è considerato generalmente il maschile, il generante, nell'illustrazione è rappresentato dal Valknut (anche se questo non è il nome originale -che rimane sconosciuto- del simbolo norreno triangolare riportato).

essere usato questo termine per riferirsi al fitocomplesso completo potenzialmente terapeutico. Per sviluppare organicamente il corretto approccio all'Endocannabinoidoiatria, ogni medico o professionista della salute dovrebbe integrare sinergicamente la conoscenza approfondita di 5 aspetti della cultura medica (5 Arti). Ponendosi, come alto scopo umanitario da perseguire compassionevolmente, quello di volgere fermamente al benessere e alla salute di ogni essere che popola la Terra.

Tale Salute dovrebbe essere intesa, come stabilisce l'OMS, non solo come assenza di malattia ma come migliore stato fisico, psichico e sociale possibile.

Cannabinoid's evidence based medicine

Lo studio approfondito delle più recenti evidenze scientifiche è mandatorio per avere un riscontro materiale del sistema endocannabinoide. Questo approccio studia ogni componente del fitocomplesso cannabinoide preso singolarmente.

Viene rispettata una rigida logica di laboratorio tendente ad indagare il microcosmo del fitocomplesso. Molto spesso, infatti, vengono usati dei bloccanti o attivanti specifici studiati e prodotti chimicamente ed artificialmente sulla base della struttura molecolare nota dei recettori e delle molecole del sistema cannabinoide.

Ad oggi vi sono più di 40 mila articoli Evidence Based pubblicati sull'argomento Cannabis, sono note le strutture molecolari e le riproduzioni 3D di molti recettori e di qualcuna delle molecole che compongono il fitocomplesso. Sono note, altresì, le vie molecolari che conducono alla sintesi e alla degradazione di queste molecole e si comincia ad avere qualche idea sulla loro farmacocinetica e farmacodinamica (ovvero come si distribuiscono nel corpo e come effettivamente funzionano le sostanze farmacologiche introdotte nel corpo umano).

Dettaglieremo la descrizione delle conoscenze di quest'arte, fondamentale per il medico occidentale, nel capitolo Biologia e Fisiologia Cannabinoidica.

Microbiota e microbioma umano

Quando si parla di microbiota si fa riferimento alla totalità dei singoli microrganismi, batteri, funghi, archeobatteri e protozoi e dei virus che vivono e colonizzano uno specifico ambiente in un determinato tempo. Metaforicamente si può dire che un microbiota è come uno scatto fotografico che immortala una popolazione di organismi microscopici residenti in uno spazio delimitato, in un istante scelto arbitrariamente. Di conseguenza, il microbiota di un essere umano è solo una delle infinite fotografie in cui è possibile suddividere la vita microscopica del pianeta.

Il microbiota umano è definito come «l'insieme dei microrganismi che in maniera fisiologica, o talvolta patologica, vivono in simbiosi con il corpo umano». Questa popolazione microbica è concentrata perlopiù nel tratto intestinale. Tutto il corpo, però, tranne il cervello e il sistema circolatorio, secondo recenti stime, ospita un totale di circa 38.000 miliardi di batteri. I phyla più abbondanti sono Firmicutes e Bacteroidetes. L'influenza del microbiota nella regolazione dell'attività metabolica è oggi riconosciuta con sempre più evidenze scientifiche a supporto. Allo stesso modo, è stato scoperto anche un impatto del microbiota sugli stati psicologici dell'uomo per via della sua influenza sull'asse ipotalamo-ipofisi-surrene e sul sistema serotoninergico.

Un'altra caratteristica del microbiota umano è il ruolo nello sviluppo del sistema immunitario durante la prima parte dell'infanzia e, di conseguenza, sullo stato di infiammazione del corpo. Il microbiota viene più o meno significativamente e rapidamente alterato da fattori esterni come la dieta, il tipo di parto o il tipo di microrganismi presenti nell'ambiente quotidiano. Da uno stato di equilibrio chiamato eubiosi si può quindi passare alla condizione contraria di disbiosi. È a quest'ultima che si deve l'aumentata incidenza di patologie metaboliche, cardiovascolari, infiammatorie, neurologiche, psichiche ed oncologiche dette "malattie del progresso". Oggi appare chiara l'importanza del microbiota nel mantenimento dello stato di Salute dell'uomo. I microrganismi commensali, infatti, non solo supportano le funzioni dell'organismo umano come il metabolismo e il sistema immunitario, ma agiscono anche contro la proliferazione dei patogeni. Per spiegare come il microbiota supporta l'organismo umano è opportuno introdurre il concetto di microbioma.

Con questo termine si indica la totalità del patrimonio genetico posseduto dal microbiota, cioè i geni che quest'ultimo è in grado di esprimere. Se consideriamo il microbioma umano, tali geni codificano per alcune molecole che il corpo non riesce a produrre autonomamente. I numeri lasciano stupiti: il 99% della nostra componente genetica deriva dai batteri, come se fosse un secondo genoma. Questo ci permette di considerare il microbiota come un organo endocrino aggiuntivo che fornisce un ampio numero di composti fondamentali al funzionamento degli organi umani.

I geni del microbiota sono complementari ai geni dell'uomo e aiutano nel mantenimento dello stato di salute prevenendo o fungendo da terapia per molte patologie e supportando le funzioni umane quali la digestione, lo sviluppo del sistema immunitario e la sintesi di composti fondamentali.

Come già accennato, il microbiota umano può trovarsi in due stati: eubiosi e disbiosi. Nel primo caso si ha uno stato di equilibrio microbico in cui quel particolare microbioma produce metaboliti necessari al corpo umano e ha effetti positivi per la salute umana. Nella condizione di disbiosi non solo viene meno la codifica genica delle molecole utili, ma vengono in parte metabolizzati composti dannosi da parte dei microrganismi patogeni, anch'essi parte del microbiota.

Per questi motivi i cambiamenti del microbiota e, conseguentemente, del microbioma, impattano sull'omeostasi del corpo. Se oggi possiamo studiare la composizione del microbiota (sebbene solo per quanto riguarda la parte batterica) lo dobbiamo alla metagenomica, la quale basa le proprie indagini sul microbioma. In particolare, l'esame in grado di indagare la popolazione batterica è il sequenziamento genomico del 16S rRNA, un gene dell'RNA specifico di ogni batterio che serve a produrre i ribosomi, responsabili della sintesi proteica. Identificarlo significa risalire alla singola specie batterica.

(fonte: medici redattori di microbioma.it)

Psico neuro endocrino immunologia - PNEI

Questa scienza nasce nella seconda metà degli anni ottanta in seguito ad una scoperta importante: il linfocita, cellula tipicamente immunologica, è in grado di produrre altre molecole ad attività neuroendocrina. È inoltre capace di ricevere segnali da parte di questo sistema. Possiede infatti recettori specifici per vari mediatori del sistema endocrino e del sistema nervoso centrale. Che esistesse una stretta interdipendenza tra il sistema neuroendocrino e il sistema immunitario, era già stato suggerito nel 1967 da uno studio su cavie di laboratorio. I dati sono stati pubblicati sulla prestigiosa rivista Nature. Venivano gettate le basi della NIM, o Neuro-Immuno-Modulazione, successivamente evolutasi in PNEI (Psico-Neuro-Endocrino-Immunologia).

Oggi è noto che non esiste una suddivisione netta, se non in senso classificativo e didattico, tra i mediatori dei tre sistemi che compongono questa rete integrata. Sotto il profilo funzionale, le citochine, i neurotrasmettitori e gli ormoni rappresentano dei messaggeri di un'unica rete di informazione organica. Ogni cellula del sistema nervoso centrale (SNC), includendo quindi i neuroni, la glia ed in particolare la microglia, è in grado di ricevere e produrre segnali dal significato biologico che si esprimono funzionalmente nell'area prettamente immunitaria, così come è noto che avvenga il contrario, cioè che mediatori della risposta immune, aspecifica o specifica (citochine) influenzino circuiti prettamente encefalici, in genere con la finalità di incentivare la capacità di modulazione della stessa risposta immunitaria da parte del SNC. Le sostanze conosciute come "ormoni" sono molecole che fanno parte del cosiddetto Sistema Endocrino e partecipano anch'esse, quindi, alla comunicazione tripartita con Sistema Nervoso Centrale e Sistema Immunitario. In estrema sintesi, il sistema PNEI costituisce una rete integrata di autoregolazione che mira al mantenimento della omeostasi, ovvero di un equilibrio chimico-fisico, biologico e psicologico dell'ambiente interno (milieu intérieur), in risposta a stimoli di varia natura, da infettivi a psicosociali.

Come è implicito nella stessa nomenclatura, la scienza che studia il Sistema PNEI si occupa, in primo luogo, di fornire le basi biologiche della comunicazione bidirezionale fra i tre sistemi endocrino, immunitario e neuropsicologico. In secondo luogo, le corpose basi teoriche e sperimentali della scienza PNEI rappresentano il cardine dell'interazione dell'assetto neuropsicologico e psicoemotivo con la sfera chimico-fisica e organica della vita biologica, in condizioni sia fisiologiche che patologiche.

Yoga & meditazione

Secondo l'Enciclopedia Treccani: L'azione e l'effetto del meditare; concentrazione della mente nella speculazione e contemplazione di verità religiose, o di problemi filosofici o morali. In particolare, pratica ascetica per cui il credente si raccoglie in sé stesso e, riflettendo sulle verità di fede, rende più intensa la propria vita spirituale con il fine, nel cristianesimo, di giungere, attraverso il perfezionamento morale, a una più intima unione con Dio, e nelle religioni orientali con quello, soprattutto, di giungere al pieno controllo della propria personalità in relazione con la realtà cosmica.

La scienza, recentemente, si è accorta dei potenziali benefici che questa pratica, prettamente inerente le pratiche rituali orientali, ha avuto sulla salute ed ha iniziato a studiarle secondo i paradigmi della Evidence Based Medicine. Negli ultimi 20 anni l'approccio meditativo più studiato è quello cosiddetto "Mindfulness" descritto comunemente come "attentività non-giudicante sulle esperienze del momento presente". Questa tecnica fu sistematizzata dal Dr. Jon Kabat-Zinn, un professore emerito di medicina dell'Università del Massachusetts ed è basata su una tecnica di Buddhismo Tibetano abbastanza diffusa ai giorni nostri, la meditazione Vipassana.

Mentre eseguiva queste pratiche il Dr. Zinn ebbe l'intuizione che lo condusse a ideare una tecnica mentale per la riduzione dello stress denominata "MBSR – Mindfulness Based Stress Reduction". Sebbene il contributo scientifico apportato dagli studi su questa tecnica sia molto importante, il professionista che si avvicini alla comprensione dell'Endocannabinoidoiatria deve, però, comprendere bene la differenza tra la via Buddhista e la via Induista. (sebbene anche questa semplificazione possa risultare eccessiva a fronte della complessità dell'evoluzione della scienza yogica nel mondo) Entrambe le culture citate prevedono la meditazione come tecnica di comprensione della realtà ultima. Le tecniche proprie di ciascuna, però, possono differire moltissimo. Nella via Induista, ad esempio, una componente fondamentale di alcuni tipi di meditazione dedicati alla divinità Shiva (la principale di tutto il Pantheon) è il consumo inalatorio di Charas o altri derivati della pianta di Cannabis sativa. Ciò è necessario per ritrovarsi nel particolare stato di coscienza in cui ci pone l'iperstimolazione del sistema endocannabinoide umano.

Nel mio periodo di permanenza in Asia sono venuto a contatto con entrambe le culture ed ho avuto modo di provare a comprenderne gli approcci. Credo sia di molta utilità per il medico che si avvicini allo studio dell'ECBI riflettere sulle seguenti affermazioni. La Via del Buddha è una via che dà sicurezza, pone un metodo preciso che, se seguito con costanza, porta alla "realizzazione". È una via che va da un punto A ad un punto B e poi al C e così seguendo verso la realizzazione. La Via di Shiva è quella che induce a trovare la forza di gettarsi in un pozzo senza fondo e, solo nella caduta, attuare un processo di realizzazione volto a non avere alcun timore, perché, se non vi è un fondo, non v'è ostacolo che possa nuocere, lasciando così il realizzato libero di godersi il volo.

Ad ogni medico accorto spetterà la scelta del consiglio da dare al proprio paziente. Non vi è infatti mai "una tecnica corretta" di meditazione, vi è solo "la tecnica più appropriata per quel paziente". Approfondire quindi diverse tipologie di culture e di meditazioni risulta di fondamentale importanza per chi si approccia allo studio dell'ECBI in quanto, inevitabilmente, l'utilizzo della pianta come Medicina, in un qualche momento, comporterà una modifica dello stato di coscienza del proprio paziente. Tale modificazione della coscienza può essere utilizzata terapeuticamente, se sufficientemente compresa e sperimentata in prima persona.

Energia e Tao

Il Tao è fondamento di un'arte medica, quella tradizionale cinese, riconosciuta e praticata da millenni che si basa su concezioni che in occidente stridono con il substrato culturale presente.

La cultura cinese (che utilizza la Cannabis sin dal 2700 AC) trae le sue origini in un'antichità di molto precedente quella della cultura occidentale per come la conosciamo oggi. In Cina, attualmente, gli ospedali tradizionali sono diffusi tanto quanto quelli più moderni al cui interno, alcune delle pratiche tradizionali sono state comunque mantenute, a testimonianza della possibile coesistenza delle due forme di arte medica.

La pratica più conosciuta della medicina tradizionale cinese è quella dell'Agopuntura. Tale tecnica si basa sulla concezione che nel nostro corpo scorra una energia immateriale. Laddove questo immateriale scorrimento venga bloccato o ostacolato si creano le condizioni per la formazione di un disequilibrio organico che, eventualmente, condurrà ad uno stato patologico conclamato, più o meno grave. Questa entità immateriale considerata dai medici tradizionali cinesi è il Qi, uno dei tre tesori dell'essere umano.

"Qi è vita, vitalità ancora indifferenziata, senza forma, è la condizione naturale dell'Universo che possiamo percepire quando riusciamo, anche solo per brevi istanti, ad uscire dai limiti di forma che la vita ci ha dato.

Tutto nell'Universo è vita, che si rivolga lo sguardo al macrocosmo dove la terra gira su sé stessa ed intorno al sole sia che si guardi al microcosmo, dove elettroni ed atomi mutano continuamente forma per mantenere la vita. Tutto è pervaso da una potente forza al cambiamento, il Qi. Questo termine andrebbe tradotto letteralmente come "soffio" ma è invalsa, in occidente, l'abitudine di utilizzare il termine "energia", che pure rende abbastanza bene l'idea del suo significato.

Qi è la grande forza che sottende la vita, è la vita stessa. È la vibrazione dell'Universo, è l'intero Universo nel suo manifestarsi.

Secondo la tipica circolarità del pensiero orientale, il manifesto presuppone e trae origine dal non manifesto.

Mentre, quindi, Qi è l'Universo ed il suo manifestarsi, l'esistenza prima dell'esistenza, il senza forma, è chiamata Dao o Tao, letteralmente, la via."

(Fondamenti di Medicina Tradizionale Cinese - Bottalo-Brotzu)

La comprensione e l'approfondimento di questi concetti a prima vista un po' lontani dal nostro pensiero comune è una parte fondamentale della formazione del medico Endocannabinoiatra. Comprendere come tutto sia un costante equilibrio che muta, infatti, può tornare molto utile nello studio di quel sistema che la Natura stessa ha predisposto affinché questi cambiamenti avvenissero nel miglior modo possibile. Comprendere quale sia per la Natura il miglior modo possibile implica conoscerne i principi di funzionamento che, questo ormai è assodato, non possono limitarsi al mero funzionamento biologico di ogni singola pianta o essere presente sul globo terracqueo trascurandone l'interrelazione. Sarebbe riduttivo proseguire in una introduzione più dettagliata a questa scienza così vasta. L'invito che viene fatto al futuro medico endocannabinoiatra è quello di intraprendere un percorso formativo che possa trasmettergli la conoscenza di quest'arte in modo da poter associare concetti di "riequilibrio energetico" con la sapiente stimolazione del Sistema Endocannabinoide Umano. È infine fondamentale, per l'aspirante medico endocannabinoiatra leggere, studiare, comprendere e meditare sul testo Tao Te Ching di Lao Tzu al fine di assorbire l'essenza prima del Tao.

Il Tao che può essere detto
non è l'eterno Tao,
il nome che può essere nominato
non è l'eterno nome.
Senza nome è il principio
del Cielo e della Terra,
quando ha nome è la madre
delle diecimila creature.
Perciò chi non ha mai desideri
ne contempla l'arcano,
chi sempre desidera
ne contempla il termine.
Quei due hanno la stessa estrazione
anche se diverso nome
ed insieme sono detti mistero,
mistero del mistero,
porta di tutti gli arcani.

Tao Te Ching - Lao Tzu

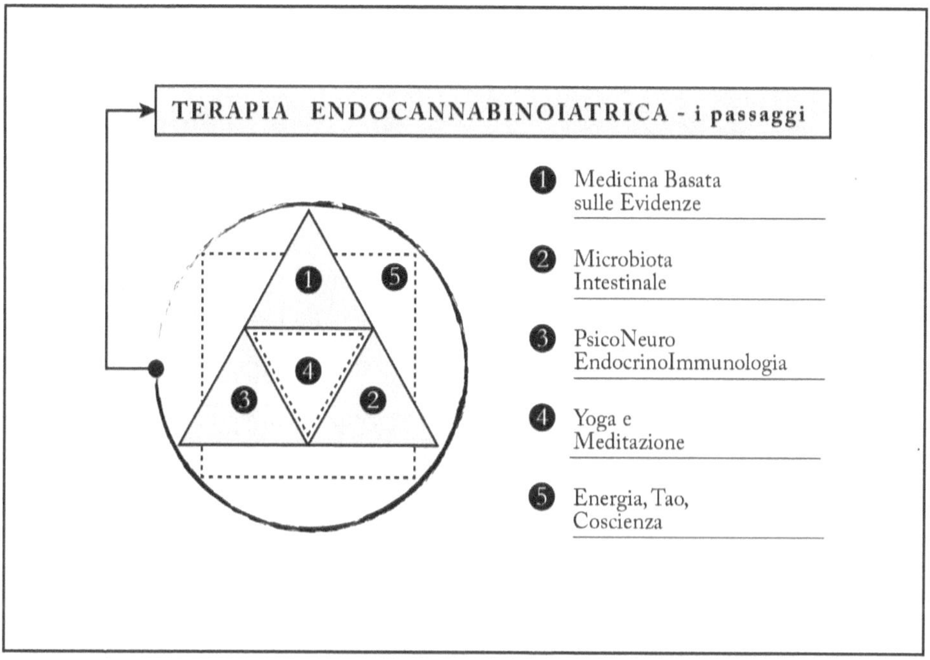

L'Arte della Terapia Endocannabinoiatrica

Lo schema ideato vuole avere il seguente significato.

Il triangolo centrale, teoricamente un'unica unità, rappresenta il corpo fisico-psicologico della persona, è costituito da altri 4 triangoli, sottounità singole ed indipendenti, ognuno rappresentante una diversa "scienza" a sé stante.

- Evidence Based Medicine
- Microbiota Intestinale
- PNEI (Psiconeuroendocrinoimmunologia)
- Yoga & Meditazione

queste hanno, ognuna, un proprio schema gnoseologico indipendente dagli altri.

Il quinto aspetto dell'Arte Endocannabinoiatrica, proprio come il 5° elemento Ayurvedico, è l'unico ad essere intrinseco a tutti gli altri. Nella mia schematizzazione concettuale, questo aspetto è rappresentato dallo studio e dall'esperienza dei concetti di "Energia", "Tao" e "Coscienza".

Un fine bilanciamento di questi 5 elementi di cura è lo scopo di una accurata terapia Endocannabinoiatrica che, intuitivamente, deve essere personalizzata al massimo per ogni singolo paziente andando a cercare quell'equilibrio peculiare che è proprio di ognuno.

CANNABIS MEDICAMENTOSA

Dipendenza

Il primo che descrisse il Δ9-THC come sostanza medicamentosa in un trattamento terapeutico fu il Dr. Clendinning che ne studiò gli effetti nella terapia dell'emicrania. Nel campione di pazienti che prese in considerazione ve n'era uno che, oltre all'emicrania, era affetto da una dipendenza da oppiacei indotta dalla terapia antidolorifica istituita proprio per quella condizione. Quando questo paziente utilizzava la cannabis, la sintomatologia da craving di oppiacei (ovvero l'impellente necessità di assumere la dose successiva), risultava molto più blanda del consueto.

Nel 1894 il Dr. Mattison condusse negli Stati Uniti un grosso studio osservazionale dove si riportava l'efficacia del trattamento con la pianta di canapa della sindrome di astinenza da cocaina ed oppioidi (in questo studio si era considerato la pianta di Cannabis producente un "normale" contenuto di THC.

Non molto tempo dopo, nel 1902, il Dr. Crothers si rende autore di una grossa pubblicazione dove viene descritto il trattamento della sindrome da astinenza da varie sostanze, mediante l'utilizzo dei cannabinoidi. Vennero testate più di 20 sostanze, tra cui i cannabinoidi stessi, considerati, anche, come potenziale agente causante la dipendenza (nella loro accezione, ad oggi consueta, di droghe d'abuso.

La conclusione dell'autore fu, però, che la Cannabis risultasse più efficace nel risolvere le dipendenze piuttosto che esprimere le caratteristiche di uno degli agenti causanti questo disturbo. (come potevano essere invece classificate tutte le altre sostanze indagate quali alcool, eroina, cocaina, anfetamine ecc.

Se si ricerca nella letteratura più recente, una conferma più approfondita sugli effetti del THC contro la dipendenza rilevati ad inizio secolo, però, ciò che si trova sono solo degli sparuti case report o case series senza troppo valore e senza che queste "piste scientifiche" siano state mai approfondite.

Queste categorie di studi, hanno infatti una vera e propria valenza scientifica limitata, e non sono considerati prova sufficiente di una "verità scientifica" (tutto questo anche grazie ad una complice legislazione ostativa che rende gli ipotetici approfondimenti. scientifici in tal senso proibitivamente costosi). Ciò che si verifica per il THC, però, non avviene per un'altra sostanza contenuta nella pianta di Cannabis, il Cannabidiolo (CBD) per cui è escludibile un rilevante effetto sul SNC.

L'importante azione del CBD avviene, come vedremo più approfonditamente nella seconda parte del libro, attraverso la sua interazione con i recettori CB2. Tale interazione è anche responsabile degli effetti anti-dipendenza dimostrati per il CBD. Su questi recettori non agiscono solo i cannabinoidi ma anche altre classi di molecole, sempre prodotte dalla cannabis, come quella dei terpenoidi il cui esponente utile al discorso che stiamo conducendo è il β-Cariofillene (βCF). Il Beta-Cariofillene non è una sostanza contenuta solo nella pianta di Cannabis ma anche in quella da cui si ricava il pepe nero. Per il fitocomplesso di quest'ultimo sono già stati dimostrati effetti antinfiammatori dovuti alla sua capacità di interagire con la via molecolare di sintesi delle Prostaglandine (la PGE1 nello specifico). Degno di nota è che l'effetto farmacologico antinfiammatorio, sortito dal βCF isolato, risulta paragonabile a quello del Fenilbutazone. Per quanto riguarda i suoi effetti sulla dipendenza, già nel 1904 gli scienziati Rose et al. notavano che nei pazienti tabagisti, l'inalazione di olio essenziale di pepe nero diminuiva la necessità di nicotina. La loro dipendenza (da tabacco da fiuto) risultava essere più blanda. A quell'epoca, gli scienziati, imputarono l'effetto ad una azione irritativa del pepe nero sulle mucose nasali. Rivedendo il lavoro alla luce delle conoscenze attuali, possiamo notare come invece fosse un vero e proprio effetto farmacologico sortito dal βCF di cui l'olio essenziale di pepe nero è molto ricco. Agendo attraverso il recettore CB2 si dimostrava avere quell'effetto terapeutico anti-dipendenza che verrà dimostrato, molti anni dopo, anche per il CBD contenuto nella pianta di canapa.

Le dimostrazioni attuali del possibile utilizzo del CBD come molecola utile nel trattamento delle dipendenze sono svariate. Parker et al nel 2004 hanno dimostrato come nei topi, un dosaggio di 5 mg/kg di cannabis contenente sia THC che CBD, riduceva significativamente la loro dipendenza da cocaina e metanfetamina senza dare gli "effetti collaterali" (quali alterazioni dei movimenti o del tono dell'umore) che si verificano nei soggetti sani a cui viene somministrato il THC puro.

Analogamente, in uno studio di Ren del 2009, veniva dimostrato come le sostanze contenute nella cannabis inibiscano, a lungo termine, nei topi, la ricerca della sostanza nella dipendenza da eroina.

Il meccanismo ipotizzato dal gruppo di scienziati è basato sull'azione regolatoria del CBD sull'espressione di recettori molecolari come AMPA, GluR1, e CB1, la cui modulazione avviene attraverso altre azioni CB2-mediate. Questa regolazione è importante dal momento in cui è divenuta nota l'importanza di come l'espressione di questi recettori sia alterata nel nucleus accumbens dei soggetti dipendenti dagli oppioidi. Con una eventuale sostituzione esogena, si interagisce quindi, grazie all'azione centrale indiretta del CBD, con quei circuiti che risultano essere patologicamente alterati nei pazienti affetti da disturbo di dipendenza da sostanze stupefacenti.

Nel 2007 e 2008 viene dimostrato come il CBD agisca sui cambiamenti che si producono nella regione dell'insula nei pazienti affetti da dipendenza da tabacco. Studi osservazionali dimostravano come pazienti dipendenti dal tabacco che avevano sofferto di una ischemia selettiva del lobo dell'insula, vedevano improvvisamente risolto il loro quadro di dipendenza. Utilizzare questa osservazione per renderla un trattamento corrente potrebbe essere visto come una bizzarria praticabile negli anni 30; le conoscenze attuali, invece, sottolineano come il CBD, agendo esattamente su questa regione, possa fornire ai medici un approccio farmacologico molto valido. Vi è un solo caso pubblicato, che riporta come una dose molto elevata di CBD, 600 mg, deattiverebbe la regione dell'insula di sinistra. Il dato è confermato da una risonanza magnetica funzionale ma in tale direzione non è stato indagato oltre.

Nel 2010 Morgan et al. utilizzarono, come campione, un gruppo di pazienti che consumavano la propria cannabis. Hanno valutato i livelli di THC e CBD contenuti in ognuna delle "terapie personali" e hanno registrato una significativa associazione tra elevato contenuto di CBD e diminuzione dei comportamenti di dipendenza. Non solo quella da sostanze d'abuso ma anche quella da cibo (spiegata attraverso l'effetto anoressizzante del CBD che è contrapposto a quello oressizzante del THC). Gli autori hanno concluso le loro osservazioni con il consiglio di considerare il CBD come sostanza per il trattamento delle dipendenze, soprattutto quella da alcool. Nel 2011 Xi et al. hanno dimostrato come nei circuiti neuronali dopaminergici del nucleo accumbens e nell'area cerebrale ventrotegmentale, vi sia una possibile azione CB2 mediata. Questi circuiti sono implicati nell'instaurare "dipendenze" nell'accezione più varia del termine, comprendendo, pertanto, non solo quella da sostanze ma anche quelle da cibo, da sesso, da gioco d'azzardo, da tecnologia ecc. Lo studio citato verificava come l'attivazione sperimentale del CB2, attraverso un derivato sintetico, detto JWH144 (che veniva somministrato per microiniezioni o per via transnasale) producesse, nei topi, una riduzione della ricerca della cocaina da cui erano stati resi precedentemente dipendenti.

Per quanto riguarda gli studi di trattamento della dipendenza da cannabis, ritroviamo un solo case-report brasiliano che riporta l'utilizzo del CBD nel trattamento della sindrome da astinenza da cannabis. Il paziente preso in considerazione rimase astinente dall'utilizzo della sostanza per più di 10 mesi. In uno studio più recente, del 2014, è stata indagata l'azione del Sativex® nel trattamento della dipendenza da cannabinoidi. I risultati dello studio dimostrano come i "dipendenti" non ricadano nell'utilizzo della sostanza per un lungo periodo di tempo, a prescindere da quale trattamento venisse loro somministrato, compresa la cannabis stessa. Indagando il trattamento della sindrome da astinenza da cannabinoidi con il Sativex® si è visto come la stimolazione del THC dei recettori CB1 diminuisca l'intensità della sindrome da astinenza (valutazione mediante cannabis withdrawal scale) ma solo durante la sua somministrazione; quando veniva sospesa, i benefici cessavano. Tale evidenza fa propendere per una maggiore applicabilità del CBD rispetto al THC nel trattamento della sindrome da astinenza, anche in quella da cannabis.

Queste conoscenze sono la trascrizione organica (da me tradotta e contestualizzata) dell'intervento del Prof. E. Russo ad un convegno sulla medicina cannabinoide tenutosi a Praga nel 2015. È mia opinione, basandomi sull'esperienza clinica maturata finora, che la Cannabis a "normale" contenuto di THC possa essere utilizzata con successo nel trattamento delle dipendenze qualora questo utilizzo venga associato ad un percorso psicologico-attitudinale che sia mirato a far recuperare, al soggetto dipendente, una giusta prospettiva del sistema valoriale fondante il suo processo di scelta. È molto importante, in questi casi, associare un supporto "verbale" ad uno "fattuale" dove i risultati ottenuti sono passi di un percorso riabilitativo mirato a far ri-acquisire, al soggetto, quell'autonomia di scelta che viene a perdersi nei comportamenti inquadrabili come "dipendenze".

Uso e abuso

Ci sono tre categorie di persone, la prima è la più diffusa tra la popolazione generale ed è quella che conosce la pianta di Marijuana come un veleno. La seconda, quella meno diffusa, è rappresentata da coloro che considerano la pianta di Cannabis come una delle principali risorse dell'essere umano. La terza, ed ultima, è l'inevitabile schiera di indecisi o inconsapevoli che, di questa pianta, poco sanno, ma non prendono nemmeno parte ad un processo di crescita culturale personale per potersi collocare in una delle prime due categorie (se state leggendo questo libro, fortunatamente, appartenente ad una delle prime due).

La domanda che genera la tripartizione è la seguente: consideri la pianta di Cannabis sativa L. una droga d'abuso? Sì, no e non so, sono le rispettive risposte.

Mi sono soffermato a lungo a riflettere sul significato dei termini "droga" e "abuso". La definizione del primo recita: "ogni prodotto naturale, vegetale o animale, contenente uno o più principi attivi (alcaloidi, oli essenziali, sostanze purgative, aromatiche, ecc.), e che, opportunamente preparato e conservato, trova indicazioni terapeutiche o sperimentali". Secondo tale definizione si possono quindi considerare "droghe" molte più sostanze di quelle che il nostro immaginario comune associa, ormai, a questo termine. Tale associazione è intimamente correlata con il significato del termine "d'abuso" che le connota nelle nostre raffigurazioni mentali. La Treccani di "abuso" riporta: "cattivo uso, uso eccessivo, smodato, illegittimo di una cosa".

Può quindi esistere un abuso di Cannabis? La conclusione alla quale sono giunto è che SÌ, esiste indubitabilmente un possibile abuso di Cannabis. Comprendere se e come questo si manifesti, però, richiede un'intima autoindagine. Solo attraverso un costante e severo processo di autocritica, infatti, si riescono ad evitare quei comportamenti che, alla lunga, possono diventare nocivi per l'organismo umano (inteso in quell'ampio senso già precedentemente introdotto di interconnessione tra corpo, psiche ed anima).

Nella mia lunga esperienza di relazione con questa pianta sono venuto a contatto con migliaia (probabilmente decine di...) di utilizzatori di Cannabis e, osservando il loro comportamento, ho cercato di comprendere dove si collocasse la linea di demarcazione tra uso corretto e scorretto.

Quella stessa linea che ad oggi demarca la distinzione tra "uso terapeutico" ed "uso ludico". La risposta penso stia in una delle manifestazioni più importanti del proibizionismo, ovvero la lenta e progressiva perdita di cultura circa l'oggetto della proibizione. Nella Cannabis, in maniera più specifica, vediamo come, ad oggi, ci siano frotte di persone che hanno una visione distorta dell'utilizzo di questa pianta proprio per la loro scarsa conoscenza e consapevolezza della materia. Vijaya (Cannabis) è uno strumento molto potente che agisce, inevitabilmente, sulla nostra mente, sul nostro modo di ragionare e sul modo di affrontare le scelte che la vita ci propone.

Questo dato è stato chiaramente riconosciuto dalla scienza attraverso l'azione che i cannabinoidi (ed il nostro sistema endocannabinoide) hanno sulla "plasticità sinaptica", ovvero sul come i nostri neuroni si ri-organizzano costantemente al fine di trasmettere al meglio l'informazione.

L'abuso di Cannabis incorre quando l'uso prescinde da questa consapevolezza e quando tendiamo a vederlo come un gioco, una leggerezza, uno svago o, altresì, quando il nostro io psichico rifugge dalla domanda fondamentale "dove ho sbagliato?" proiettando esternamente giustificazioni illusorie su "sbagli degli altri".

Immaginiamo un paziente che sia afflitto dalla fobia di volare in aereo. Questa persona potrebbe essere propensa a utilizzare Cannabis al fine di mitigare il suo quadro psicologico d'ansia generalizzata (correlato alla manifestazione fobica specifica del volo). In questo caso ipotetico, l'utilizzo terapeutico di Cannabis è quello che tende ad una progressiva mitigazione del quadro ansioso di base, fino alla risoluzione della fobia specifica, portando il paziente a riuscire a volare in tranquillità. Qualora sussista, invece, un abuso, tale quadro ansioso non verrà riconosciuto, verrà deliberatamente ignorato e non vi sarà nessuna progressione nell'evoluzione dell'individuo. (motivando questo comportamento evitante con frasi del tipo "sai quanti hanno paura di volare? io sono uno di quelli e ci convivo, fumo e non ci penso!") La Cannabis, di per sé, non è un veleno, ma se la si usa per dimenticare le debolezze su cui dovremmo invece lavorare, la si rende esattamente come tale.

Botanica essenziale della pianta

La tassonomia ufficiale include la Cannabis nella famiglia delle Cannabacee o Cannabinacee appartenente all'ordine delle Urticali. (la Tavola Tassonomica è quella qui sotto.)

REGNO	**Plantae**
SOTTO-REGNO	**Tracheobionta** *piante vascolari*
SOVRADIVISIONE	**Spermatophyta** *piante da seme*
DIVISIONE	**Magnoliophita** *piante che fioriscono*
CLASSE	**Magnoliopsiala** *dicotiledoni*
SOTTOCLASSE	**Hemamelidae**
ORDINE	**Urticales**
FAMIGLIA	**Cannabinacee**
GENERE	**Cannabis**
SPECIE	**Sativa**

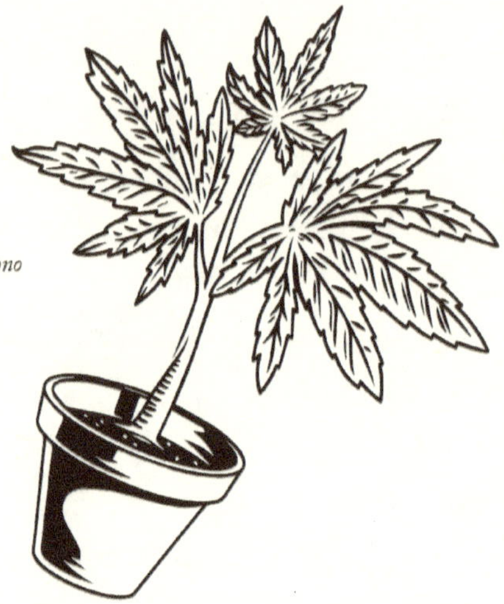

Le Urticali sono generalmente piante legnose o erbacee con fiori poco appariscenti, che possono essere isolati o riuniti a gruppi. I fiori sono spesso unisessuali e le piante possono essere monoiche o dioiche. Varia è la morfologia del frutto: in alcune Urticali si hanno frutti secchi (es.: Canapa, Ortica); in altre si hanno infruttescenze (es.: Albero del pane, Fico, Gelso). Le foglie sono munite di stipole e in varie parti della pianta possono comparire delle formazioni caratteristiche (es.: ghiandolari nelle Cannabacee). L'importanza economica delle Urticali è legata alla produzione di fibre tessili, frutti, droghe, legname, ecc. Alla famiglia delle Cannabacee appartengono piante erbacee erette o rampicanti, con foglie alterne o opposte. I fiori maschili sono disposti in pannocchie e hanno 5 tepali fusi alla base e 5 stami; quelli femminili sono riuniti in gruppi di 2/6 brattee formanti delle corte spighe. Ciascuno di essi è composto da un calice contenente un ovulo pendulo e da uno o due pistilli.

Questa famiglia si suddivide in due generi: Cannabis e Humulus. Sono piante della flora spontanea dei paesi a clima temperato o, nel caso dell'Humulus, anche a clima temperato freddo dell'emisfero boreale. Tutte le specie di cannabacee, in misura maggiore la Canapa, attraverso le formazioni ghiandolari precedentemente citate, producono delle secrezioni contenenti vari principi attivi che possono essere utilizzati come "droghe" nel senso farmacologico del termine.

La maggior parte dei botanici segue la classificazione di D.E. Janichewsky (1924), un botanico sovietico che studiò vari esemplari di piante selvatiche e classificò la Canapa in tre diverse specie:

- Cannabis sativa: alta fino a 5-6 metri e dalla forma piramidale.
- Cannabis indica: più bassa e con un maggior numero di rami e foglie.
- Cannabis ruderalis: alta al massimo mezzo metro e priva di rami.

Nel 1753, Linneo parlò esclusivamente di Cannabis sativa. La sua tesi è stata confermata dai canadesi Small e Cronquist nel 1976, i quali, in una proposta di classificazione alternativa a quella di Janichewsky, affermarono che esiste una sola specie molto variabile, Cannabis sativa, con due sottospecie:

- spp. sativa: tipica dei paesi settentrionali e usata per fibra e olio.
- spp. indica: tipica dei paesi caldi e ricca di resina narcotica.

La Cannabis è una pianta annuale e dioica, ovvero che presenta esemplari maschili e femminili. In ambienti particolarmente ostili possono verificarsi casi d'ermafroditismo, ovvero quel fenomeno per cui, sulla stessa pianta, coesistono infiorescenze maschili e femminili. La pianta mette in atto questo meccanismo (che è possibile vedere come una aberrazione) qualora si trovi costretta a garantire, da sola, il mantenimento della specie. La pianta di Cannabis presenta una lunga radice a fittone e un fusto ruvido la cui altezza varia da 80 cm a 6-8 m. In caso di crescita in masse fitte, le piante sviluppano pochi corti rami con gli internodi lontani, altrimenti esse presentano fitte ramificazioni, che in alcune varietà possono essere lunghe come lo stelo centrale. Le foglie sono opposte, picciolate, palmate, e sono composte da foglioline lanceolate e seghettate.

Inizialmente si sviluppano opposte poi, durante la fioritura, alternate. Sono composte dapprima di una fogliolina, poi di 3, 5, 7, fino a un massimo di 13, secondo la quantità di luce quotidiana. I fiori femminili, portanti il seme, sono composti da un calice contenente un ovulo pendulo e uno o due pistilli.

È nel calice che si trova la più alta concentrazione di resina (contenuta in speciali strutture definite tricomi - v. tavole botaniche) ed è lì che, in caso di fertilizzazione, comincia a formarsi il seme. I fiori maschili, di color bianco-giallognolo, giunti a maturazione rilasciano il polline e la pianta maschio, giunta alla fine del suo ciclo, muore. Le parti di cui è composta la pianta sono classificate e descritte come segue:

- **Steli**: marrone chiaro o verde pallido. Possono avere la superficie chiazzata o totalmente di colore viola. Quelli all'interno delle infiorescenze sorgono spesso da sotto il nodo. Nodi ed internodi sono distinti con ramificazioni alternate di varia lunghezza.
- **Foglie superiori**: spesso non presenti nelle piante coltivate perché generalmente vengono meccanicamente rimosse. Quando presenti si manifestano con tonalità di verde dal più chiaro al più scuro. Qualche volta di colore viola. Possono presentare anche maculatura viola o marrone. Spesso sono secche e avvizzite, talvolta strette intorno al fiore essiccato. Dopo il processo di trimmatura vengono lasciati in sede solo i loro piccioli.
- **Brattee**: Verdi chiaro o scuro oppure di colore marron-verde. Sono numerose, alternate con stipole appuntite alle basi. Alcune sono semplici, altre tripartite ma in ogni caso hanno un margine lanceolato. Brattee e stipole mostrano entrambe una spiccata tendenza all'arricciamento quando essiccate. Ad una magnificazione di 10 volte sono visibili numerosi tricomi ghiandolari e non ghiandolari.
- **Bratteole**: Verdi chiaro o scuro oppure di colore marron-verde. Si manifestano in coppia lungo l'asse della brattea. Di forma ovalare con apice acuto ed incurvato alla base per racchiudere il fiore o il frutto. L'ovario è monocamerale, che contiene un singolo ovulo campilotropo circondato da un sottile periantio ciliato. Attaccati al fiore troviamo due sottili e lunghe appendici (stili e stigmi) di colore arancione o marrone-rossiccio.
- **Frutti**: il frutto della pianta di Cannabis è un achene e, insieme al seme in esso racchiuso è denominato semplicemente "seme". Gli acheni sono di circa 2-5 mm di diametro e racchiusi dentro un periantio allargato e persistente circondato da brattee, la forma è lenticolare ed il colore varia dal bianco al nero passando per le tonalità di verde e marrone.
- **Tricomi**: sono strutture della pianta visibili esclusivamente con una magnificazione di 10 o 20 volte. Ve ne sono di due categorie principali: ghiandolari (producenti cannabinoidi) e non ghiandolari (non producenti cannabinoidi) hanno una dimensione tra i 10 ed i 15 micron (nella pagina accanto sono illustrate e descritte le varie tipologie di tricomi).

È il culto dei devoti che rende un tempio un luogo sacro vivo.
La deità nel tempio è solo un riflesso dello spirito dei devoti.
Mahatma Gandhi

TAVOLE BOTANICHE

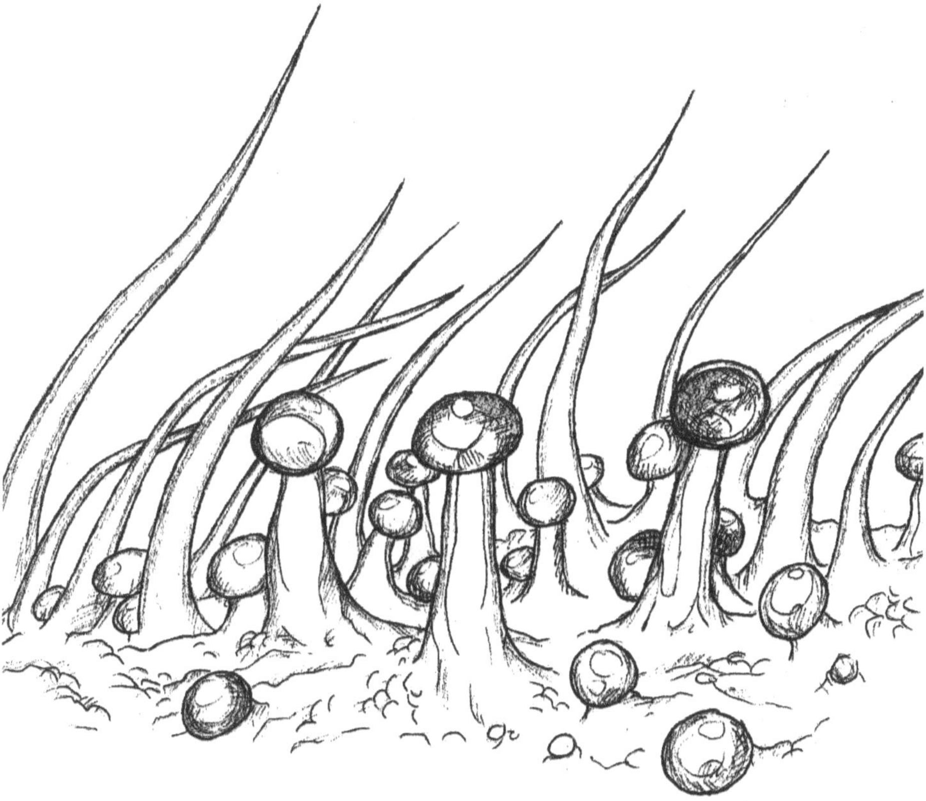

Tricomi di varia tipologia

cosi come sono presenti sull'infiorecenza femminile

TRICOMI GHIANDOLARI

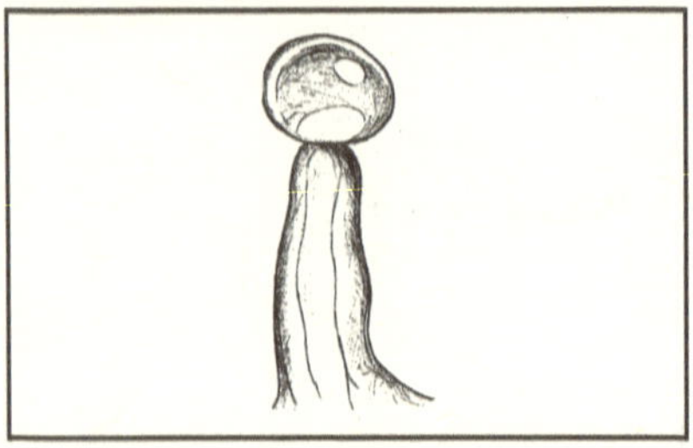

Tricomi a gambo multicellulare
Produttori cannabinoidi

Presenti, su tutte le superfici di Brattee e Bratteole. Raramente sono presenti sulle foglie più alte della pianta.

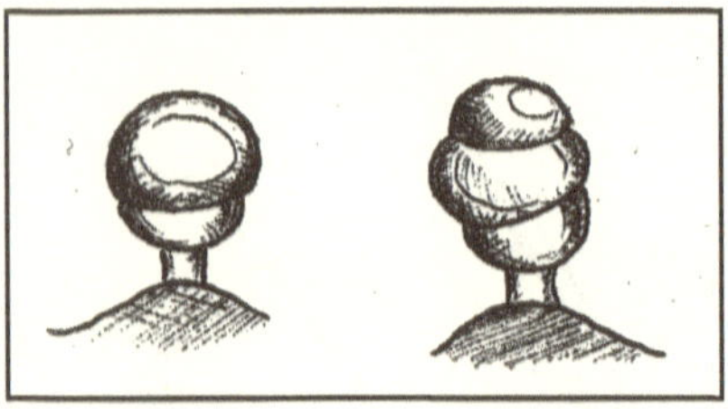

Tricomi Bulbosi (gambo unicellulare)
Potenziali produttori di cannabinoidi

Presenti su tutti i tessuti epidermici aerei

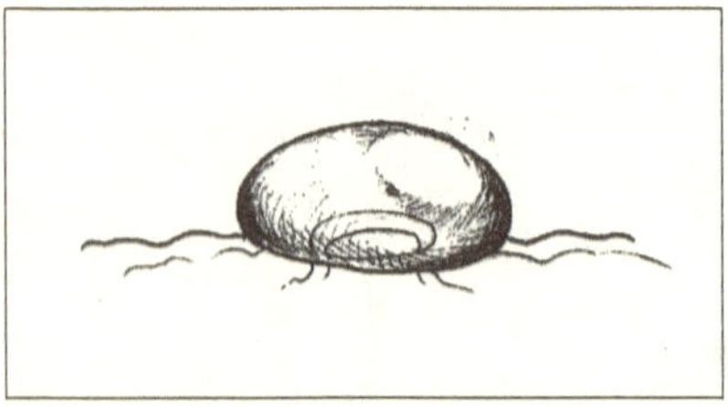

Tricomi Sessili (privi di gambo)
Produttori cannabinoidi

Presenti su tutti i tessuti epidermici sul versante aereo. Sono abbondanti particolarmente nella superficie inferiore (abassiale) delle foglie e delle bratee e sulla superfici esterne delle bratteole.

TRICOMI NON GHIANDOLARI

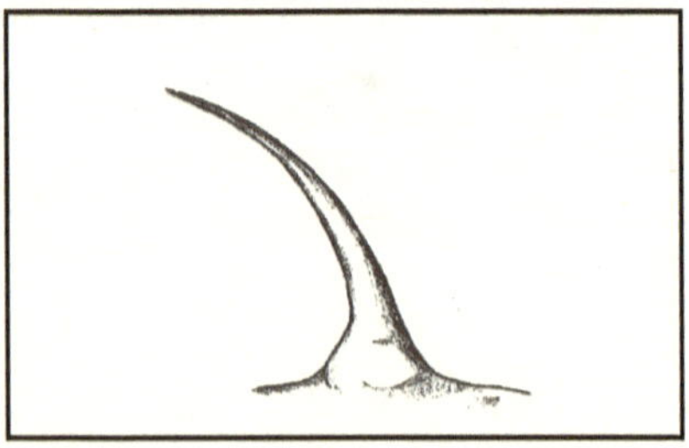

Tricomi cistolitici
Non producono cannabinoidi

Presenti su foglie, bratee, esclusivamente sulle parti epidermiche più alte della pianta.

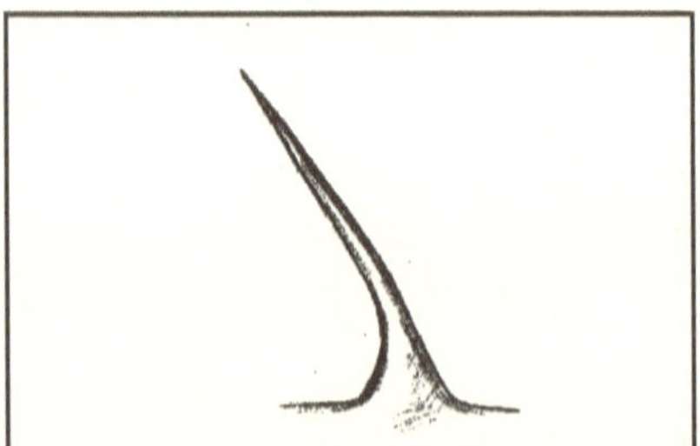

Tricomi non-cistolitici
Non producono cannabinoidi

Presenti su tutte le superfici epidermiche aeree.

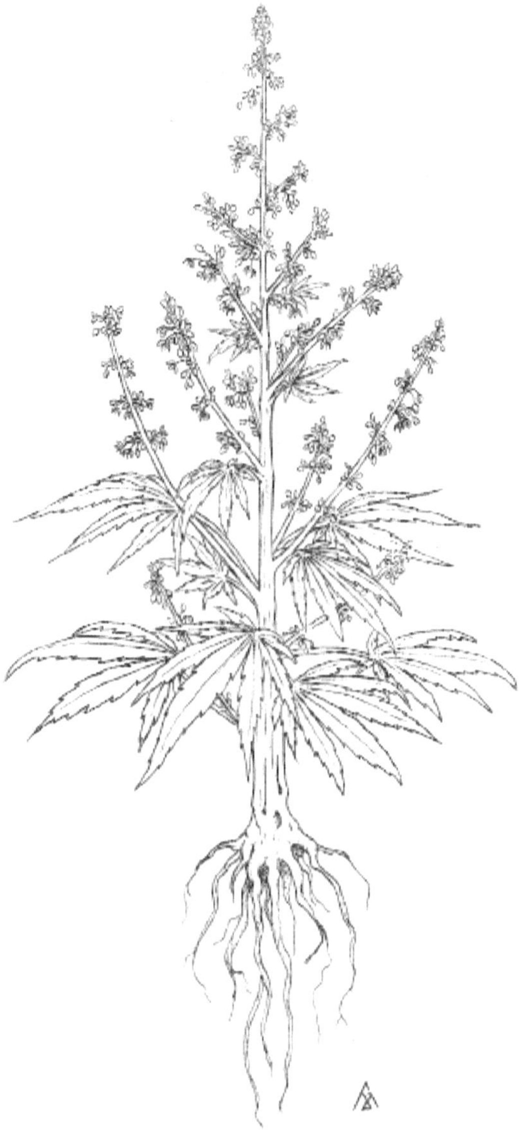

Cannabis Sativa Linnaeus - pianta di sesso maschile

La pianta maschio produce cannabinoidi in quantità trascurabile seppur presente. Quando la pianta non è sotto pressione selettiva di femminizzazione, il suo ciclo naturale è avere un individuo maschio ed uno femmina. Grazie al polline del maschio la femmina riuscirà a produrre i semi necessari al mantenimento della specie nel tempo.

Attualmente, le piante "mediche" essendo di origine femminizzata, divergono dall'originale natura della pianta. divergono dall'originale Natura della pianta

Cannabis Sativa Linnaeus

pianta di sesso maschile

Porzione apicale fiorita.

Quando i narcotrafficanti messicani hanno scoperto che, eliminando i maschi dalle coltivazioni, si ottenevano delle infiorescenze femminili più compatte e pesanti e di per giunta con un effetto psicoattivo più intenso, da quel preciso momento, la Cannabis ha perso la sua naturalità per servire un puro scopo economico e, con esso, quello dei governatori di anime.

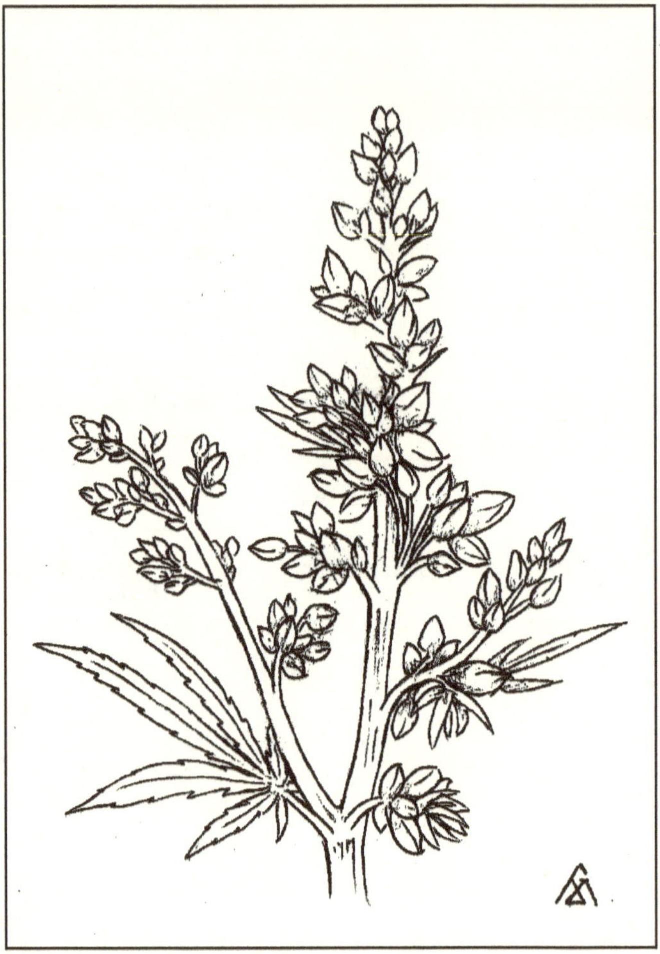

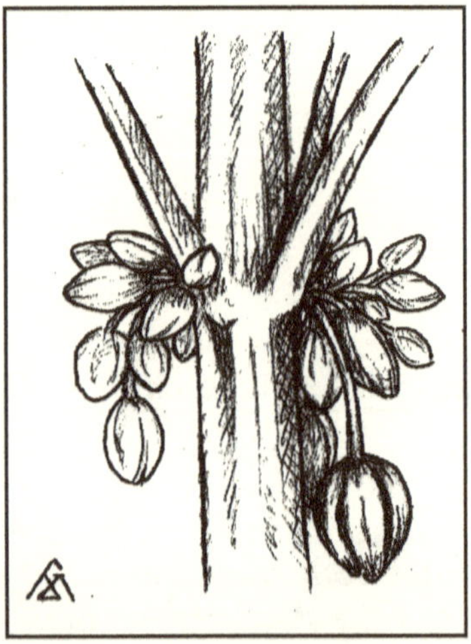

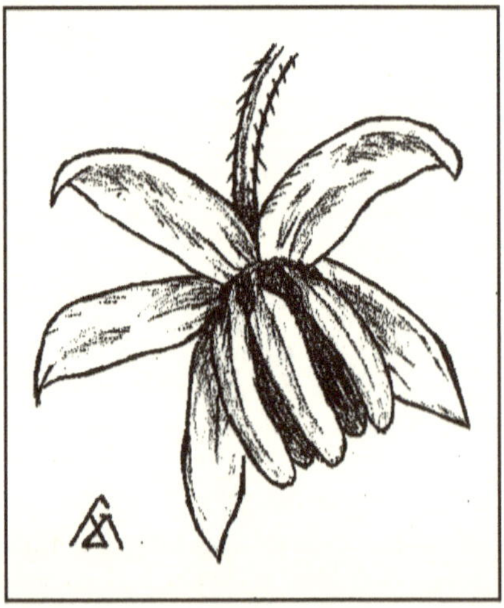

Visibili, nei detttagli botanici:

Stelo con peluria Ramo Secondario Ramo Primario Nodo del fusto Pedicello con Sepali, Antere e Polline

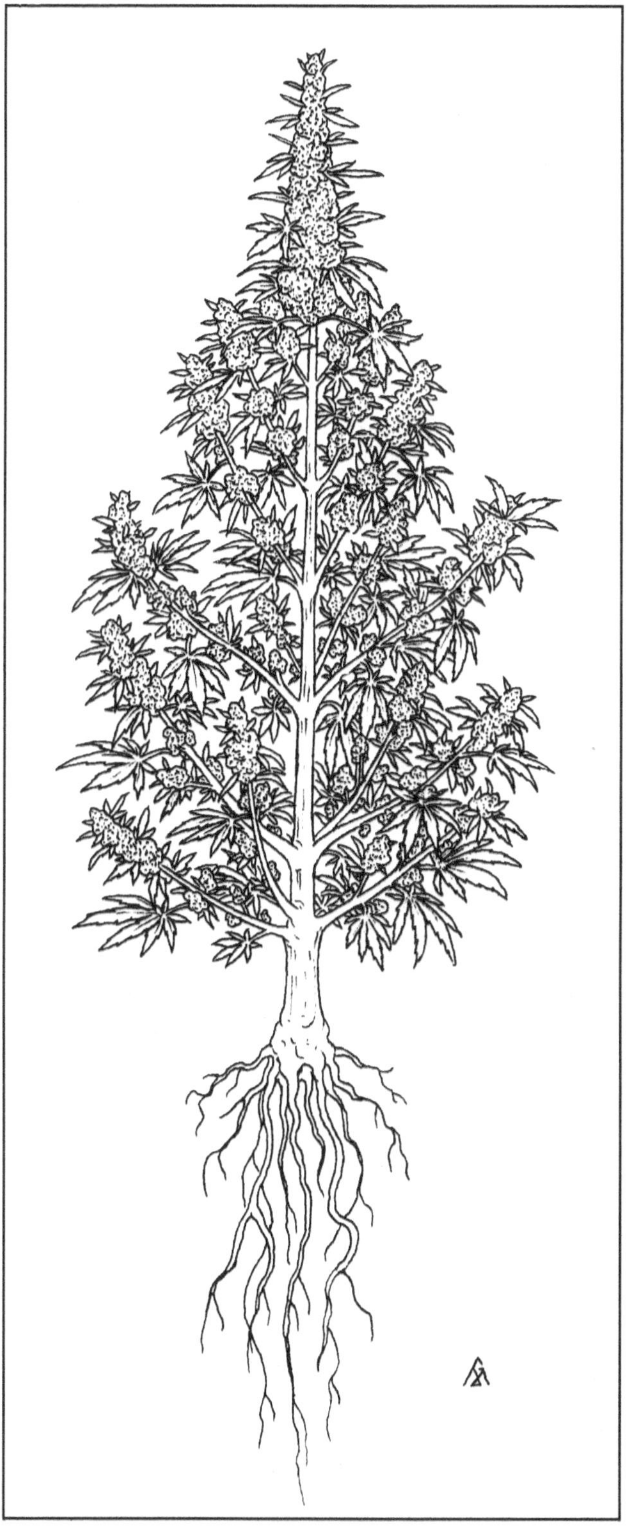

Cannabis Sativa Linnaeus -

pianta di sesso femminile

la femmina della Cannabis è la produttrice del *fitocomplesso* che viene immagazzinato nei tricomi. Quando si parla di "Cannabis" nell'accezione comune si intende solitamente la femmina. Per tale ragione il mercato ha sviluppato tecnologie atte a modificare il seme affinchè esprima, fenotipicamente, piante esclusivamente di sesso femminile.

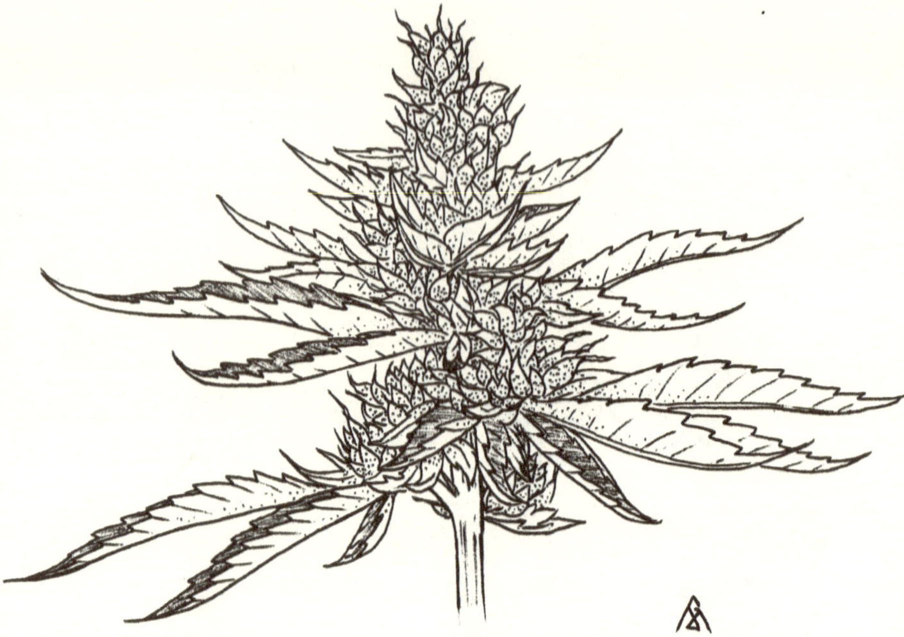

Cannabis Sativa Linnaeus - particolare su fiore femminile

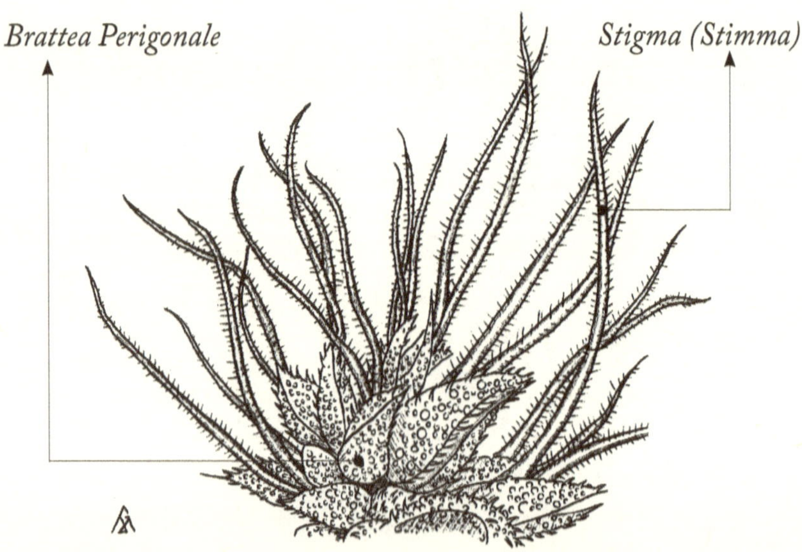

Cannabis - magnificazione del fiore femminile e tricomi

Il fitocomplesso cannabinoide

Innanzitutto è necessario definire il termine fitocomplesso, secondo l'enciclopedia Treccani: è "l'insieme dei componenti chimici di una pianta, risultante dalla naturale combinazione del principio attivo con altre sostanze, terapeuticamente inattive (per es., cellulosa) o con attività di natura diversa, ma che globalmente conferiscono alla pianta le specifiche proprietà terapeutiche per cui viene utilizzata. I principi attivi presi singolarmente, infatti, possono rivelarsi meno efficaci o con effetti diversi da quelli della pianta nel suo complesso." Da questo concetto di fitocomplesso deriva l'ormai noto Effetto Entourage dei cannabinoidi e non solo.

Nel 1999 il Prof. Mechoulam diede una visione più precisa di quell'effetto entourage proposto nel 1998 dal Dr. Ben-Shabat e il suo team, definendo come "questo tipo di sinergismo potesse giocare un ruolo nella considerazione, largamente diffusa ma poco confermata a livello sperimentale che i medicinali basati sull'intera pianta funzionassero meglio di quelli a base di sostanze isolate, seppur naturalmente."

Le sostanze che contribuiscono alle interazioni responsabili del predetto effetto entourage e che quindi costituiscono il naturale fitocomplesso della pianta di Cannabis sativa L., sono probabilmente ancor più delle 500 - 700 note (a seconda del riferimento bibliografico considerato). La comunità scientifica, sebbene non appieno concorde sul numero di queste sostanze, è unanime nella loro classificazione in 4 grandi gruppi principali:

Cannabinoidi

È la classe dei composti peculiarmente tipici della pianta di Cannabis che li immagazzina nei tricomi. Molecolarmente sono dei composti terpenofenolici a 21 o 22 atomi di Carbonio che sono stati rinvenuti anche su piante di Radula ed Elicriso. Sono in totale 177 le molecole ad oggi identificate. Normalmente, vengono classificate in 11 sottoclassi.

I più rappresentati sono l'acido Tetraidrocannabinolico (THCA), l'acido Cannabidiolico (CBDA) e l'acido Cannabinolico (CBNA) seguiti dall'acido Cannabigerolico (CBGA), Cannabicromenico (CBCA) e Cannabinodiolico (CBNDA); i meno rappresentati sono l'acido Cannabielsoinico (CBEA), l'acido Cannabiciclolico (CBLA) e l'acido Cannabitriolico (CBTA).

L'ultima categoria rappresenta quella in cui vengono classificate tutte le molecole non riconducibili alle precedenti strutture molecolari. I fitocannabinoidi si accumulano nelle cavità secretorie dei tricomi ghiandolari. Tali tipi di tricomi sono specialmente presenti sulle infiorescenze femminili della pianta ma anche sulle sue parti aeree in minor quantità. Bassi livelli di fitocannabinoidi, sono stati rinvenuti anche nei semi, nelle radici e, dato ancora molto controverso, nel polline di piante maschio.

La classe dei cannabinoidi è anche quella su cui si basa la distinzione tra piante considerate come coltivabili e piante considerate "da droga" e quindi proibite.

Per effettuare questa distinzione si fa riferimento ad un preciso rapporto di concentrazioni di 3 cannabinoidi. Se il rapporto eccede il valore di 1 la pianta è classificata come "chemo-type" e considerata drogante, se tale rapporto è inferiore a 1 la pianta è classificata come "fiber-type" ed è quindi coltivabile dall'agricoltore.

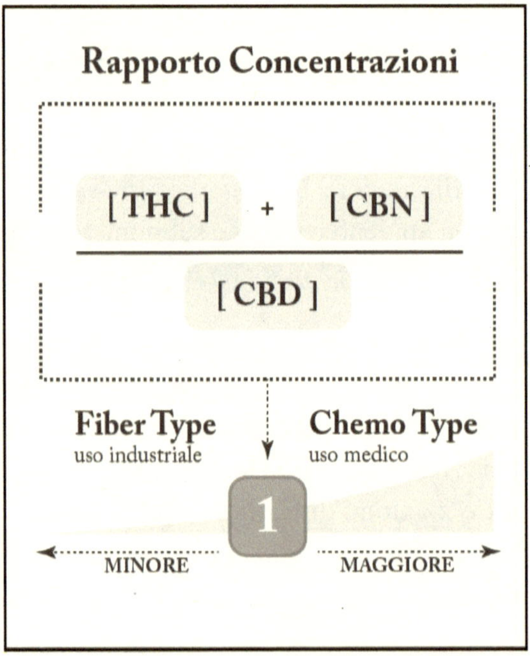

Tale rapporto rimane ancora poco conosciuto nella penisola italica e si dovrebbe calcolare e considerare come descritto in figura sopra [THC] + [CBN] / [CBD]

Terpeni e terpenoidi

Il termine Terpene è stato suggerito ed introdotto dal Dr. Kekulè nel 1866 per indicare composti chimici a 10 atomi di carbonio e 16 di idrogeno. ($C10H16$). Con le conoscenze moderne sappiamo che i terpeni sono biomolecole costituite da una catena di cosiddette "unità funzionali" denominate unità isopreniche. Tali unità sono formate da una reazione chimica tra molecole di isopentenil pirofosfato (IPP) e di dimetilallil pirofosfato (DMAPP).

La differenza che intercorre tra terpeni e terpenoidi è molto sottile in quanto i secondi sono una effettiva derivazione dei primi laddove uno o due atomi di idrogeno possono essere sostituiti da altri gruppi di molecole che in chimica prendono il nome di gruppi funzionali (a seconda della composizione: carbonilici, idrossilici o nitrilici).

A seconda di quanto è lunga la catena primaria di unità funzionali isopreniche si possono distinguere 4 classi di terpeni, ognuna comprendente anche i corrispondenti terpenoidi, denominate rispettivamente:

- **Monoterpeni**: 2 unità funzionali (es. pinene e mircene)
- **Sesquiterpeni**: 3 unità funzionali (es. humulene e cariofillene)
- **Diterpeni**: 4 unità funzionali (es. camforene)
- **Triterpeni**: 6 unità funzionali. (es. squalene)

Queste molecole, insieme, formano la classe più rappresentata del fitocomplesso cannabinoide e sono responsabili dell'odore e del sapore delle infiorescenze femminili di Cannabis. Proprio per questo motivo sono state assunte come "guide principali" nel processo selettivo di addomesticazione della pianta di Cannabis.

La produzione di queste molecole, sia nella forma che nel contenuto, è estremamente variabile perché dipende altamente dalle condizioni ambientali in cui è cresciuta la pianta, da quelle in cui è avvenuto il processo di essiccazione e dalla tecnica usata per l'estrazione degli oli essenziali che successivamente vengono analizzati per determinarne il profilo terpenico.

Con il progredire della scienza ci si è accorti, però, che queste sostanze non erano utili esclusivamente a scopi voluttuari quali la scelta del "sapore" ma la loro interazione con l'organismo umano le caricava di importanti proprietà quali antifungine, antivirali, antineoplastiche, antinfiammatorie, ipoglicemizzanti, antiparassitarie, antiossidanti ed antimicrobiche.

I terpeni sono i composti più delicati che la pianta di Cannabis produce e la loro natura può essere alterata (e corrotta) da un lungo periodo di stoccaggio o dalla loro esposizione all'aria o ai raggi UV. Le eventuali alterazioni molecolari possono corrompere la struttura terpenica trasformando queste molecole in potenziali allergeni.

Composti fenolici

Questi composti sono comunemente conosciuti anche come fenilpropanoidi e costituiscono, nel regno vegetale, la classe di metaboliti secondari più vasta e largamente rappresentata. Il loro numero totale è nell'ordine delle migliaia e la loro struttura generale è estremamente variabile nelle piante superiori. Per questo motivo, i composti aromatici che la compongono vengono suddivisi in 6 sottogruppi che prendono il nome di: calconi, flavoni, flavonoli, flavandioli, antocianine e proantocianidine.

Nella pianta di cannabis, tra i componenti di questa classe, ne sono stati identificati ormai più di 25 appartenenti, principalmente, alle sottoclassi dei flavoni e dei flavonoli. Alcuni esempi sono l'apigenina, la luteolina, il kampferolo e la quercetina; la cannaflavina A e la cannaflavina B, anch'esse appartenenti alla classe dei flavoni, sono molecole unicamente prodotte dalla pianta di Cannabis.

Nei semi e nelle radici, invece, si è rinvenuta la presenza di amidi fenoliche e lignanamidi che includono i composti simil-cannabisina. Questo tipo di molecole, soprattutto la cannabisina-D, è rinvenibile anche nelle foglie della pianta, specialmente quando queste sono esposte ai raggi UV-C. Un processo simile di cambiamento di struttura chimica è rinvenibile anche in un'altra classe di molecole prodotte dalla pianta di cannabis, chiamate stilbeni e, nello specifico, cannabistilbene I, IIa e IIb.

Negli esseri umani il consumo di alimenti ricchi in composti fenolici è stato dimostrato essere associato ad un minor rischio di insorgenza di malattie croniche come tumori, malattie cardiovascolari e malattie neurodegenerative. Gli effetti benefici descritti, verosimilmente, non sono diretta conseguenza dell'azione dei composti fenolici ma, piuttosto, si verificano grazie alla capacità di questi composti di stimolare il corretto funzionamento dei sistemi antiossidanti in dotazione all'essere umano.

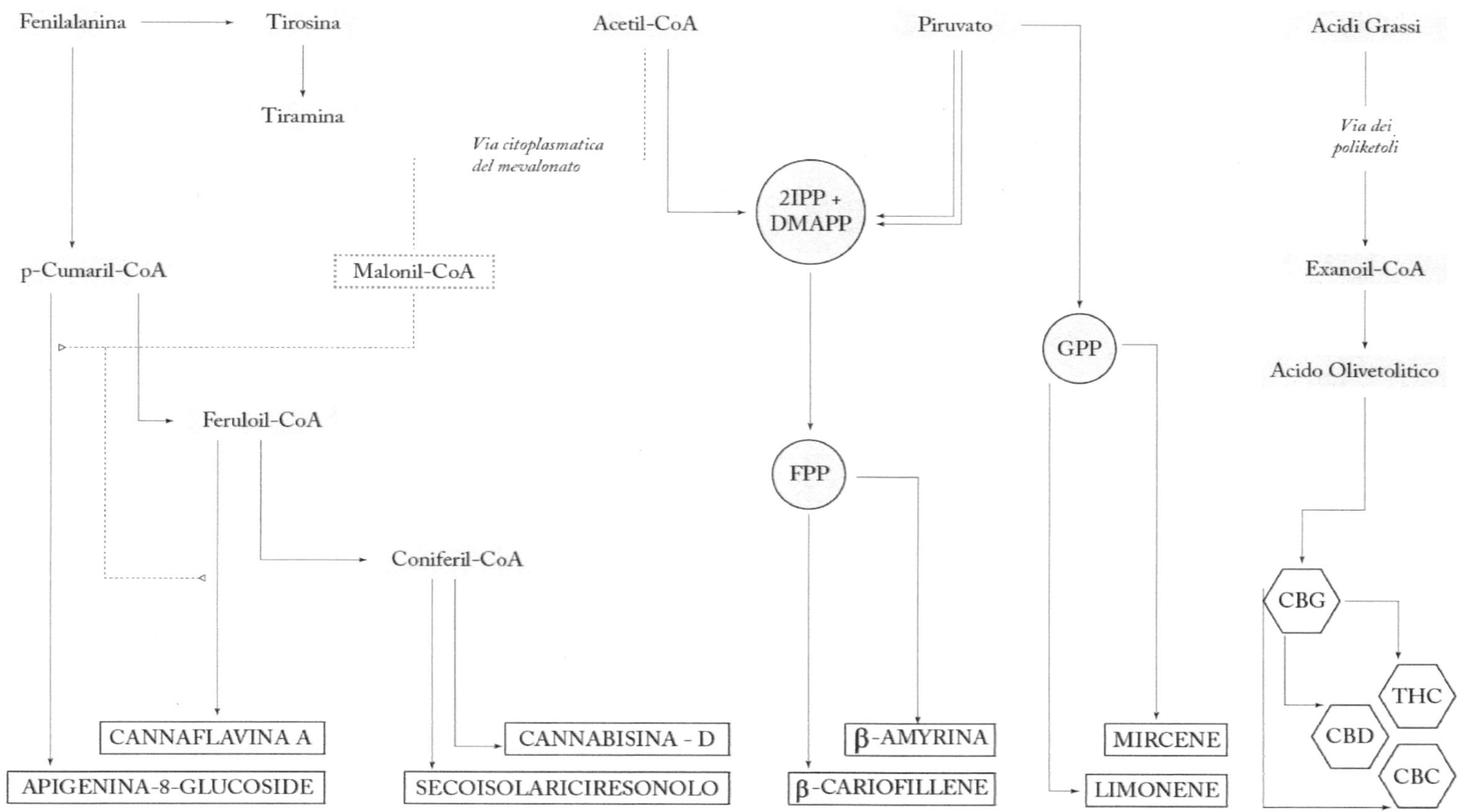

Figura 6 – Fitocomplesso cannabinoide, principali classi molecolari

L'apigenina, tra i principali flavonoidi prodotti dalla pianta di Cannabis, ha dimostrato avere una azione ansiolitica ed estrogeno simile, le cannaflavine A e B, parimenti, si sono dimostrate essere potenti regolatori della cascata infiammatoria grazie alla loro azione regolatoria sulla prostaglandina E2 e sulla 5-lipossigenasi (PGE2 & 5LOX). I lignani propri della Cannabis, infine, hanno dimostrato avere anch'essi attività benefiche per la salute di tipo antiossidante, antivirale, antidiabetica, antineoplastica e anti-obesità.

Lo schema mostra i passaggi principali delle vie di formazione delle maggiori classi di molecole che compongono il fitocomplesso prodotto dalle piante del genere Cannabis. Le sostanze di questa pianta che interagiscono con l'organismo umano appartengono alle classi dei Flavonoidi, dei Lignani, dei Terpeni (e derivati terpenoidi) e Cannabinoidi. Quest'ultima è la classe che meglio interagisce con il Sistema Endocannabinoide.

Consapevolezza naturale

L'essere umano è interamente appartenente a una Natura tanto magnifica quanto terrificante a seconda del punto di vista utilizzato. In una delle sue parti c'è il regno delle piante. Tesoro di una Madre Terra viva, che evolve, cambia, si trasforma. È una Natura complessa che per essere compresa ha bisogno di uno sguardo umile, non condizionato da alcun pregiudizio.

Ad oggi è socialmente accettata una distinzione tra piante "innocue", che mantengono il nome proprio di piante, e di piante "da droga", (sostanze in genere) associate concettualmente a un "comprovato effetto negativo" sulla salute umana. Riprendendo il significato del termine droga (repetita iuvant): "ogni prodotto naturale, vegetale o animale, contenente uno o più principi attivi (alcaloidi, glicosidi, saponine, oli essenziali, sostanze amare, purgative, aromatiche ecc.). Delle numerose piante medicinali sono di regola utilizzate solo le parti più ricche di sostanze attive: ora le radici o i tuberi o i rizomi, ora le foglie, i fiori, il succo, la corteccia ecc. (infusi, decotti, estratti, tinture o altro)." (Enc. Treccani), si potrebbe affermare che una persona che assume camomilla la sera per calmarsi o che succhia una radice di liquirizia per aiutare una leggera ipotensione stia utilizzando della "droga". L'etichetta di "malvagità", come abbiamo già visto approfonditamente nei capitoli precedenti, è stata apposta su diverse piante, tra di esse la Cannabis, l'Erythroxylum coca, il Papaver somniferum, ecc.

È fonte continua di mia ricerca personale (e spero animi anche il vostro sacro fuoco di conoscenza) la comprensione del motivo per cui, piante o sostanze che favoriscono l'introspezione consapevole, siano fermamente osteggiate in quanto considerate dannose, illegali o distruttive. Le azioni giurisprudenziali dirette in questo senso, a mio avviso, si possono inquadrare nel lungo strascico del fenomeno antropologico noto come "caccia alle streghe". L'eresia e la stregoneria, infatti, non furono ritenute, da sempre, pericoli per la società.

Per un lungo periodo storico queste Arti Antiche erano molto importanti per l'uomo e, probabilmente, hanno contribuito in maniera decisiva allo sviluppo della specie. Quando però, storicamente, la paura per queste Arti fu indotta dal potere temporale o dal potere religioso cattolico e protestante, essa era finalizzata al controllo sia delle rivolte contadine sia delle richieste di maggiore libertà da parte del popolo.

Nel caso della Cannabis, l'effetto psicologico introspettivo, come abbiamo visto nel capitolo le origini dell'ostracismo, era considerato estremamente dannoso proprio per le stesse motivazioni di timore di rivalsa degli schiavi o delle "classi subordinate". Accanto a questo effetto che potremmo definire "esoterico", però, abbiamo, ad oggi, una letteratura medico scientifica sempre più unanime nell'affermare che, per i cannabinoidi, gli effetti benefici sulla salute siano, di gran lunga, superiori a quelli potenzialmente nocivi (quand'anche questi esistessero).

La riscoperta dell'utilizzo medico della pianta di Cannabis ha dato vita, invece che a una riconsiderazione della legislazione in favore dei più deboli e bisognosi, a una corsa all'oro verde spinta dal rigoroso controllo farmaceutico. La libertà personale di accesso a una parte della Terra in cui viviamo è venuta meno, assieme alla possibilità di utilizzare liberamente le nostre facoltà psichiche. Una naturale possibilità di cura di spirito ed anima viene negata nella sua forma più semplice ed efficace per essere concessa, invece, in quella più controllata e redditizia.

Nel XX secolo prendeva piede, come scienza, la Psicologia Sociale che, insieme alla Sociologia, studia i macro e i micro fenomeni cui sono soggetti gli esseri umani nel mondo di tutti i giorni. Grazie ai suoi paradigmi, possiamo apprendere come i comportamenti, anche di grandi gruppi di persone, dipendono da regole condivise e, ad oggi, ormai pressoché ben conosciute. Cosa è successo quindi, nella storia della pianta di Cannabis? All'inizio del '900, per interessi personali, è stato influenzato il comportamento degli uomini per far cambiare la comune percezione su una pianta. Si è creata un'idea sociale ad hoc, la si è spinta attraverso i canali di comunicazione, si è fatta propaganda ed è stata data come una verità affermata. Il popolo, in buona fede, ci ha creduto. Lo status quo si è mantenuto per diversi anni fino a che, la Scienza, non ha iniziato a battere insistentemente i pugni della ragione sulle porte delle menti chiuse.

Circa 30 anni fa viene scoperto il sistema Endocannabinoide, diffuso pressoché in tutti gli organi del corpo, consta di alcuni recettori accertati (con robuste indicazioni che il loro numero tenderà ad aumentare man mano che la ricerca progredirà nella comprensione di questo sistema) e centinaia di composti chimici, componenti del "fitocomplesso cannabinoide" che sono in grado di agire su questi recettori regolando, di conseguenza, una vastità di funzioni così ampie da poterne rappresentare, a ragion veduta, la totalità.

Ad oggi, l'ipertrofico ego umano, presume di voler conoscere i meccanismi di azione prima degli effetti reali. Per una insana necessità di controllo, si vuole comprendere l'azione della molecola pura piuttosto che osservare attentamente meravigliati i potenziali effetti positivi sulla salute delle persone.

Si parla molto di percentuali e di standardizzazione dei composti. Le tecnologie agricole con cui le piante vengono "allevate" sono simili al sistema in cui viviamo, asettiche, sterili, prive di ogni contatto con le fonti principali del potere medicamentoso di questa pianta, la Terra ed il Sole.

È mia opinione personale che, per ottenere una riproducibilità (in ultima analisi lo scopo della standardizzazione) si possa guardare in ben altre direzioni sfruttando in maniera alternativa, gli enormi potenziali tecnologici che siamo riusciti ad acquisire nell'evoluzione delle nostre abilità.

Si potrebbe quindi lasciare che la pianta si adatti ad un determinato suolo, ad un certo tipo di clima, per qualche generazione e, solo quando sarà armonica con il luogo in cui è cresciuta, quando riuscirà ad esprimere il suo pieno potenziale, solo allora analizzarne nel minimo dettaglio tecnologico la sua peculiare composizione. Il preciso di tutti i componenti conosciuti potrebbe essere, infine, correlato ad un eventuale beneficio sul singolo quadro clinico.

È quello, infatti, il fitocomplesso considerabile come "terapeutico", proprio perché il più completo. Le percentuali di Cannabinoidi e Terpeni sono un dato facilmente acquisibile e confrontabile. Ci si trova pertanto di fronte ad un punto zero, un nuovo inizio, dove la Clinica, accademicamente intesa, potrebbe tornare ad essere la regina dell'Arte Medica.

Nel pensiero classico, i quattro Elementi proposti da Empedocle erano Terra, Acqua, Aria, Fuoco. Fu Aristotele ad introdurre il quinto Elemento, l'Etere. Chiamato da sempre Akasha in India e, alternativamente, Quintessenza in Europa. Il concetto dei cinque elementi si riscontra nello studio delle filosofie sia Induiste che Buddiste. Nell'induismo, in particolare, viene descritto come la "materia" sia caratterizzata solo da quattro dei cinque elementi e che l'ultimo completi la descrizione dell'"intero", considerando anche ciò che non è visibile nel mondo materiale ma che è percepibile con l'esperienza interiore. Vorrei dettagliare meglio questo pensiero: la filosofia dei 5 elementi è descritta nei sacri libri indiani, i Veda, specialmente nell'Ayurveda, quello che si occupa del benessere armonico della vita.

Ci si riferisce ai 5 elementi come i "Pancha Mahabuta". Questi, secondo la teoria, costituiscono tutto l'insieme della creazione, Essere Umano compreso. Alla nostra morte ciò che siamo si dissolve in questi 5 elementi ristabilendo così "l'equilibrio cosmico". I 5 Elementi sono associati ai 5 sensi del corpo umano i quali agiscono come mediatori delle interazioni del nostro corpo fisico nel mondo in cui viviamo. L'elemento più basso, la Terra, può essere veicolata da tutti e 5 i sensi. L'Acqua, seconda in lista, non ha odore ma può essere esperita attraverso tutti gli altri 4 sensi. Successivamente viene il Fuoco che non ha né odore né gusto. Ultimo viene l'Aria che può essere solo udita e percepita. L'Akasha, il quinto elemento, l'etere, va al di là di tutti e 5 i sensi materiali e può essere esperito da quello che viene definito un "ascolto solitario" o, volgarmente, "meditazione".

BIOLOGIA E FISIOLOGIA CANNABINOIDICA

Delitto di lesa maestà

Lo scienziato
è un menomato
che s'illude
che il segreto del Creato
possa essergli svelato
e così, manipolando
ricreare un nuovo mondo
dove tutto è Perfezione
mentre adesso è Confusione.
La Scienza non è un segno
della nostra intelligenza
ma piuttosto
della nostra arroganza

Galeno | S-fumature

In questo capitolo cercherò di introdurre i lettori alle conoscenze che ci pervengono dalla Medicina Basata sull'Evidenza. A mio avviso, tuttavia, coloro che si apprestano alla comprensione profonda dell'ECBI dovrebbero considerare questo come un semplice punto di vista e non come l'unica verità possibile.

Gli studi clinici che indagano la Cannabis spesso hanno degli importanti bias ideologici, metodologici e statistici. Uno dei più frequenti, ad esempio, è che, venendo considerata come sostanza d'abuso, la si accomuni a tutte le altre. Gli effetti sull'organismo registrati risentono dell'influenza molto più importante dei concomitanti fattori di poliabuso. Analogamente, le condizioni socio-psicologiche dei pazienti vengono raramente indagate o riportate negli studi. Questo è un errore molto importante vista la dimostrata azione del sistema endocannabinoide sulla nostra psiche.

La scienza è molto importante perché è basata su un valido metodo. Questo metodo è un semplice strumento, sta al singolo scienziato la scelta su come usarlo e su dove, in ultima analisi, volgere il suo sguardo curioso. In questo capitolo volgeremo lo sguardo all'interno, cercando di descrivere, per quanto la nostra limitatissima comprensione di oggi ce lo permetta, i meccanismi che, nel mondo microscopico, regolano il funzionamento del sistema endocannabinoide.

L'accorata preghiera che vi rivolgo è di tenere a mente che per ogni mondo "micro" c'è sempre un mondo "macro", molto più variabile e plasmabile, non dimenticatevene, sia nel caso specifico dell'Arte Medica ad argomento Cannabis, sia, soprattutto, in ogni aspetto della vostra vita

Occasione mancata

Se la scienza
fosse onesta
allora sì che sarebbe
una festa.
Si salverebbe
anche la foresta
che adesso è condannata
ad essere tagliata

Galeno | S-fumature

Fitocannabinoidi

Le sostanze prodotte caratteristicamente dalla pianta di Cannabis prendono il nome di fitocannabinoidi o, molto meno frequentemente, eso-cannabinoidi (se si prende come punto di riferimento l'organismo umano). Queste sostanze sono peculiari prodotti della Natura che, in diverse modalità, interagiscono con il nostro organismo. La scoperta di queste sostanze, solitamente, viene fatta risalire alla metà degli anni '60 del '900. La scoperta del THC, infatti, viene collocata nel 1964 ovvero in data successiva all'introduzione, negli ordinamenti legislativi, della messa al bando della pianta di Cannabis Sativa L. spiegata nei capitoli precedenti. Ciò, però, non corrisponde alla realtà dei fatti.

Come abbiamo già visto nei capitoli precedenti, la storia di relazione tra uomo e pianta di Cannabis trae le sue origini nell'alba dei tempi e, questa relazione, è sempre stata data quasi per scontata. Negli ultimi decenni del XIX secolo, però, si innesca un processo peculiare, l'espansione dell'industria e i miglioramenti tecnologici portano a quella che viene definita Seconda Rivoluzione Industriale. In questo periodo si assiste allo sviluppo di nuovi settori produttivi, alla diffusione della produzione di massa standardizzata, alla comparsa di nuove invenzioni come i coloranti chimici e i fertilizzanti sintetici e, soprattutto, si assiste all'avvento di petrolio ed elettricità come fonti energetiche primarie.

Il XIX secolo è anche caratterizzato da un notevole incremento demografico, che provoca la crescita delle città e il loro conseguente cambiamento. Si ha anche l'affermazione della borghesia e di una nuova classe media, composta da funzionari statali. L'ideologia che seguono è quella del positivismo, una corrente di pensiero laica che esalta la scienza e il progresso tecnologico. È all'interno di questo contesto, contemporaneo alla nascita dei primi tentativi della sua messa al bando su base razziale, che la Cannabis ed i suoi estratti iniziano ad essere studiati dalla comunità scientifica di allora.

A quell'epoca, non essendo ancora in auge alcuna legislazione, ci si concentrava sul comprendere quali fossero i componenti della Cannabis per iniziare a studiare come questi interagissero con il corpo umano. Il primo fitocannabinoide ad essere isolato da un estratto oleoso di Cannabis, di colore rosso, fu il Cannabinolo (CBN). Le tecnologie di allora, però, non permisero un'accurata caratterizzazione molecolare che divenne chiara solo qualche decennio più tardi, negli anni '30 del XX secolo; nel 1940 questa caratterizzazione condusse il laboratorio di R. Adams, negli USA, a sintetizzare chimicamente il Cannabinolo per la prima volta. Nello stesso anno e nello stesso laboratorio venne inoltre isolato per la prima volta il Cannabidiolo (CBD) da un estratto naturale che probabilmente conteneva una miscela di CBD e CBDA (suo precursore non decarbossilato).

È degno di nota sottolineare come proprio in quegli anni, gli Stati Uniti, in corsa per diventare la prima potenza economica mondiale, studiarono ed applicarono il Marihuana Tax Act precludendo, di fatto, l'accesso a questa pianta da parte dei contadini e, quindi, delle masse. Anche la prima estrazione di Tetraidrocannabinolo (THC), infatti, risale allo stesso periodo. Era il 1942 quando i ricercatori Wollner, Matchett, Levine e Lowe ottennero, da un estratto di Cannabis, una mistura probabilmente di D8- e D9-THC.

In questi anni di scoperta e caratterizzazione chimica si conducevano, parallelamente, osservazioni cliniche sul potere psicoattivo dei vari estratti conosciuti. Si era quindi ben compreso, già allora, come fossero i composti a base di THC ad avere il maggior effetto neurologico.

Sono del 1946 i riscontri sperimentali di come fossero le misture di THC ad avere una maggiore capacità di indurre la catalessia nei topi rispetto a quelle di CBD o CBN. Pochi anni dopo queste iniziali scoperte, però, il programma degli USA si compì e, nel 1961 grazie alla stipula della Convenzione Unica sulle Sostanze Stupefacenti, la Cannabis veniva dichiarata illegale a seguito dei suoi "nefasti effetti". Conseguentemente la ricerca ebbe una brusca battuta d'arresto.

Nel 1963 e 1964, appena qualche anno dopo l'istituzione della convenzione restrittiva, ebbe gran risonanza il lavoro del Prof. Mechoulam che riuscì, per la prima volta, a delucidare, nel dettaglio, rispettivamente, la struttura e la stereochimica del CBD e del THC. Subito dopo queste scoperte e caratterizzazioni nasceva il movimento controculturale del 1968 dove l'utilizzo di Cannabis (e di molte altre sostanze enteogene e psicoattive) iniziò a diffondersi largamente.

Si assiste, in questi anni, a un importante indirizzamento della Scienza contemporanea verso una comprensione e caratterizzazione del potenziale psicoattivo della pianta di Cannabis tralasciando praticamente del tutto lo studio dei suoi effetti terapeutici. Questo succedeva sebbene le preparazioni farmaceutiche derivate dalla pianta fossero ancora autorizzate e presenti sugli scaffali delle farmacie di tutto il Regno Unito (anche se ciò sarebbe durato molto poco). La ricerca ossessivo-compulsiva di un colpevole chimico per l'effetto psicoattivo della pianta di Cannabis condusse, come era ovvio visti gli studi degli anni '40, all'identificazione di questo colpevole nella molecola del THC.

Gli esperimenti venivano condotti, dai vari team di ricerca, esclusivamente con l'intento di dimostrare l'ipotesi che il THC fosse il principale responsabile degli effetti "indesiderati" della Cannabis, le altre ipotesi non venivano vagliate e, ad uno sguardo più moderno, possiamo comprendere come questo sia stato un importante bias metodologico. Tale bias affligge tuttora le menti di molti ricercatori.

Gli studi dei primi anni avevano fornito solo un'accurata descrizione degli effetti farmacologici attribuibili al THC ma molto poco si era ancora compreso su come questi effetti potessero verificarsi. Negli anni '70 venne scoperto il sistema del Citocromo P450 e come questo fosse implicato nella metabolizzazione di praticamente tutti i farmaci conosciuti. Questa scoperta venne utilizzata per fornire prove che rafforzassero la concezione di nocività della Cannabis e del suo "costituente più pericoloso", il THC.

Furono questi studi, associati alle osservazioni registrate dai primi anni di ricerca, che condussero all'identificazione della Tetrade Murina, ancora oggi utilizzata per valutare la psicoattività dei componenti della pianta di Cannabis. Grazie a questa "scala", il Prof. Cannazza, ha potuto recentemente affermare che il THCP, un nuovo fitocannabinoide isolato nel suo laboratorio, è 30 volte più psicoattivo del THC. La Tetrade Murina consta della valutazione di 4 parametri nel topo da laboratorio da cui si desume, dogmaticamente, che si manifestino nell'uomo con "anomali comportamenti psicoattivi":

Tetrade Murina

- Catalessia al Ring Test
- Ipotermia rettale
- Ipocinesia
- Resistenza al dolore
  (valutata con test "Flick tail" o "Hot plat)

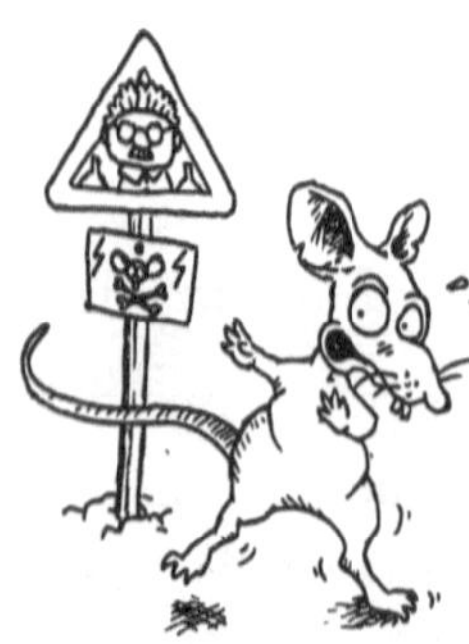

È mia personale opinione che paragonare i potenti effetti su psiche e spirito che questa pianta può generare nell'Uomo, alla valutazione di come un topo, rinchiuso in una gabbia, reagisca al dolore del pinzamento della sua coda o ad una piastra bollente od a condizioni di estremo terrore arricchiti di termometri anali, sia riduttivo e fuorviante in una veritiera ricerca di interazione tra il fitocomplesso cannabinoide e il SEC.

Ad oggi i cannabinoidi conosciuti sono più di 120 (numero di molecole identificate nel 2015). Solitamente queste molecole vengono raggruppate in base alla loro struttura chimica in diverse classi che prendono il nome dal loro componente principale dal quale i consimili differiscono solo per piccole variazioni nella struttura chimica. Tutti i Cannabinoidi sono originati dalla reazione del Geranil difosfato (GPP) e dall'acido Olivetolico (a sua volta formato da una precedente reazione chimica di due composti più semplici).

Da questi due reagenti si forma l'Acido Cannabigerolico da cui, grazie all'azione di altri enzimi più specifici vengono prodotti il Cannabidiolo (CBD), il Tetraidrocannabinolo (THC) ed il Cannabicromene (CBC). Da questi 3 si originano poi tutti gli altri. Ad oggi i più conosciuti ed indagati sono solo il CBD ed il THC, fortunatamente, da qualche anno, gli orizzonti si stanno ampliando e si iniziano a conoscere anche altre molecole, sebbene queste non risultino ancora molto note al grande pubblico. In questo capitolo, dedicato alla fisiologia endocannabinoide, cercheremo di riassumere anche le più recenti conoscenze riguardanti gli exocannabinoidi ad oggi noti.

Avere una conoscenza dell'attività e della funzione di ogni singolo Cannabinoide, sebbene sia molto importante, non deve distogliere l'attenzione dalla consapevolezza che, all'interno di ogni fitocomplesso, sono centinaia le sostanze farmacologicamente attive nel nostro organismo.

Una ricerca che volesse essere onestamente direzionata alla scoperta della verità, dovrebbe concentrarsi sull'indagine dell'azione sinergica di tutte queste molecole piuttosto che sull'azione isolata di ogni singolo componente.

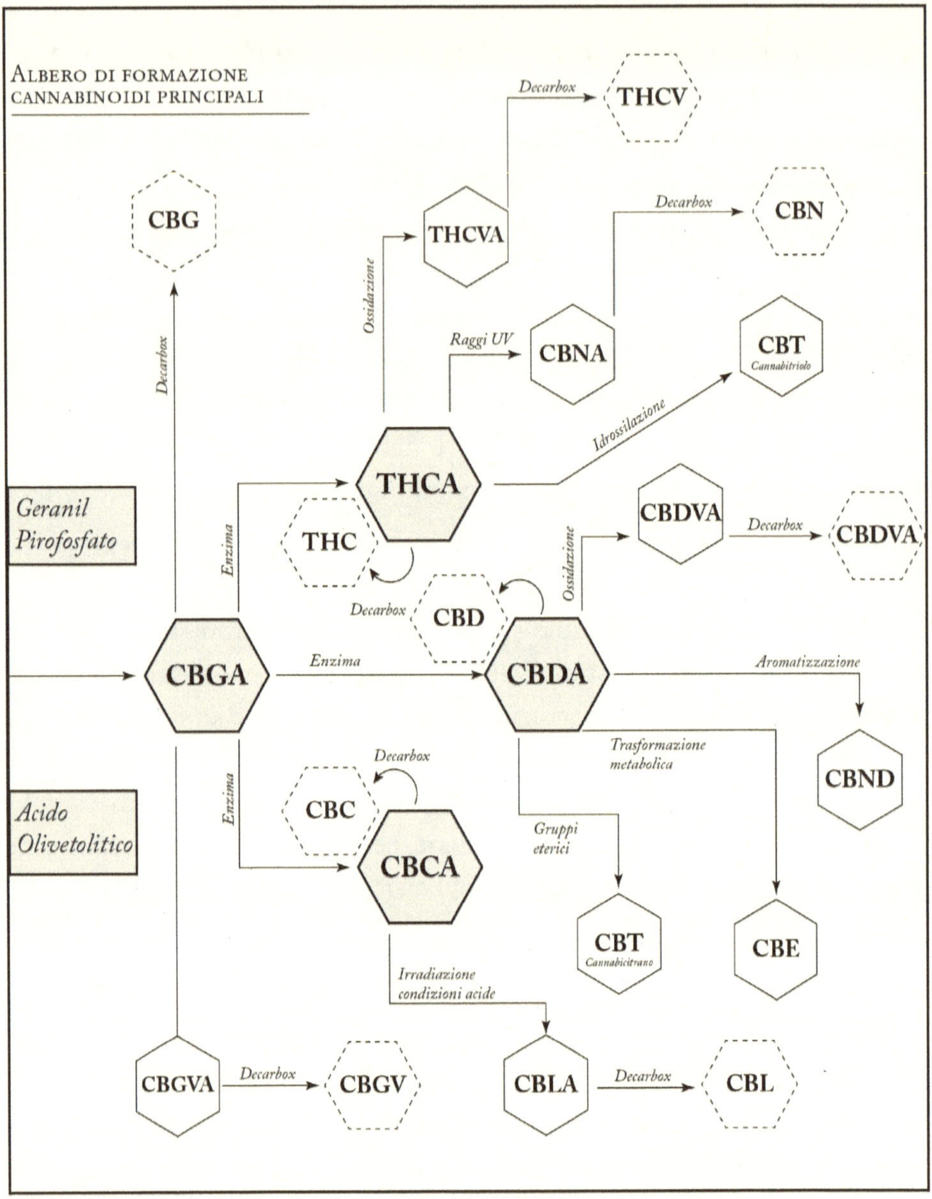

Figura 7– Schema di Formazione dei principali Cannabinoidi conosciuti

Le sostanze descritte sono solo una minima parte della variabilità chimica molecolare che la pianta di Cannabis è in grado di produrre. Questo è quanto compreso finora. Decarbox: reazione di decarbossilazione.

Recettori umani per i Cannabinoidi

Parallelamente allo studio chimico dei componenti del fitocomplesso cannabinoide ci si iniziava a chiedere come questi componenti agissero sul nostro organismo producendo quegli effetti che venivano osservati sia negli uomini che nelle cavie da laboratorio. Che ci fosse un sistema recettoriale all'interno del nostro organismo fu un'ipotesi formulata sin dall'inizio della speculazione su come la Cannabis agisse. Tale ipotesi era suffragata da alcune osservazioni:

- L'attività farmacologica di un componente era strettamente dipendente dalla sua struttura chimica ovvero l'alterazione di questa struttura, da parte di agenti esterni, alterava anche le proprietà farmacologiche della sostanza indagata.
- I cannabinoidi presentavano caratteristiche chirali (ovvero la proprietà di una struttura di non essere equivalente alla sua proiezione speculare) e proprio questa loro stereoselettività (ovvero la possibilità di presentarsi in una o l'altra di queste forme speculari) gli conferiva la capacità di essere forme attive o meno.
- La potenza del THC (qui intesa come capacità di presentare un dato effetto in relazione alla sua concentrazione) era analoga a quella di altri agonisti già conosciuti che agivano su uno specifico recettore conosciuto.

Queste ipotesi, non ancora confermate da concreti dati di laboratorio, vennero messe in discussione da un altro rinvenimento dell'epoca. Erano gli anni '70, infatti, quando si dimostrò come il (–)-D9-THC (lo stereoisomero conformazionale "trans" del THC) avesse capacità molto maggiore di interagire e modificare membrane artificiali (contenenti esclusivamente colesterolo e fosfolipidi) del suo gemello diverso (+)-D9-THC (stereoisomero "cis" della stessa molecola).

Questo dato portò gli scienziati Lawrence & Gill ad ipotizzare un meccanismo di psicoattività per il THC più simile a quello dell'alcool. Gli scienziati suggerivano infatti che non fosse necessario perdersi nella ricerca di uno specifico recettore per i cannabinoidi e che le alterazioni della droga Marijuana dipendevano, piuttosto, da una modificazione strutturale aspecifica della membrana cellulare neuronale.

Era questa modificazione strutturale che comportava l'alterazione nella trasmissione del segnale nervoso causando gli indesiderati effetti psicoattivi della droga Marijuana. All'incirca una decade più tardi, a metà degli anni

’80, però, vi furono due importanti scoperte nei laboratori dell’Università di Saint Louis che fornirono incontrovertibili prove dell’esistenza di un recettore per i Cannabinoidi. La prima trae le sue basi nell’avanzamento della conoscenza del meccanismo di funzionamento delle proteine G, un’ampia classe di molecole, ad oggi ben conosciuta, che rappresenta una tra le classi recettoriali più diffuse nell’organismo umano. Contemporaneamente allo sviluppo di questa importante conoscenza teorica, la Pfizer (nota casa farmaceutica) sviluppava, in quegli stessi anni, molecole sintetiche analoghe ai cannabinoidi che risultavano essere estremamente potenti (dove anche qui si intende la potenza farmacologica ovvero il rapporto tra effetto e concentrazione necessaria a generare quell’effetto).

La prova che veniva fornita a supporto della teoria della presenza di un recettore era che sia i fitocannabinoidi che i cannabinoidi sintetici mostravano la capacità di causare una diminuzione della concentrazione dell’Adenilato Ciclasi (un importante enzima umano) grazie all’azione sulle proteine G.

La seconda prova incontrovertibile dell’esistenza dei recettori per i Cannabinoidi si ebbe grazie allo sviluppo di una tecnologia in grado di constatare il riconoscimento da parte di un ligando di uno specifico sito recettoriale grazie a degli isotopi marcatori che venivano aggiunti alla conformazione chimica del ligando stesso. L’applicazione di questa tecnologia, in associazione ai cannabinoidi sintetici altamente selettivi sviluppati da Pfizer, permise di ottenere, in definitiva, la quasi certezza dell’esistenza di un recettore specifico per i cannabinoidi.

La conferma avvenne nel 1990 nel laboratorio di Tom Bonner del National Health Institute (USA) dove venne per la prima volta clonato con successo un recettore per i cannabinoidi nel ratto. Nello stesso anno, in Europa, a Bruxelles, il Dr. Gèrard ed i suoi colleghi, clonavano, anche loro per la prima volta, lo stesso recettore nell’uomo.

Era stato scoperto il Cannabinoid Receptor 1 (da ora in avanti CB1). Mentre questo risultato era largamente atteso dalla comunità scientifica, lo fu meno la clonazione, nel 1993, di un secondo recettore, il Cannabinoid Receptor 2 (da ora in avanti CB2). Tale scoperta avvenne nei laboratori dell’Università di Cambridge diretti dal Dr. S. Munro. Anche questo recettore apparteneva alla classe delle proteine G, ma era sostanzialmente differente dal primo isolato e clonato.

Ad oggi si sa con certezza che i recettori sono ben più di 2 e si inizia a comprendere come queste interazioni tra molecole cannabinoidi (e tutte le altre appartenenti al fitocomplesso cannabinoide) ed il sistema recettoriale proprio del nostro organismo, siano fondamentali nella regolazione di una vastità metabolica così ampia da riguardare l'essere umano nella sua totalità.

La classe delle proteine G a cui i due principali recettori appartengono, è molto numerosa e almeno 30 proteine di questa famiglia sono al vaglio come potenziali candidati recettoriali di questo sistema. Solo per i primi anni dopo la scoperta dei due recettori, infatti, ha retto nel panorama scientifico l'ipotesi che i recettori CB1 fossero distribuiti esclusivamente nel cervello mentre i recettori CB2 fossero quelli periferici.

Al giorno d'oggi vi è una importante mole di conoscenza sulla natura e sulla funzione di diversi recettori appartenenti a quello che è stato definito Sistema Endocannabinoide; cercheremo qui di riportarne un riassunto il più esaustivo e comprensibile il più possibile anche ai non addetti ai lavori che si armino di un po' di pazienza.

CB1 - Cannabinoid Receptor 1

È il recettore per i Cannabinoidi più studiato e meglio caratterizzato. Fa parte della classe delle proteine G. È codificato da un gene che prende il nome di CNR1 ed è lungo circa 473 amminoacidi. La sua distribuzione è stata caratterizzata molto bene nel sistema nervoso centrale dove è molto rappresentato nelle aree sensitive e motorie correlate al movimento e alla percezione. Più nello specifico troviamo abbondanza di questi recettori in aree del cervello quali:

- Gangli Basali
- Substantia Nigra
- Globus Pallidus
- Cervelletto
- Ippocampo
- Tronco Cerebrale

Queste strutture sono "profonde" e, solitamente, non si ha coscienza della loro esistenza. I processi in cui i cannabinoidi e soprattutto gli endocannabinoidi si collocano appartengono, quindi, al vasto regno del sub-conscio. Se saliamo a un livello più razionale, ad esempio considerando la dinamica regolatoria del nostro senso di fame e sazietà, vediamo come il recettore CB1 sia presente a livello ipotalamico e, sebbene la sua concentrazione in quest'area non sia molto elevata, la sua attivazione, di concerto con quella di altri ormoni e mediatori insistenti sulla stessa zona, può comportare un importante stimolo oressigeno (ovvero inducente l'appetito).

Gli scienziati hanno cercato di utilizzare questa conoscenza per sviluppare un farmaco contro l'obesità che andasse a ridurre l'appetito in pazienti obesi attraverso il blocco selettivo del recettore CB1.

Il risultato di questo tentativo fu disastroso e il team dovette sospendere lo studio per l'insorgenza di eccessivi effetti collaterali che arrivavano fino al punto di far sviluppare ai pazienti accessi psicotici suicidari. Procedendo in senso di consapevolezza verso un livello ancora più alto, quello della corteccia cerebrale, possiamo vedere come i dati ci indichino l'implicazione del CB1 e delle sue vie metaboliche sia nei suoi processi inibitori sia in quelli eccitatori, grazie all'influenza del CB1 su altri due sistemi di signalling basilari per il nostro cervello, quello dell'acido gamma amino butirrico (GABA) e quello del glutammato. Pian piano, dal momento della scoperta di questo recettore in avanti, si iniziò a capire che le sue implicazioni erano molto più ampie di quello che si era pensato dopo la sua scoperta.

Il modello di pensiero che vedeva il CB1 confinato al cervello e il CB2 unico protagonista della periferia iniziava a venire meno grazie a studi scientifici che dimostrarono la presenza del CB1 in periferia, al di fuori del cervello, nei nervi. Questa conoscenza si ottenne grazie a studi sulle potenzialità del CB1 nella modulazione della trasmissione e percezione degli stimoli dolorifici. Sebbene ci si stesse ancora muovendo all'interno del contesto del sistema nervoso, si iniziava per la prima volta a guardare al di fuori di esso per cercare i siti di espressione del recettore CB1.

Una volta creatasi la prima crepa, ci volle molto poco a far crollare la diga e far sì che un fiume di consapevolezza travolgesse la comunità scientifica con il ritrovamento dei recettori CB1 all'interno di:

- Tratto GI
- Apparato riproduttore
- Apparato cardiovascolare
- Adipociti
- Apparato muscolo scheletrico
- Fegato
- Pancreas

Man mano che la scienza progrediva con le sue ricerche si delucidavano importanti processi cellulari in cui il recettore CB1 era implicato. Questi processi riguardavano:

- Attivazione della decisione cellulare di morte o sopravvivenza: ovvero quel processo conosciuto come apoptosi laddove la cellula, in caso di necessità, attiva un processo di suicidio assistito che non comporta l'attivazione della cascata infiammatoria. (lo schema completo di interazioni che comporta un contrasto allo sviluppo delle neoplasie verrà illustrato nel capitolo - Cannabis nelle malattie neoplastiche - p.241)
- Modulazione dell'eccitazione neuronale e del rilascio di neurotrasmettitori: attraverso l'interazione con molti canali di scambio ionico che, essendo in grado di regolare la differenza di potenziale della membrana neuronale, possono, appunto, modulare la modalità di trasmissione del segnale.
- Regolazione della plasticità sinaptica: ovvero quel processo di cambiamento che, sebbene a diverse intensità, non cessa mai di avvenire per tutta la vita umana ed è necessario per l'adattamento alle condizioni ambientali a cui l'uomo viene sottoposto. Questo processo racchiude in sé il pruning e lo sprouting e cioè la rimozione e la formazione di nuove connessioni tra i neuroni al fine di migliorare il più possibile la trasmissione del segnale nervoso e gli effetti che questo segnale provoca.

Queste implicazioni derivano da rilevamenti laboratoristici forse un po' complessi da comprendere appieno, nella loro potenza, per chi non è avvezzo allo studio delle vie molecolari di trasmissione del segnale e che qui riportiamo

- Nel nostro corpo c'è una proteina, denominata c-RAF che viene costantemente tenuta silente da un processo che prende il nome di fosforilazione (l'aggiunta di gruppi fosfato alle molecole con cui il nostro organismo è in grado perfino di silenziare il DNA). Il processo di Fosforilazione si dice essere "costitutivo" inquanto è attivo nelle condizioni di normalità. Il recettore CB1 inibisce questo processo di fosforilazione della proteina c-RAF attivando di conseguenza i messaggeri della via ERK 1-2 che porta all'eliminazione della cellula senza effetti collaterali per l'organismo.

- Lo stesso processo di fosforilazione spiegato nel punto precedente tiene regolato anche un altro tipo di canale molto importante quello del Potassio (K+) dipendente dal Voltaggio. Tutte le membrane cellulari, infatti, hanno una differenza di potenziale di membrana, non solo quelle nervose. Tale differenza di potenziale (e quindi di carica elettrica) dipende dalla concentrazione di ioni come il potassio, il calcio, il cloro, il bicarbonato e così via. Processi di alterazione dell'organismo sono responsabili anche dell'alterazione di questi equilibri.
- Ancora una volta grazie all'inibizione del processo di fosforilazione si è riscontrata avvenire una modificazione su proteine che prendono il nome scientifico di PP125FAK e FRNK. Queste proteine sovrintendono la relazione tra le cellule ed il loro intorno grazie alla presenza di particolari zone dette placche di adesione focale. (degli insiemi di macromolecole attraverso cui forze meccaniche e segnali regolatori sono trasmessi tra la matrice extracellulare e la cellula). Più precisamente, le adesioni focali sono le strutture subcellulari che mediano, in una cellula, gli effetti regolatori provenienti dalla matrice extracellulare.

Vi sono due ulteriori caratteristiche da prendere in considerazione per comprendere la vastità di azioni in cui il recettore CB1 è implicato:

Capacità di Eterodimerizzazione

Dimerizzare, in linguaggio medico, significa formare una coppia di due monomeri (ovvero unità più semplici); si parla di omodimero quando le due unità che si associano sono identiche tra loro e di eterodimero quando sono differenti. Il recettore CB1 si è dimostrato in grado di formare eterodimeri con una grande quantità di recettori e, grazie a questa caratteristica, modularne l'attività. Il recettore CB1 è stato dimostrato riuscire a dimerizzare con:

- D2 per la Dopamina
- A2a per l'Adenosina
- OX-1 per l'Oressina
- 5HT2a per la Serotonina
- μ per gli Oppioidi
- AT1 per l'Angiotensina II

- GPR55
- CB2 (in un solo studio scientifico)

Capacità di interazione con la membrana plasmatica

Come abbiamo visto, prima che si dimostrasse l'effettiva presenza dei recettori per i Cannabinoidi, era stata rilevata anche una loro possibilità di interazione con membrane plasmatiche artificiali. Questi dati sono stati riconfermati ed approfonditi dalla scienza più moderna, ormai certa della presenza del recettore CB1. Le evidenze mostrano una correlazione tra la variazione della struttura della membrana plasmatica e le modalità con cui il CB1 interagisce con il suo ligando. In particolare, quando si ha un contenuto di colesterolo inferiore nella membrana plasmatica, l'interazione tra CB1 e ligando risulta essere più efficace e, probabilmente, questa osservazione dipende dal fatto che il minor contenuto di colesterolo interagisce con il normale processo di endocitosi del recettore.

CB2 - Cannabinoid Receptor 2

È il secondo recettore per i Cannabinoidi scoperto ed il suo studio è stato più difficoltoso di quello precedentemente descritto. Fa anch'esso parte della classe delle proteine G. È codificato da un gene che prende il nome di CNR2 ed è lungo circa 360 amminoacidi. In prima battuta questo recettore fu isolato in cellule del sistema immunitario come quelle della zona marginale della milza o in alcune aree delle placche del Peyer (importanti aree funzionali del nostro sistema immunitario intestinale). Man mano che gli studi progredivano, si comprese come la presenza di questo recettore fosse più inerente ai linfociti B e questo dato fu confermato con il ritrovamento di concentrazioni decrescenti di RNA messaggeri (mRNA) che codificavano per questo recettore in tonsille, milza, cellule mononucleate del sangue periferico ed infine del timo.

In questi tessuti, coerentemente con l'ipotesi iniziale, vi sono concentrazioni sempre minori di linfociti B. Il recettore CB2 sembra essere più espresso laddove sono attivi i processi infiammatori e le sue attività non sono state correlate ad alcuna psicoattività o ad alcuna capacità di provocare meccanismi di stimolazione della dipendenza. Sebbene la presenza del recettore CB2 sia preponderante nel sistema immunitario, basse concentrazioni sono state rinvenute anche in altri tessuti quali: Surreni - Utero - Cuore - Pancreas - Polmoni - Testicoli - Prostata.

Il rinvenimento del CB2 al di fuori del sistema immunitario ha posto il problema di capire se questa molecola fosse presente anche all'interno del sistema nervoso centrale. Nel percorso che portava alla risposta a questa domanda scientifica si sono però manifestati due tipi di ostacoli. Il primo è stato di tipo ideologico. La comunità scientifica ha faticato ad accettare l'ipotesi che vi potessero essere due tipi di recettori per i cannabinoidi nel cervello in quanto avrebbe significato avere 2 vie che condividevano gli stessi compiti e ciò non sembrava razionalmente possibile.

Il secondo ostacolo è stato di tipo tecnico. Vi era una difficoltà nel trovare un anticorpo specifico per i siti recettoriali del CB2 e, di conseguenza, era difficile indagarne l'effettiva presenza nelle colture cellulari desiderate. Analogamente, in vivo, i topi geneticamente modificati per non esprimere il recettore CB2 presentavano una piccola porzione di molecola non funzionale che rimaneva comunque espressa nel versante intracellulare e ciò rendeva difficile la corretta interpretazione dei risultati sperimentali.

Nonostante le varie difficoltà, alcuni gruppi di ricercatori sono riusciti, alla fine, a verificare in qualche modo l'espressione del recettore CB2 all'interno del Sistema Nervoso Centrale. Il dibattito resta comunque ancora aperto e la comunità scientifica non ha ancora trovato un unanime consenso. Questa discussione rende, di fatto, le nostre conoscenze sui meccanismi neuronali di azione del CB2 ancora molto scarse.

Il recettore CB2, infine, ha mostrato una scarsa capacità di dimerizzazione e, soprattutto, non ha mostrato alcuna capacità di interagire con la composizione della membrana plasmatica (ed il suo contenuto di Colesterolo) come invece ha dimostrato fare il CB1.

Recettori TRP

Numerose ricerche avevano dimostrato come alcune azioni dei cannabinoidi avvenissero attraverso un meccanismo definito "CB indipendente".

Doveva quindi esserci un qualche recettore o sistema recettoriale che potesse rendersi responsabile di questi effetti. Ad oggi c'è un consenso pressoché unanime che questi effetti dipendano da canali regolatori di scambio ionico.

Questi canali sono generalmente proteine multimeriche transmembrana (ovvero costituite da diverse subunità che attraversano completamente la membrana plasmatica cellulare) che si "aprono" e si "chiudono" regolando l'influsso o l'efflusso di ioni grazie a stimoli di natura sia meccanica che fisica.

In questa tipologia di recettori vi è una famiglia che gioca un ruolo preponderante, i recettori TRP. Questi appartengono ad un ampio gruppo, costituito da diverse molecole, ognuna con una caratteristica peculiare, generalmente, però, queste proteine sono deputate a facilitare il flusso di cationi (ioni positivi come Na+ Ca2+ ecc.) in accordo al loro gradiente elettrochimico, il che comporta un aumento di concentrazione intracellulare di sodio e calcio con conseguente depolarizzazione cellulare.

Vi sono 3 vie principali attraverso cui i recettori TRP possono essere attivati:

- Attivazione delle proteine G che comporta un aumento della concentrazione di PKC (protein kinasi C) la quale, a sua volta, comporta:
  - » idrolisi del PIP2 (fosfatidilinositolo difosfato)
  - » Aumento della concentrazione del DAG (Diacilglicerolo)
  - » Aumento della concentrazione di IP3 (inositol-trifosfato)
- Attivazione grazie a ligandi specifici quali Capsaicina, Resiniferatossina, Endocannabinoidi e ioni.
- Cambiamento delle condizioni fisico-chimiche dell'ambiente in cui i recettori TRP si trovano come ad esempio una variazione del pH o della temperatura.

Gli endo- ed eso-cannabinoidi attivano tutte e 3 le classi di recettori TRP conosciute e classificate come TRPV, TRPA e TRPM. Ognuna di queste sottoclassi presenta diversi membri che vengono denominati con numeri progressivi 1,2,3 ecc.

La famiglia dei TRPV (soprattutto i TRPV1 e 2) è quella più studiata e si è visto come questi recettori siano intimamente implicati nella regolazione della trasmissione dell'impulso doloroso modulandone l'integrazione. La loro presenza è stata dimostrata nelle cellule dei gangli della radice posteriore e nei neuroni sensitivi dove la loro attivazione provoca l'influsso di Calcio all'interno della cellula ed il rilascio di neuromediatori algogenici (che provocano il dolore) e vasodilatatori.

La famiglia TRPA, nei mammiferi, consta di un solo membro, il TRPA1, che è principalmente espresso nella maggior parte dei nocicettori (piccoli neuroni della radice dorsale e dei gangli nodoso e trigeminale) dove contribuisce alla nocicezione correlata al freddo e agli stimoli meccanici e chimici. Il TRPA1 è stato rinvenuto anche in tessuti non neuronali quali il polmone, il cuore, l'intestino tenue, il pancreas e le cellule ciliate degli epiteli (dove contribuisce all'infiammazione non neurogena), il tratto gastrointestinale (dove contribuisce al rilascio basale di insulina) e nelle cellule epiteliali preposte alla funzione uditiva.

Il recettore TRPA1 è, infine, attivato da altre sostanze quali gli analoghi del THC, gli isotiocianati (presenti nei composti ad odore pungente come quelli derivati dall'olio di senape, dal wasabi e dal rafano), le allicine e le cinnamaldeidi (presenti nei composti ad odore pungente come quelli derivati dall'aglio e dalla cannella). I cannabinoidi, infine, mostrano un'attività anche sulle altre famiglie recettoriali denominate TRPM e TRPC.

Recettori PPAR

I Recettori Attivati da Proliferatori Perossisomiali (PPAR) sono recettori che appartengono alla superfamiglia dei recettori nucleari e in particolare della classe 2, dovendo necessariamente eterodimerizzare con monomeri di RXR (il recettore per gli acidi retinoidi) per essere attivati.

In questa stretta relazione, gli RXR hanno una "funzione permissiva" ovvero l'eterodimero può essere attivato sia da agonisti per il monomero RXR che da agonisti per il monomero PPAR (al contrario di quanto accade per altri recettori nucleari come quello per la Vit. D o gli Ormoni Tiroidei che possono essere attivati solo dai loro agonisti specifici).

Questa classe di recettori è particolare in quanto i suoi ligandi non appartengono alla classe degli ormoni (siano essi proteici o lipidici) ma sono piccole molecole lipidiche che introduciamo con la dieta o che vengono prodotte direttamente dal nostro corpo (di quest'ultimi non abbiamo una grande conoscenza specifica).

In un certo senso, i recettori PPAR fungono da "sensori per i lipidi endogeni". La famiglia recettoriale è stata battezzata con questo nome quando si vide che ligandi esogeni (fra cui epatocarcinogeni e altre sostanze come il clofibrato) inducevano proliferazione perossisomiale in fegato di ratto. Vi sono tre isoforme di questa classe recettoriale, identificate con le lettere greche α, δ e γ e tutte si legano al DNA in sequenze specifiche denominate "PPAR Responders" comportando una modificazione trascrizionale dei geni in cui queste sequenze sono presenti. I Fitocannabinoidi ed i loro derivati inclusi il Δ9-THC, il CBD, il CBG, il CBG-chinonico, il CBC e l'Acido Ajulemico (analogo sintetico del THC) possono tutti legarsi al PPARγ aumentandone l'attività trascrizionale o dando quegli effetti che sono inibiti dai suoi antagonisti selettivi. Questi dati suggeriscono che l'interazione con questi recettori sia una proprietà di molti cannabinoidi, siano essi esogeni o endogeni anche se, per il THCV, ad esempio, non è stata dimostrata ancora un'aumentata attività trascrizionale PPARγ correlata. Gli studi su questi recettori, in conclusione, permettono di confermare l'attività dei cannabinoidi sulla modulazione della trascrizione genica. Tale riscontro apre un mondo di possibilità di conseguenze che dovrà, necessariamente, essere studiato, dal punto di vista clinico, in un prossimo futuro.

GPR55, GPR18, GPR119

Queste molecole erano classificate tra le proteine G orfane ovvero quelle proteine G di cui si conosceva la struttura ma non si riusciva ancora a comprendere la funzione. Le ricerche più recenti sono concordi nell'attribuire a queste molecole, soprattutto a GPR55 una funzione nel contesto del sistema Endocannabinoide. La triade è stata studiata in relazione al comportamento alimentare umano ma le ricerche hanno bisogno di un importante approfondimento al fine di stabilire, con certezza, quale sia la loro effettiva funzione. Sono possibili anche effetti ansiolitici mediati dalla stimolazione di questi recettori.

Farmacologia Fito-Cannabinoide

C'è un concetto che risulta chiaro solo dopo un lungo, completo e approfondito studio della letteratura scientifica e che sfugge, talvolta, ai neofiti che iniziano ad addentrarsi nella ormai vasta mole di conoscenza che abbiamo circa i cannabinoidi ed il loro meccanismo di azione. Prima di iniziare la trattazione dei singoli Cannabinoidi ad oggi più studiati, quindi, vorrei proporre una riflessione.

Sin dall'inizio della ricerca scientifica sulle molecole che componevano il fitocomplesso cannabinoide, si è adottata una prospettiva, nella formulazione delle ipotesi, che ha determinato un bias (errore metodologico) molto rilevante.

I cannabinoidi, infatti, vengono da sempre differenziati tra "cattivi" e "buoni" a seconda che si dimostrino o meno attivi sulla componente mentale e psicologica dell'essere umano (o delle cavie da laboratorio). I rappresentanti maggiori di queste due categorie sono, a tutt'oggi, rispettivamente il THC ed il CBD.

Questa erronea convinzione ha, di fatto, orientato la scienza a comprendere e ricercare spasmodicamente i motivi e le ragioni per cui il THC potesse essere dannoso per l'organismo piuttosto che orientarsi, come si è fatto per il CBD, nella comprensione positiva di tutte le azioni sortite sull'organismo. La colpevolizzazione del THC in quanto "malvagio" è molto simile all'ideologia anti-strega del 1400. Con il Malleus Maleficarum la "stregoneria" veniva, infatti, dichiarata la più grave tra tutte le eresie e per questa degna di essere perseguita in ogni sua forma al fine di epurare il mondo dal Maligno.

Il clinico che tratta pazienti con farmaci fitocannabinoidi deve considerare che il rifiuto del THC spesso deriva da un pregiudizio ideologico e dalla paura degli effetti collaterali. Questa "caccia alle streghe" ignora il grande potenziale benefico della stimolazione completa del sistema endocannabinoide attraverso un fitocomplesso naturale e completo.

Questo capitolo vuole essere la dimostrazione che è la pianta di per sé stessa, e non i singoli componenti riprodotti artificialmente ed utilizzati dall'uomo, a dare il miglior beneficio possibile e a poter essere considerata come il "vero Farmaco".

Non so quando, ma so che in tanti siamo venuti in questo secolo per sviluppare arti e scienze, porre i semi della nuova cultura che fiorirà, inattesa, improvvisa, proprio quando il potere si illuderà di avere vinto.

Giordano Bruno

Cannabidiolo (CBD)

Il CBD ha una bassissima affinità per i recettori CB1 e, sebbene gli studi non siano del tutto conclusivi, si è rilevata una sua lieve attività antagonistica nei confronti di questo stesso recettore. Tale antagonismo si verifica grazie a una modificazione allosterica causata dal CBD ovvero: il cannabinoide non si lega a specifici siti recettoriali CB1 ma si lega in altre parti accessibili della molecola, modificandone la conformazione spaziale e provocandone il lieve decremento funzionale rilevato come "antagonismo".

Questa sua bassa affinità per il recettore CB1 comporta, di conseguenza, la sua non psicoattività. Il dato è confermato dall'assenza di capacità sperimentale di provocare la Tetrade Murina (vedi p. 83). L'azione del CBD, CB1 mediata, si riverbera altresì sulla capacità di questo recettore di attivare delle vie di trasduzione del segnale che sono responsabili della metilazione del DNA.

Sui recettori CB2, il CBD ha dimostrato avere un lieve effetto come agonista inverso. Come spiegato brevemente nell'introduzione, l'assenza di attività psicotropa ha fatto sì che la ricerca considerasse questo cannabinoide come "buono" approfondendone caratteristiche e meccanismi di azione. Si sono pertanto dimostrate le sue proprietà come:

- Ansiolitico
- Antidepressivo
- Antipsicotico
- Anticonvulsivante
- Antiemetico
- Antinfiammatorio
- Anti-artritico
- Anti neoplastico

Non solo, su modelli animali, il CBD ha dato prova di essere un fattore protettivo contro:

- Ansia
- Psicosi
- Parkinson
- Corea di Huntington

Lo spettro completo di attività del CBD, però, appare essere molto più vasto se si osserva più da vicino la sua farmacodinamica (ovvero lo studio degli effetti biochimici e fisiologici dei farmaci sull'organismo ed il loro meccanismo d'azione). Sono state ipotizzate azioni indirette CB1 e CB2 dipendenti grazie alla capacità del CBD di influire sugli enzimi di degradazione degli endocannabinoidi.

Il blocco di questi enzimi di degradazione, infatti, dà come risultato un aumento dei livelli dei due endocannabinoidi principali (che analizzeremo nei capitoli successivi) i quali agiscono sui recettori CB1 e CB2 comportando l'attivazione delle vie proprie di questi recettori come spiegato nel capitolo precedente.

Tra le azioni più rilevanti del CBD spiccano quelle sul sistema immunitario umano. Ciò dipende dalla capacità del CBD di aumentare l'attività di un enzima molto diffuso in tutte le cellule dell'organismo, la Fosfolipasi A2 (PLA2), una molecola che permette il rilascio degli acidi grassi sotto forma di fosfolipidi più semplici, primo passo necessario di una catena di segnale molto importante per le nostre difese immunitarie. L'attività della PLA2 è responsabile ultimo dell'aumento di concentrazione dell'Acido Arachidonico, componente base per la costituzione di molte altre molecole utili alla difesa dell'organismo.

Contestualmente a questa attività, il CBD va inoltre a ridurre quella di un altro enzima molto importante, la Lipossigenasi-5 (LOX-5) che è la molecola deputata alla produzione del capostipite dei Leucotrieni. Questi sono una classe di molecole lipidiche che contribuiscono ai processi infiammatori e/o ai meccanismi dell'immunità, in particolare nell'asma e nella bronchite. Gli antagonisti di queste molecole, infatti, sono correntemente usati in medicina per il trattamento di queste patologie molto diffuse tra la popolazione.

L'azione sui basilari meccanismi di trasformazione molecolare comporta ulteriori azioni del CBD sulla produzione delle molecole utili alla risposta infiammatoria/immunitaria. Il CBD, infatti, è intimamente correlato con la regolazione dei livelli di citochine, e di fattori di trascrizione. Le prime sono molecole proteiche prodotte da varie linee cellulari e secrete nell'ambiente circostante, solitamente in risposta a uno stimolo, sono in grado di indurre attività come crescita, differenziazione e morte cellulare. La loro azione di solito è locale, ma talvolta può manifestarsi su tutto l'organismo. Le seconde sono proteine che legano il DNA in una regione specifica di un promotore o di un enhancer, da dove poi viene regolata la trascrizione genica.

Questi fattori possono essere attivati o disattivati selettivamente da altre proteine, spesso come passo finale di un processo che prende il nome di trasduzione del segnale. Nello specifico, il CBD, influenza la produzione di:

- IL-1β
- IL-2
- IL-6
- IL-8
- TNF-□
- IFN-γ
- CCL3/4
- NF-κB

Altresì importante nella regolazione del sistema immunitario è l'equilibrio ossidativo, più comunemente conosciuto nella sua accezione negativa di "stress ossidativo": un concetto introdotto per la prima volta dalla teoria di Denham Harman del 1956 secondo la quale una condizione patologica può essere causata dalla rottura dell'equilibrio fisiologico, in un organismo vivente, fra la produzione e l'eliminazione, da parte dei sistemi di difesa antiossidanti, di specie chimiche ossidanti.

Secondo la teoria di Harman, tutte le forme di vita mantengono un ambiente riducente (cioè capace di cedere elettroni) entro le proprie cellule; l'ambiente cellulare è preservato da enzimi che mantengono lo stato "ridotto" attraverso un costante input di energia metabolica. Eventuali disturbi in questo normale stato ossidoriduttivo possono avere effetti tossici per la produzione di perossidi e radicali liberi che danneggiano tutti i componenti della cellula, incluse proteine, lipidi e DNA.

Le specie ossidanti e i radicali liberi però, svolgono, allo stesso tempo, importantissimi ruoli fisiologici, quali la difesa nei confronti dei batteri, la trasmissione dei segnali biochimici fra le cellule, il controllo della pressione arteriosa ecc.

Nell'essere umano questo equilibrio è regolato da molteplici fattori, tra i più importanti troviamo la capacità di produrre l'Ossido Nitrico (abbreviato in NO, una molecola trasduttrice di segnale così importante da meritarsi l'appellativo di Molecola della Vita) grazie all'azione di diversi enzimi denominati, appunto, Ossido Nitrico Sintetasi (NOS).

Il Cannabidiolo è in grado di agire su questi equilibri come dimostra la significativa riduzione della concentrazione di NO nei modelli di

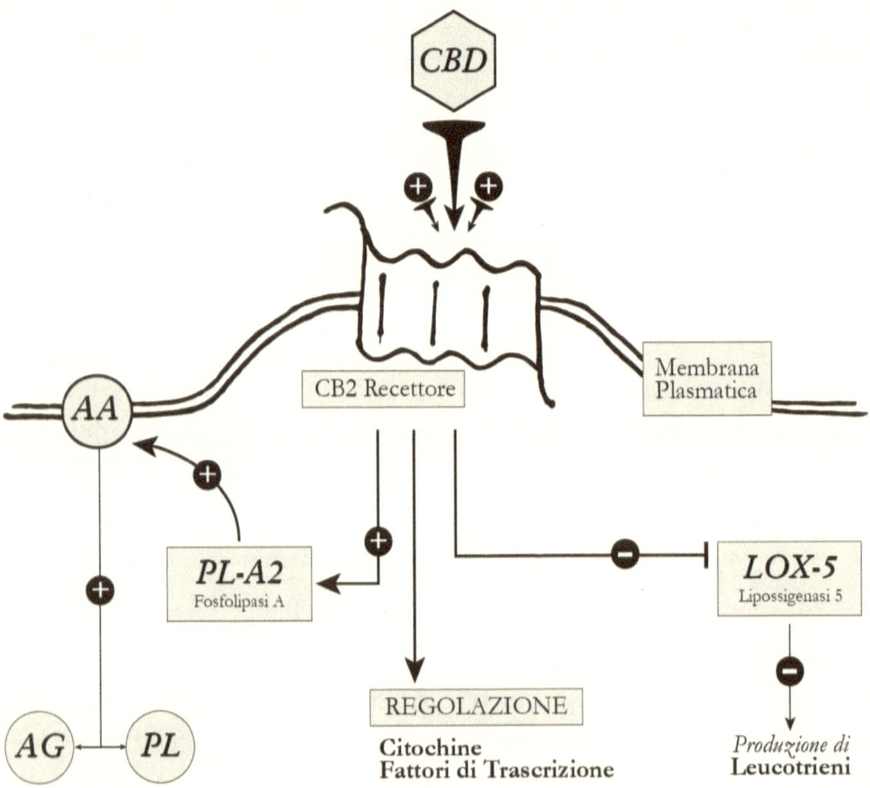

Azioni del Cannabidiolo (CBD)

Il CBD agisce come agonista inverso del recettore CB2, riducendone quindi l'attività. In conseguenza di questa azione si ottengono i diversi effetti riassunti in figura che rendono il CBD molto importante nella regolazione del Sistema Immunitario.

infiammazione acuta e cronica negli animali. Analogamente il Cannabidiolo agisce sulla produzione di quelli che vengono chiamati ROS, ovvero le Specie Reattive dell'Ossigeno, le responsabili dell'aumento dell'ossidazione nel nostro organismo. Il CBD è in grado sia di diminuirne la produzione sia di aumentarla laddove questo processo sia necessario per indurre la cellula in quel processo di autoeliminazione consapevole detto Apoptosi o Autofagia.

Le azioni di controllo sullo stato ossido-riduttivo dell'organismo sono provate anche dal riscontro sperimentale di un miglioramento della funzione mitocondriale dovuta all'azione del CBD. I mitocondri sono gli organelli intracellulari deputati alla respirazione ovvero quel processo di produzione di energia chimica che intimamente si correla alla produzione di specie chimiche sia ossidanti che riducenti.

Il CBD, oltre a tutte le azioni già descritte, è stato dimostrato avere effetto anche su altri recettori delle cellule umane. Ognuna di queste classi di molecole, sebbene i componenti non siano stati ancora ben definiti, apre scenari molto vasti su come questa molecola possa regolare, significativamente, una grande quantità di funzioni fisiologiche.

Proteine G: il CBD sembra modulare l'azione di alcune di queste proteine già note come la GPR18 e la GPR55 candidandosi, inoltre, a modulatore di molte delle proteine di questa classe di cui ad oggi non conosciamo la funzione e denominiamo pertanto Proteine G Orfane.

- **Scambio Ionico:** il CBD regola prevalentemente la concentrazione degli ioni positivi all'interno delle cellule come calcio (Ca2+) e potassio (K+) attraverso la sua azione sui recettori TRPV1, TRPV2, TRPA1, e sui canali del Calcio di tipo L e T.
- **Glicina:** è un amminoacido non polare. È il più semplice dei 20 amminoacidi ordinari ed è un neurotrasmettitore inibitorio del sistema nervoso centrale, specialmente nel midollo spinale e nel tronco encefalico, dove è cruciale per la regolazione dei motoneuroni. Interneuroni glicinergici, inoltre, sono stati trovati nella retina, nel sistema uditivo ed altre aree implicate nella sensorialità. Come il GABA, la glicina è accoppiata alla modulazione degli ioni cloro intracellulari. Il CBD si è dimostrato avere una attività di modulazione allosterica nei confronti del recettore a1 della Glicina e sui recettori 1b, anche se presente a livelli micromolari (cioè quando la sua concentrazione è al limite della rilevabilità).

- **Acidi Nucleici:** il CBD agisce sul trasportatore riequilibrativo dei nucleosidi (Timidina e Adenosina). Questa funzione appare molto importante se si pensa che i nucleosidi sono i mattoni fondamentali componenti il nostro DNA, ovvero il modo in cui il nostro organismo immagazzina tutte le informazioni necessarie al suo sviluppo e mantenimento.
- **PPAR-γ:** attivazione dei recettori descritti a pag. 95.
- **Ricaptazione**: il CBD inibisce la ricaptazione (determinando quindi un aumento della quantità disponibile nel tempo) di Adenosina, Dopamina e Glutammato.
- **Altri Recettori:** sono dimostrate le azioni di modulazione del CBD sul recettore per la serotonina (5HT1a), per l'adrenalina (a1) e per la Dopamina (D2). Nei recettori D2 l'azione può essere anche prolungata nel tempo grazie all'induzione da parte del CBD di una più efficace interazione tra questi recettori e quelli GABA-A. È doveroso ricordare, infine, come il CBD vada a modulare, sempre in maniera allosterica, i recettori per gli oppioidi d e m, rendendo il CBD un valido aiuto nella terapia antidolorifica.

Tetraidrocannabinolo (THC)

Come anticipato nell'introduzione del capitolo, gli studi sulla farmacologia del THC e dei suoi analoghi sono stati, da sempre, viziati dalla ossessiva ricerca di prove a supporto della sua dannosità sull'organismo umano. Vi era inoltre estrema difficoltà nel fare ricerca su questa molecola in conseguenza del suo stato normativo (che rende estremamente difficile ottenere i permessi per maneggiarla anche da Istituti Universitari di Ricerca).

Il THC agisce da agonista parziale dei recettori CB1 e CB2 provocando chiaramente la Tetrade Murina identificata ed utilizzata per classificarne arbitrariamente la "pericolosità". Sui recettori presinaptici, l'azione del THC si manifesta con una diminuzione del rilascio del neurotrasmettitore e questo effetto è lo stesso di quello generato dagli endocannabinoidi normalmente prodotti dal nostro organismo. Essendo un agonista parziale del recettore CB1, il THC agisce attraverso diverse modalità:

- Attiva direttamente i recettori CB1.

- Diminuisce la stimolazione ed il tono dovuti ad agonisti più forti in quanto è in grado di competere con essi, seppur parzialmente.
- Esegue azioni simili e contrarie a quelle del sistema endocannabinoide.

La scarsa affinità recettoriale che gli conferisce queste proprietà è anche alla base della diversa percezione cosciente, peculiare per ogni organismo, degli effetti di questa molecola (cosiddetti effetti psicoattivi). Tali effetti dipendono dalla concentrazione e dalla distribuzione del recettore nelle varie aree del cervello.

La distribuzione del recettore dipende, a sua volta, non solo da fattori genetici propri di ognuno ma anche dall'influenza molecolare complessa di tutto il corredo genetico, sulla capacità del recettore CB1 di accoppiarsi con altri recettori per svolgere funzioni differenti.

Andando a studiare l'influenza del THC sui comportamenti neuronali e sullo stato di stimolazione dei neuroni stessi, si è visto che il cannabinoide in oggetto è in grado di agire, in una modalità che è dose dipendente, sia sui neuroni eccitatori appartenenti al sistema denominato glutamatergico (che usa come neuromediatore il glutammato) sia su quelli inibitori del sistema denominato GABAergico (che usa come neuromediatore l'acido gamma-aminobutirrico). A basse dosi, infatti, vengono stimolati i recettori del glutammato, sebbene questi siano in numero minore, mentre, ad alte concentrazioni, vengono stimolati i recettori per il GABA che sono presenti in maggiore quantità nel nostro cervello.

Questo particolare pattern di stimolazione è stato reputato essere il responsabile di quello che viene chiamato effetto a campana del THC (tecnicamente: effetto ormetico). (Fig. 9) Il THC, grazie alla sua azione CB1 dipendente, è implicato nell'attivazione delle vie nervose discendenti (SNC ⊠ periferia) che regolano la trasmissione della percezione del dolore dalla periferia al SNC. Il meccanismo attraverso cui esplica la sua azione è quello del modello multisinaptico di trasmissione dell'informazione dove non sono più solo i neuroni ad essere i soli responsabili di questa trasmissione ma vi è la compartecipazione delle cellule della glia.

Fino a poco tempo fa, si pensava che le cellule della glia avessero esclusivamente una funzione di supporto e di nutrizione dei neuroni, gli unici in grado di condurre impulsi ed informazioni (teoria monosinaptica di trasmissione del segnale). Ad oggi, invece, i dati ci dimostrano come la modulazione dell'informazione nervosa sia un affare ben più complicato del semplice rilascio di un mediatore. Affinché la catena di depolarizzazione delle membrane plasmatiche possa continuare è necessaria la compartecipazione di più fattori. In questo e negli altri effetti descritti fino ad ora, può giocare un ruolo importante anche l'azione del THC (ad oggi ancora putativa e non confermata) su altre molecole appartenenti alla classe delle proteine G come le GPR, GPR18 e GPR55.

La comunità scientifica, però, non ha ancora raggiunto un consenso unanime sulla relazione tra THC e queste molecole. Molto lavoro deve essere ancora fatto prima di poter affermare con certezza che le proteine citate siano dei recettori effettivi per il THC ed i cannabinoidi in generale. L'azione del THC su queste due popolazioni di neuroni (Glut– GABA), si riverbera anche su un altro circuito molto importante di trasmissione del segnale, quello della Dopamina. Questo mediatore è il responsabile del funzionamento dei nostri circuiti della ricompensa.

Sono stati fatti molti sforzi scientifici al fine di dimostrare che l'azione del THC su questo circuito fosse la responsabile della dipendenza ipotizzata per la Cannabis. Nonostante questi sforzi, però, i risultati non sono stati conclusivi per alcuna ipotesi. L'unico dato di letteratura ad oggi disponibile circa la prevalenza di dipendenza negli utilizzatori di Cannabis è stato pubblicato in uno studio del NEJM del 2009 dove, usando come parametro i criteri del Manuale Diagnostico e Statistico dei Disturbi Mentali (vedi p. 246) si è stimato un valore del 9%.

Un punto di vista differente potrebbe essere quello di provare ad indagare se il THC non abbia la capacità di riequilibrare i nostri circuiti della dipendenza, ad oggi continuamente stimolati da un contesto sociale intriso di tentativi di indurre un bisogno. finalizzato al mero sviluppo dell'economia. La nostra alimentazione è sovraccarica di zuccheri (i principali stimolatori dei circuiti di ricompensa) e siamo costantemente bombardati da spot pubblicitari che ci inducono a volere le cose più svariate, spesso inutili, stimolando intensamente i nostri circuiti della dipendenza attraverso le più svariate tecniche psicologiche. Si pensi a come effettivamente viviamo nell'era "Social" dove la "dipendenza" (tempo trascorso sull'App e continuo utilizzo della stessa) sta diventando un core business piuttosto che un comportamento patologico.

L'influenza del THC su questi comportamenti potrebbe essere la radice stessa del motivo per cui la Cannabis è stata resa illegale.

Di rilievo è anche l'attività del THC nei circuiti della Serotonina grazie alla sua azione su diversi recettori per questo neurotrasmettitore. Le azioni serotoninergiche avvengono grazie ad un meccanismo indipendente dai recettori per i cannabinoidi e che si verifica grazie ad una modulazione allosterica del sito recettoriale da parte del THC che è, in ultima analisi, in grado di ridurre il rilascio di Serotonina e di Glutammato nel Nucleo Accumbens (un gruppo di neuroni che gioca un ruolo importante nei processi cognitivi dell'avversione, motivazione, ricompensa e molteplici meccanismi di rinforzo dell'azione) inducendo, nel topo, comportamenti di immobilizzazione simil-catalettica.

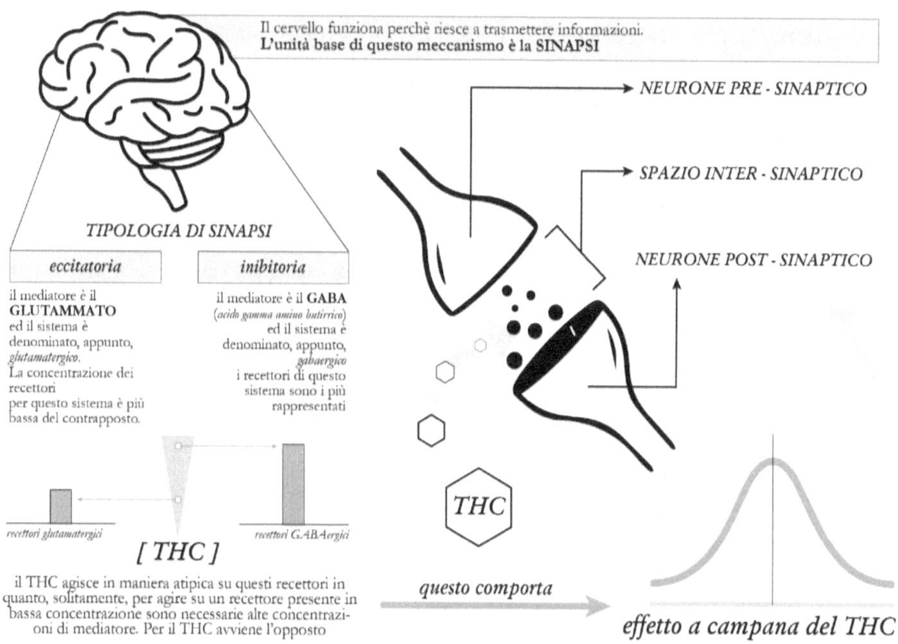

Il Tetraidrocannabinolo (THC) nelle sinapsi nervose

La molecola del THC riesce ad influenzare entrambe le tipologie di trasmissione del segnale ovvero quella eccitatoria e quella inibitoria. Il THC presenta quello che viene definito un "Effetto a Campana" ovvero ad alte concentrazioni agisce sui recettori del Glutammato favorendo l'eccitazione delle sinapsi, mentre, a basse concentrazioni, agisce da inibitore delle stesse.

È importante ricordare come il 90% della serotonina del corpo umano sia immagazzinata nell'intestino e come il Microbiota sia corresponsabile della regolazione del rilascio di questo mediatore. Tutti i microrganismi che lo compongono, inoltre, hanno anch'essi un sistema cannabinoide e l'assunzione del fitocomplesso di Cannabis comporta dei pattern di risposta che sono sicuramente molto più complessi di quelli che possiamo immaginare con le nostre conoscenze attuali.

È infine ormai dimostrato come la composizione del nostro microbiota ed i suoi rapporti con il nostro organismo possano influire sulla percezione delle emozioni. Studiare la relazione che intercorre tra questa modalità di percezione emotiva e la sua modulazione mediata dalla attività del THC su entrambi i fronti, dovrebbe aprire uno scenario di massimo interesse agli scienziati animati da un genuino spirito di conoscenza. Tutto ciò assume contorni ancor più interessanti se visto alla luce delle recenti dimostrazioni di come le nostre emozioni influiscano sull'equilibrio del sistema immunitario e quindi, in definitiva, dello stato di benessere largamente inteso.

I recettori serotoninergici con cui interagisce il THC sono:

- **5-HT3:** modulazione allosterica del recettore agendo in maniera non competitiva e variabile a seconda della sua concentrazione. L'inibizione di questo tipo di recettori potrebbe contribuire alle azioni farmacologiche dei fitocannabinoidi sulla percezione del dolore, sul vomito e su altri "disordini neurologici".
- **5-HT2:** la modulazione di questi recettori pare avvenire attraverso un meccanismo di eterodimerizzazione con il recettore CB1. Sia in vivo che in vitro, infatti, i due recettori formano eterodimeri attivi apparentemente necessari per la comparsa di effetti cognitivi ed ansiolitici, ma non di quelli antidolorifici e ipolocomotivi.
- Il THC agisce anche sui recettori **TRP,** sebbene questa azione sia apparentemente di entità minore rispetto a quelli evocati dal CBD e dagli altri fitocannabinoidi:
    - » **TRPV2:** è stata dimostrata una interazione debole con questo recettore grazie allo studio di particolari linee cellulari denominate HEK293. Le interazioni del THC con questo recettore possono essere responsabili di alcune delle attività antinfiammatorie ed analgesiche dimostrate per il THC.

» **TRPA1:** l'interazione del THC con questo recettore è stata dimostrata, nel topo, grazie alla comparsa di vasodilatazione dell'arteria mesenterica con un meccanismo CB1/2 indipendente. È degno notare come questo recettore sia stimolato anche dal fisiologico endocannabinoide Anandamide (AEA).

» **TRPM8:** l'interazione del THC con questo recettore è stata dimostrata grazie all'antagonismo dimostrato dal THC verso le azioni che il Mentolo e la Iciclina (una molecola sintetica) svolgono su questo canale interagendo con il rilascio del $Ca2+$ intracellulare.

La regolazione del potenziale di membrana da parte del THC si esplica non solo attraverso le azioni appena descritte per i recettori TRP ma anche attraverso la sua interazione con i canali ricombinanti del calcio Cav3 e con i canali di tipo T.

Il THC, inoltre, modula anche l'influsso di potassio grazie alla sua interazione con i canali Kv1.2. Le interazioni con questi canali sono candidate ad essere corresponsabili degli effetti clinici sulla nocicezione, sul sonno, sull'epilessia e sulla modulazione dell'eccitabilità neuronale.

Infine è doveroso ricordare che il THC, a concentrazioni micromolari (ovvero molto basse) inibisce l'attività di diversi enzimi quali:

- **15-LOX:** importante nella cascata di mediatori infiammatori.
- Na+/K+ ATPasi: il maggior controllore del potenziale della membrana cellulare
- **MAO:** MonoAminoOssidasi, fondamentali nella regolazione dell'equilibrio ossido-riduttivo.
- **CYT-P450:** una serie di enzimi che costituiscono, nell'uomo, il principale sistema di metabolismo delle sostanze esterne. L'inibizione da parte del THC avviene su diversi componenti di questa classe di enzimi CYP1A1, CYP1A2, CYP2B6, CYP2C9.
- **Mg2+ ATPasi:** uno scambiatore di membrana di ioni magnesio

Alla luce della vastità di azioni dimostrate scientificamente per il THC, l'OMS ha, nel 2020, riclassificato questa molecola dalla tabella IV alla tabella I della convenzione sugli stupefacenti, riconoscendone, de facto, la potenzialità di agente terapeutico pur mantenendolo tra le sostanze classificate come a basso rischio d'abuso.

Tetraidrocannabivarina (THCV)

Questo cannabinoide è il più studiato dalla comunità scientifica dopo i due più conosci buti al grande pubblico, THC e CBD, appena descritti. Il THCV, come si può intuire dal nome, è un omologo del THC senza però essere classificato come sostanza stupefacente. È stato scoperto nel 1973 da Carlton ed i suoi collaboratori.

Farmacologicamente, in vitro, esprime un profilo di antagonista neutrale dei recettori CB1 anche se, esperimenti in vivo, hanno dimostrato risultati inaspettati. L'antagonismo dei recettori CB1, visto come capacità di antagonizzare gli effetti provocati dal THC alle cavie, è stato osservato mediante la riduzione delle manifestazioni della Tetrade Murina. Ciò avveniva solamente con una somministrazione a basso dosaggio (< 3 mg/kg); ad alto dosaggio (> 10 mg/kg), al contrario, si verificava un'attivazione dei recettori CB1 che mimava gli effetti del THC.

I risultati sperimentali che dimostrano l'attività CB1 – antagonista del THCV sono stati inoltre verificati, sempre su cavie, grazie alla sua capacità di modificare la risposta di contrazione muscolare dei vasi deferenti del topo in seguito a stimolazione elettrica. A questo punto un buon endocannabinoiatra dovrebbe fermarsi a riflettere se sia davvero necessario, per acquisire una conoscenza così specifica, quanto apparentemente irrilevante, torturare con scariche elettriche sui testicoli dei poveri topi il cùi sistema limbico, quella parte del cervello che permette di provare emozioni, non è poi così tanto diverso dal nostro. La comprensione e la corretta applicazione della medicina endocannabinoidoiatrica dovrebbero far tesoro dalla concezione che ogni essere è il riflesso del Tao, e come tale dotato di intrinseca sacralità).

Anche sull'uomo vi sono dei dati, anche se ancora molto deboli e derivanti da osservazioni o programmi sperimentali estremamente semplici. Si è potuto verificare come la somministrazione di una singola dose di THCV potesse far percepire come meno intensi gli effetti causati dal THC quali dispercezione temporale, minor frequenza di pensieri intrusivi ecc.

Questa classificazione, però, risulta essere estremamente operatore dipendente. È altamente probabile, infatti, che la stimolazione del sistema endocannabinoide provochi un'attivazione del sistema dei neuroni specchio del soggetto di studio, facendo sì che propenda verso l'accondiscendenza verso lo sperimentatore, a prescindere da una disamina sulla razionalità della domanda in sé. Nei confronti del CB2, il THCV si comporta da potente, anche se parziale, agonista. Questa azione, soprattutto se associata a quella di antagonismo del CB1, potrebbe risultare estremamente vantaggiosa nel trattamento medico di molti disturbi (tale constatazione viene riportata dagli studi scientifici sull'onda del pensiero pregiudiziale acritico nei confronti del THC spiegato precedentemente).

Tra le azioni CB2 mediate vi è quella di aumentare il reclutamento di Cellule Mesenchimali quiescenti presenti nel midollo osseo: cellule staminali in grado di produrre diversi tipi di cellule del tessuto scheletrico, come ad esempio la cartilagine, le ossa ed il grasso. Questo aumento del reclutamento risulta, alla fine, in un aumento della formazione delle Colonie Fibroblastiche (cellule tipiche del tessuto connettivo, in grado di produrre le componenti della matrice extracellulare) con il conseguente potenziale effetto benefico sulla formazione dell'osso e sulla guarigione delle fratture.

Sempre l'azione sul recettore CB2 conferisce al THCV la capacità di agire da neuroprotettore in modelli murini di Malattia di Parkinson (l'azione su questo modello patologico avviene, contemporaneamente, anche via CB1). L'azione neuroprotettrice CB2 mediata si verifica grazie alla modulazione, da parte di questo recettore, dell'infiammazione LPS-simile (l'LPS è uno dei componenti della membrana cellulare esterna dei batteri Gram-negativi ed è una grande molecola costituita da una porzione lipidica e una polisaccaridica in grado di suscitare forti risposte immunitarie negli animali). Nella Malattia di Parkinson, infatti, il danno ai neuroni dopaminergici si verifica, prevalentemente, su base infiammatoria.

Un altro campo dove le azioni del THCV si sono rivelate essere molto interessanti è quello della regolazione del nostro equilibrio nutrizionale. Questo cannabinoide, infatti, ha dimostrato avere, similmente agli antagonisti sintetici del CB1, una funzione di riduzione dell'appetibilità per la Saccarina e, più in generale, una riduzione dell'appetito per i gusti dolci tutti. A bassi dosaggi (< 3 mg/kg) la similitudine con gli antagonisti sintetici per il CB1 si manifesta anche attraverso una riduzione dell'assunzione di cibo in toto. Esperimenti su topi in cui sia stata condotta una sperimentazione in vivo di lungo periodo, però, hanno dimostrato che l'assunzione prolungata di THCV, nei topi obesi (geneticamente modificati e progettati per sviluppare obesità: "topi ob/ ob") provoca, con meccanismo apparentemente CB1-indipendente:

- Mancanza di modificazioni significative nelle abitudini di assunzione del cibo.
- Precoce e transitorio aumento del dispendio energetico.
- Riduzione significativa dell'intolleranza glucidica.
- Miglioramento significativo dell'insulino-resistenza nei ratti in cui veniva indotta l'obesità tramite una dieta enormemente ricca di grassi senza però indurre una significativa modificazione del profilo lipidico ematico delle cavie stesse.
- Ripristino delle corrette vie di segnale insulinico sia negli epatociti che nei miotubuli.

Con un meccanismo che appare essere, invece, sia CB1 che CB2 indipendente, il THCV ha dimostrato, sia in vitro che in vivo, di possedere la proprietà di prevenire l'accumulo di grassi negli epatociti (cellule del fegato) stimolandone la degradazione (stimolo alla lipolisi). Parallelamente a questa azione vi è quella di promozione dell'accumulo dei lipidi nel tessuto adiposo bianco. (Nei mammiferi esistono due differenti tipi di tessuto adiposo: quello bianco e quello bruno. Il primo, nonostante il nome, ha un colorito giallognolo, legato al suo contenuto in carotenoidi. Da solo rappresenta la quasi totalità del grasso di riserva. L'altro tipo di tessuto adiposo, detto bruno, è abbondante nei mammiferi che vanno in letargo e nei cuccioli. Nell'uomo il tessuto adiposo bruno è presente in piccole quantità nel neonato. Con la crescita buona parte di questo tessuto si trasforma in tessuto adiposo bianco).

I riscontri dati dal THCV nella regolazione omeostatica del bilancio energetico dell'organismo, aprono interessantissimi scenari futuri sullo sviluppo di farmaci utili nella Steatosi e nel Diabete di tipo 2. (ciò pur tenendo presente che ricercare il fitocomplesso completo più corretto per ogni paziente dovrebbe rimanere il Gold Standard per ogni buon endocannabinoiatra che basa la sua pratica sia sulle conoscenze biochimiche sia su quelle più prettamente cliniche) La fama del THCV tra i cannabinoidi deriva anche dal riscontro oggettivo, della sua capacità di contrastare gli effetti del THC (considerati ad oggi, come abbiamo visto precedentemente, dannosi e pericolosi) analogamente a quanto fanno gli antagonisti selettivi del CB1 (Rimonabant® ad esempio).

È bene qui fare un piccolo inciso, ricordando come nel 2006 la

Sanofi-Aventis, una nota casa farmaceutica, abbia sviluppato e registrato un farmaco che inibisse selettivamente il recettore per il CB1, il Rimonabant®, appunto, (commercializzato come Acomplia o Zimulti) un agonista inverso del recettore CB1 dei cannabinoidi registrato come farmaco antiobesità ed anoressizzante (immaginate la vastità del mercato sviluppabile nei pazienti obesi o sovrappeso o con solamente la volontà di dimagrire...).

Poco dopo la sua commercializzazione, però, nel 2009, l'Agenzia Europea per i Medicinali (EMA) ne raccomandava la sospensione della produzione ed il suo ritiro dal commercio a seguito dell'insorgenza di importanti effetti collaterali psichiatrici che spaziavano dalla depressione maggiore severa ad un aumentato rischio di suicidio. Questo fatto può essere considerato a supporto dell'ipotesi che utilizzare un solo tipo di stimolazione recettoriale sia molto più pericoloso di stimolare il sistema EC in toto, nella modalità più ampia e completa possibile. L'ultima affermazione trova una conferma nei dati di letteratura più aggiornati, secondo i quali, nel Sistema Nervoso Centrale, il THCV provoca contemporaneamente:

- un aumento della risposta dei circuiti di ricompensa in
  - » Mesencefalo
  - » Corteccia Cingolata Anteriore
  - » Nucleo Caudato
  - » Putamen

- una diminuzione della stimolazione neuronale in:
  - » Amigdala
  - » Lobo dell'Insula
  - » Corteccia Orbitofrontale mediana
  - » Nucleo Caudato
  - » Putamen

- Aumento della trasmissione neuronale inibitoria tramite:
  - » Inibizione delle correnti postsinaptiche nelle sinapsi tra interneuroni & cellule di Purkinje, grazie ad un meccanismo che risulta essere sensibile all'azione di antagonismo recettoriale $GABA_A$ (implicando quindi un coinvolgimento, in senso modulativo, del THCV su questo tipo di recettore)

- DiminuzionedellescarichedipiccodellecelluledPurkinje del cervelletto murino (questi risultati sono stati ottenuti solo in vitro).

Gli effetti qui descritti sono stati imputati di essere i responsabili ultimi dell'effetto di riduzione della percezione degli "effetti collaterali" da THC. Oltre a ciò, possono risultare inoltre importanti nel trattamento di sindromi molto serie quali l'Atassia Cerebellare e le Epilessie.

Il THCV agisce sui recettori 5HT1A facendone aumentare significativamente l'attività. Questo dato è stato associato a un effetto antipsicotico che parrebbe mitigare tutti i sintomi (Negativi, Positivi e Cognitivi) in modelli murini di schizofrenia. Questo effetto è analogo a quello sortito dagli agonisti CB1 selettivi come il Rimonabant.

Sui recettori TRP non vi sono molti dati a disposizione. Il THCV si è dimostrato essere un agonista dei canali TRPA1, dato compatibile con il riscontro della capacità pro-algogenica iniziale (sensazione di bruciore mediata dalla stimolazione di questi canali). È inoltre un agonista del TRPV1 nell'uomo e del TRPV2 nel ratto in cui ha dimostrato avere anche funzione di antagonismo recettoriale per TRPM8.

Cannabicromene (CBC)

Il Cannabicromene è stato isolato, per la prima volta, nel 1966, indipendentemente, in due laboratori (Claussen-Gaoni & Mechoulam) che utilizzarono rispettivamente un'estrazione con esano/florisil (quest'ultimo un composto chimico utilizzato nell'analisi dei pesticidi) partendo dall'hashish ed una estrazione dalle infiorescenze di canapa che utilizzava la percolazione del benzene. Farmacologicamente ha una affinità molto bassa per il recettore CB1. Per tale motivo, questo cannabinoide non provoca la Tetrade Murina nelle cavie. Gli effetti compaiono quando vengono somministrati elevati dosaggi di CBC (100 mg/kg) suggerendo un meccanismo di azione CB1 indipendente, lo stesso alla base dei numerosi effetti clinici riscontrati come propri del CBC quali:

- Ipotermia
- Sedazione
- Ipoattività
- Antinfiammatorio
- Moderatamente analgesico
- Lieve inibitore del reuptake dell'Anandamide
- Inibitore molto debole dell'idrolisi del 2-AG
- Potente attivatore di TRPA1 (il più potente tra i cannabinoidi)

Il CBC ha dimostrato avere, inoltre, un effetto antinfiammatorio, dose dipendente, e non cannabinoido-recettore mediato. Questa molecola si è rivelata efficace nel ridurre l'edema indotto in modelli murini dopo l'iniezione di un estratto di muschio d'Irlanda (o lichene marino o carragheen, un'alga rossa della costa rocciosa dell'Atlantico Settentrionale ampiamente utilizzata in ambito alimentare, medicinale ed industriale, che provoca, se iniettata, una forte reazione infiammatoria LPS simile). La riduzione dell'edema riscontrata in questo test di laboratorio standardizzato ha permesso di confermare per il CBC, sui Macrofagi LPS attivati, una diminuzione della produzione di:

- Ossido Nitrico (NO)
- IL-10
- IFN-⊠

La conferma della correlazione tra somministrazione di CBC e diminuzione di stati infiammatori patologici si è ottenuta in vivo, nei topi, dove si è osservata una diminuzione della motilità intestinale nei modelli di sindromi dell'intestino irritabile murino. L'ipermotilità intestinale, in questi settings, si verifica prevalentemente su base infiammatoria. Coerentemente con questi risultati, i ricercatori hanno riportato, nei roditori, una riduzione dei sintomi depressivi. Questo effetto sui sintomi depressivi apre lo scenario sulle attività che il CBC ha dimostrato avere nel sistema nervoso. Queste si manifestano sotto vari aspetti:

- **Attività Analgesica:** la diminuzione della percezione del dolore si verifica grazie alla stimolazione delle vie discendenti antinocicettive che coinvolgono il grigio periacqueduttale nella sua porzione ventrolaterale (il grigio periacqueduttale è quella porzione di materia grigia che circonda l'acquedotto cerebrale di Silvio, situato nel mesencefalo. È il centro di controllo primario per la modulazione discendente del dolore, principalmente grazie alle cellule che producono encefalina). Questa funzione del CBC si manifesta grazie a:
  - » Attivazione dei recettori TRPA1.
  - » Riduzione della degradazione degli endocannabinoidi AEA e 2-AG, con conseguente aumento della loro attività.
  - » Potenziamento del segnale trasmesso dall'Adenosina.
- **Attività Neuroprotettiva e Neurorigenerativa:** interagendo

con i recettori A1 per l'Adenosina il CBC è in grado di inibire la differenziazione astrogliale. Tale riscontro è molto utile, nelle patologie in cui vi è una inappropriata risposta gliale, soprattutto conseguente all'infiammazione. Per questo motivo è stata ipotizzata, per il CBC, un'azione pro-neurogenetica e anti- neuroinfiammatoria. Un altro dato che conferma queste attività imputate al CBC è il riscontro della sua capacità di aumentare la fosforilazione della proteina ERK (l'inizio di un'importante via molecolare che presiede alla sopravvivenza cellulare) che risulta in un aumento della disponibilità di cellule Nestina-positive. La nestina è un "filament marker" utile per identificare la popolazione di cellule progenitrici che si esprime nelle cellule staminali del sistema nervoso centrale (SNC), ma non nelle cellule mature del SNC. Questa proteina è utilizzata, ad esempio, anche per caratterizzare i progenitori delle cellule b del pancreas.

Infine, è doveroso ricordare come, in uno dei primi studi che coinvolgono CBC, pubblicato nel 1981 dalla University of Mississippi i ricercatori hanno rilevato che il CBC ha significativi effetti antibatterici su una varietà di microrganismi gram-positivi, gram-negativi e acido- resistenti (tra cui Escherichia coli e Stafilococcus Aureus) è stata inoltre dimostrata una significativa attività, seppur minore in intensità, contro diversi tipi di funghi, compreso un contaminante alimentare comune conosciuto come muffa nera (Aspergillus niger).

Cannabigerolo (CBG)

Il Cannabigerolo è il precursore di tutti i Cannabinoidi. Personalmente ho una limitatissima casistica di utilizzo ma mi ha colpito come, in uno dei miei pazienti a cui l'ho somministrato (affetto da sindrome dolorosa post poliomielitica) abbia causato impotenza, completamente regredita alla sospensione della somministrazione.

A livello farmacologico il CBG mostra una bassa affinità recettoriale per il CB1 ma una spiccata attività agonistica sui recettori TRPV1 e TRPA1 ed antagonistica sui recettori TRPM8.

Sui recettori a2 per l'Adrenalina, il CBG agisce da agonista e questa azione recettoriale si candida a responsabile dell'attività antidolorifica documentata per questo cannabinoide così come lo è, probabilmente, anche la capacità del CBG di agire come inibitore della ricaptazione dell'endocannabinoide principale Anandamide (AEA).

L'effetto sulla trasmissione colinergica (mediata dall'acetilcolina – Ach) si manifesta anche a livello muscolare, specialmente sulla muscolatura della vescica, con un meccanismo che non pare essere dipendente dai recettori cannabinoidi. Ciò è stato desunto dall'inefficacia di contrasto di questi effetti, da parte della somministrazione di un antagonista recettoriale CB specifico.

Il CBG si è dimostrato in grado di influire anche sull'infiammazione, candidandosi ad ipotetico agente terapeutico nella Corea di Huntington (una malattia del sistema nervoso centrale su base genetica) in quanto, nei modelli murini, si è riscontrata la sua capacità di aumentare i livelli di BDNF, IGF-1 e PPAR-g. Parimenti, il CBG, ha dimostrato migliorare il quadro sintomatologico nei modelli murini di sindrome dell'intestino irritabile (IBS) grazie alla sua capacità di diminuire la produzione di NO (Ossido Nitrico) nei Macrofagi.

Un'azione molto importante si è riscontrata anche nel campo delle neoplasie. Il forte antagonismo per il TRPM8 citato all'inizio del capitolo, infatti, è anche responsabile dell'efficacia, riscontrata sia in vivo che in vitro, di inibire la crescita di cellule di neoplasia prostatica. Analogamente, sono state dimostrate, in modelli murini, importanti attività utili nella cura e prevenzione del cancro colorettale dove il CBG:

- Attiva meccanismi di promozione dell'apoptosi
- Inibisce la crescita tumorale dello xenotrapianto
- Inibisce la carcinogenesi chimica
- Inibisce la proliferazione cellulare in vitro

Il CBG, infine, ha una duplice correlazione con le azioni del CBD:

- Sinergiche: attraverso un meccanismo non cannabinoidorecettore dipendente, i due cannabinoidi, insieme, inibiscono la proliferazione e la differenziazione dei keratinociti cutanei candidandosi come possibili agenti terapeutici in Acne e Psoriasi.
- Contrarie: laddove il CBG, fungendo da antagonista del recettore 5-HT1A, può interferire negativamente con gli effetti anti-emetici di cui è responsabile il CBD grazie alla sua azione di agonista su questo stesso recettore.

Cannabidivarina (CBDV)

Questa molecola è stata isolata, per la prima volta nel 1969 da Vollner ed i suoi collaboratori, è molto simile, strutturalmente, al CBD da cui deriva. Ne condivide la non psicoattività e farmacologicamente presenta le seguenti caratteristiche:

- Nessuna virtuale affinità per il recettore CB1
- Affinità molto bassa per il recettore CB2
- Forte agonista del recettore TRPA1
- Agonista del recettore TRPV1
- Forte antagonista del recettore TRPM8.

Il CBDV ha inoltre dimostrato la capacità di inibire leggermente la produzione di 2-AG e di contrastare la degradazione ed il riassorbimento dell'AEA.

Nelle vie di trasduzione del segnale è attivo su ERK 1/2 del quale riduce significativamente la fosforilazione costitutiva. Questo riscontro lo candida a potenziale inibitore dei segnali promossi dalla GPR55.

L'ambito di applicazione più interessante del CBDV è, infine, l'epilessia. La GW Pharmaceuticals (casa farmaceutica leader nella cannabinoidoterapia) ha iniziato i trial clinici nel 2016, in Australia, al fine di testare l'efficacia del loro prodotto ricco in questo cannabinoide su bambini epilettici. Questi test si basano sul riscontro laboratoristico dell'efficacia sia del CBDV sintetico, sia degli estratti naturali ricchi in questo componente, su modelli murini.

Non solo, è stata dimostrata anche, in seguito alla somministrazione di questo cannabinoide, una soppressione dell'aumento dell'espressione di geni tipicamente sovraespressi nei pazienti epilettici quali: Fos, Egr1, Arc, Ccl4, Bdnf. È stata infine dimostrata la capacità del CBDV di ridurre le scariche epilettiformi, sia nella loro durata che nella loro intensità, grazie ad un meccanismo di attivazione/desensibilizzazione dei recettori TRPV1.

Cannabinoidi Acidi (CBDA - THCA)

Questi cannabinoidi sono praticamente i primi due che abbiamo spiegato, con una piccola differenza. Sono nel loro stato naturale, senza alcuna variazione dalla loro forma originale prodotta dalla pianta. Queste sono infatti le molecole che derivano dall'acido cannabigerolico (CBGA) nel processo di sintesi dei cannabinoidi da parte della pianta. Il gruppo che li rende acidi è, più precisamente, un gruppo carbossilico — COOH. Questo gruppo funzionale viene perso prevalentemente in seguito all'esposizione dei cannabinoidi acidi al calore o ai raggi UV. È molto importante tenere a mente questi cannabinoidi nell'allestimento della terapia, perché, questa piccola differenza chimica, impercettibile a qualsiasi senso umano, conferisce loro la caratteristica di "idrofilicità" (affinità con l'acqua) che, a sua volta, rende loro fisicamente impossibile l'attraversamento della membrana ematoencefalica.

Questa membrana, nota meglio come "barriera ematoencefalica" (o BEE), è una struttura funzionale interposta fra sangue e parenchima (tessuto) nervoso, che regola selettivamente il passaggio di sostanze chimiche da e verso le cellule che costituiscono il cervello. Così facendo protegge il sistema nervoso da avvelenamenti e intossicazioni. L'impossibilità di attraversare la barriera ematoencefalica, determina, ipso facto, l'esclusione di qualsiasi ipotesi circa la loro psicoattività. Sfortunatamente, questa forma chimica è sufficientemente instabile da far sì che nessuna azienda farmaceutica intravveda il potenziale di questa formulazione. (vedi capitolo "in plantae salus").

Azioni del CBDA:

- Agonista debole del recettore TRPA1
- Antagonista debole del recettore TRPM8
- Inibitore selettivo Cox-2
- Inibitore di proliferazione cellulare in alcune linee cellulari neoplastiche
- Da solo o in associazione con il D9-THC può essere efficace nel controllare l'emesi acuta ed anticipatoria.* (nota a pag seguente)

Azioni del THCA:

- Moderata azione su CB1 e CB2 anche se questo dato è stato a lungo dibattuto aspramente, ad oggi pare esserci un maggiore consenso.
- Se somministrato in associazione al CBDA è efficace nel ridurre l'emesi anticipatoria in una modalità che viene contrastata da antagonisti selettivi per il CB1 ed il 5-HT1A.

- Antiproliferativo su alcune linee di cellule cancerose.
- Antispasmodico.
- Antagonista forte del recettore TRPM8.
- Agonista debole del recettore TRPA1.

Terpenoidi maggiori

I terpenoidi sono componenti dell'Olio Essenziale un tempo indicati come la quintessenza della pianta, la sua "forza vitale" o "spirito". Formano una tra le più grandi famiglie di composti chimici con 15-20.000 dei suoi componenti già caratterizzati.

Sono i terpenoidi e non i cannabinoidi ad essere responsabili dell'aroma della pianta. Dal fitocomplesso della Cannabis ne sono già stati isolati più di 200. Ogni pianta ha il suo aroma specifico ed ogni pianta, quindi, avrà un personale spettro di espressione di alcune di queste 200 molecole che, a quanto sappiamo ad oggi, lo costituiscono. Sebbene ne siano state identificate un largo numero, su poche di esse si sono sviluppati studi farmacologici utili ad indagarne l'eventuale interazione con l'organismo umano e l'effettivo meccanismo di azione, qualora questo si verificasse (evento che, logicamente, è altamente probabile).

Queste sostanze sono difficilissime da maneggiare come denota il fatto che la loro estrazione dalla pianta fresca ha una resa all'incirca dell'1% mentre, nei tricomi isolati, queste molecole possono rappresentare fino al 10% del peso totale. La frazione che viene persa di più nei processi estrattivi è quella dei monoterpeni che risulta essere, al contempo, quella più rappresentata in vivo ma quella meno rappresentata in qualsiasi estratto della pianta dove lasciano spazio ai sesquiterpeni, molecole più grandi e quindi più stabili. Così come osservato per i cannabinoidi, la produzione dei terpenoidi è direttamente proporzionale alla luce ricevuta dalla pianta ma è apparentemente inversamente correlata alla fertilità del suolo.

Questo riscontro è stato confermato dopo un periodo di carenza di nitrogeno non previsto nei terreni di alcune piante di Cannabis in fioritura. Le piante hanno mostrato, come risposta a questo specifico stress di crescita, una produzione aumentata di Terpenoidi.

Riassumeremo ora, per punti, le conoscenze su queste molecole interessanti nel campo medico ed esposte in un articolo del Prof. Ethan Russo. Quasi tutte queste azioni sono supportate dall'azione sinergica di specifici cannabinoidi (che verranno scritti tra parentesi in corsivo).

Queste informazioni dovrebbero essere interpretate non di per sé ma come dati a supporto della tesi che sia il fitocomplesso integrale ad essere l'elemento curativo della pianta e che la sua armonizzazione, più che standardizzazione, dovrebbe essere assunta a nuovo metro di misura di una terapia medica efficace:

D - **Limonene**

- Potente antidepressivo ed immunostimolante assunto per via inalatoria (CBD)
- Ansiolitico grazie alla sua azione sui recettori 5-HT1A (CBD)
- Induce l'apoptosi in linee cellulari di tumori mammari (CBD, CBG)
- Attività contro i batteri dell'acne (CBD)
- Attività contro i dermatofiti, una specie di funghi della pelle (CBG)
- Benefico nel reflusso gastrointestinale (THC)

β - **Mircene**

- Diminuisce l'infiammazione via PGE2 (CBD)
- Antidolorifico probabilmente via recettori adrenergici α2 come potrebbe far pensare la reversibilità di queste azioni mediante naloxone. (CBD, THC)
- Sedativo, utilizzato come tale in Germania e come dimostra la sua capacità di potenziare l'effetto del sonno indotto dai barbiturici quando somministrato ad alte dosi. (THC)
- Blocca la carcinogenesi generata dall'aflatossina (THC)
- Miorilassante, specialmente nelle preparazioni dal Luppolo
- In associazione al THC potrebbe essere responsabile del miorilassamento noto ai consumatori ludici come fenomeno "couch-lock".

α - **Pinene**

- Antinfiammatorio via PGE1 (CBD)
- Effetto broncodilatatorio negli esseri umani anche a bassi livelli

(THC)

- Inibitore della Acetilcolinesterasi e pertanto valido supporto nella memoria (THC, CBD)
- Attività antibatterica, soprattutto per quanto riguarda gli MRSA (stafilococchi meticillino resistenti) nelle preparazioni di Sideritis spp. e Salvia spp dove è preminente.

D - Linalolo

- Ansiolitico nelle preparazioni dalla lavanda in cui è preminente (CBD, CBG)
- Aiuto nella guarigione delle ustioni e della prevenzione nella formazione delle cicatrici nelle preparazioni di lavanda.
- Efficace anti-leishmania nelle preparazioni di lavanda.
- Sedativo in somministrazione inalatoria nei topi (THC)
- Anestetico locale (THC)
- Analgesico via recettori per l'adenosina A2A (CBD)
- Anticonvulsivante ed antiglutamatergico (CBD, THCV, CBDV
- Regolazione dei sistemi del Glutammato e del GABA.

β - Cariofillene

- Attività antinfiammatoria comparabile a quella del fenilbutazone via PGE-1 (CBD)
- Protettore delle cellule gastriche (THC)
- Antimalarico
- Agonista selettivo dei recettori CB2 (THC)
- Probabile trattamento del prurito (THC)
- Probabile trattamento delle dipendenze (CBD)

v - Cariofillene ossido

- Diminuisce l'aggregazione piastrinica (THC)
- Attività antifungina nelle onicomicosi (infezioni delle unghie) comparabile a quella della ciclopiroxolamina e del sulconazolo. (CBC, CBG)
- Insetticida ed antiafidi (THCA, CBGA)

Nerolidolo

- Sedativo (THC, CBN)
- Migliora la penetrazione cutanea del 5-fluorouracile (un chemioterapico)
- Attività antiprotozoaria essendosi dimostrato un ottimo antimalarico ed agente contro la leishmania
- Diminuisce la formazione degli adenomi del colon negli esperimenti di induzione di questa patologia nei ratti

Fitolo

- Presente come prodotto di degradazione della clorofilla e del tocoferolo (vitamina E)
- Previene la teratogenesi indotta dalla vitamina A (inibendo la reazione di trasformazione da retinolo ad acido retinoico tutto trans)
- Aumenta il livello del GABA tramite il blocco della sua degradazione da parte dell'enzima SSDH (Semialdeide Succinico deidrogenasi)

Il Sistema Endocannabinoide (SEC)

Gli Endocannabinoidi (EC)

Dopo la messa al bando della possibilità, per il popolo, di avere accesso alla pianta di Cannabis (convenzione unica sugli stupefacenti, 1961), la ricerca scientifica è iniziata a fiorire.

Nella stessa convenzione, infatti, si permetteva, solo alle aziende farmaceutiche e alle Università, di effettuare indagini su questo materiale proibito. Lo stesso processo avvenuto negli anni '70 per l'oppio e gli oppioidi endogeni si è verificato, circa 20 anni dopo, per la Cannabis. La scoperta e la caratterizzazione sia delle sostanze attive sia dei recettori descritti precedentemente, ha ingenerato, nei ricercatori, l'ipotesi che il nostro corpo dovesse avere anch'esso delle sostanze simili a quelle della pianta di Cannabis. Non si sarebbe spiegata, altrimenti, la presenza dei recettori per i fitocomposti.

La prima molecola ad essere identificata fu, nel 1992, l'Arachidonil-etanolamide (AEA), isolata e caratterizzata nel cervello del maiale. I ricercatori denominarono questo composto Anandamide. Curiosamente, Ananda è un termine sanscrito che letteralmente significa "beatitudine". Per la religione induista, in particolare, indica un tipo di beatitudine spirituale e trascendente, non paragonabile alle gioie transitorie del mondo fenomenico (ovvero materiale). Spesso ci si riferisce ad Ananda come a quello stato di profonda, imperturbabile "gioia beata" che si raggiunge negli stadi più elevati della meditazione (Dhyāna), un sentimento che scaturisce dal Samādhi (fusione del meditante con l'oggetto meditato).

La seconda molecola ad essere identificata, nel 1995, è stata il 2-Arachidonoilglicerolo (2-AG) grazie ad esperimenti condotti sull'intestino canino.

Da questi anni in poi sono stati via via caratterizzati tutti gli enzimi responsabili della sintesi e della degradazione degli endocannabinoidi, assieme a diverse altre molecole attribuibili alle vie di trasduzione del segnale grazie ai quali gli endocannabinoidi stessi agiscono.

Questi piccoli mediatori lipidici si sono rivelati, con il progredire delle conoscenze scientifiche, parte di un importantissimo sistema fisiologico umano che sottende, se non a tutte, alla maggior parte delle funzioni fisiologiche biologiche che caratterizzano la nostra vita.

I dati più aggiornati classificano circa 15 molecole che sono in grado di interagire con i recettori cannabinoidi sia ortostericamente che allostericamente, alcuni di questi, inoltre, agiscono da Endocannabinoidi anche grazie a meccanismi CBR-indipendenti. Quelle meglio studiate e caratterizzate, rimangono, tuttavia, ancora solo le due citate.

Sintesi

La caratteristica di questi nuovi trasmettitori di segnale, che li differenzia significativamente dagli altri, è quella di essere sostanze prodotte "ex novo" e "on demand".

Lo stimolo produttivo è dato, prevalentemente, da un aumento della concentrazione di Calcio (Ca2+) intracellulare. Solo recentemente, per un tipo particolare di cellule del cervello, la microglia, è stato proposto un meccanismo di immagazzinamento di mediatori preformati in vescicole. Queste, conosciute come "esosomi", verrebbero poi rilasciate, su richiesta, nello spazio extracellulare, grazie alla loro fusione con la membrana plasmatica cellulare.

Entrando un po' nell'aspetto tecnico della produzione degli endocannabinoidi vediamo come essi siano prodotti partendo dal distacco dei loro componenti basilari, proprio dalle membrane cellulari.

- Anandamide (AEA): origina dal fosfolipide N-arachidonilfosfatidiletanolamina (NArPE) a sua volta formato dalla reazione di N-arachidonilazione della fosfatidiletanolamina da parte di una N-acetiltransferasi (NATs) calcio-dipendente non ancora ben caratterizzata. A partire dai NArPE, il nostro organismo utilizza 4 vie principali per produrre l'AEA. Descriverli a parole sarebbe troppo complesso, li trovate descritti nella figura qui sotto.
- Arachidonilglicerolo (2-AG): origina da molecole denominate diacilgliceroli (DAGs) a cui viene aggiunta una molecola di Acido Arachidonico attraverso un processo di esterificazione. I DAGs sono prodotti, a loro volta, dall'azione di un enzima denominato fosfolipasi

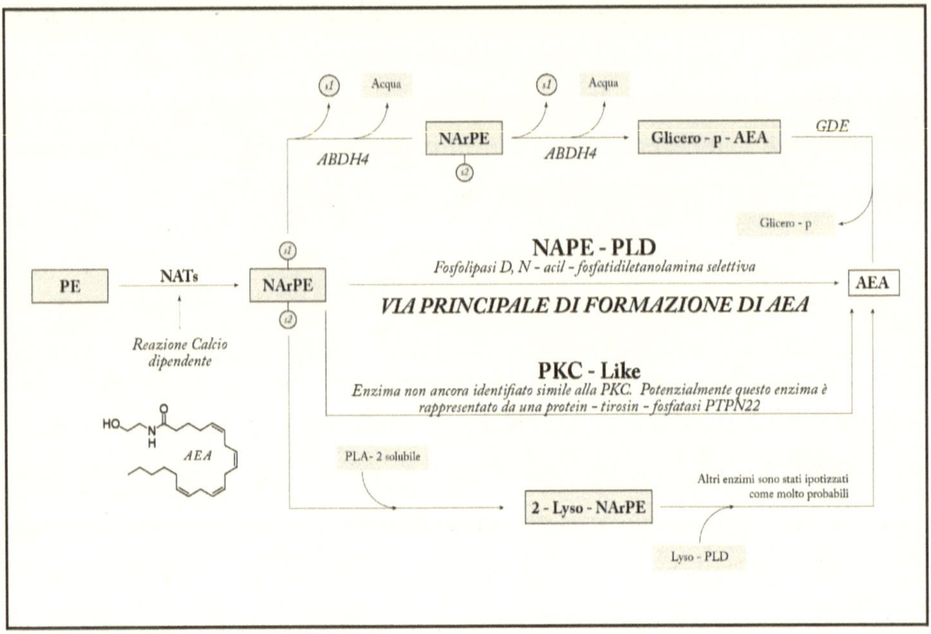
Acqua
Acqua
NArPE
Glicero - p - AEA
GDE
ABDH4
ABDH4
Glicero - p
NAPE - PLD
Fosfolipasi D, N - acil - fosfatidiletanolamina selettiva
PE
NATs
NArPE
AEA
VIA PRINCIPALE DI FORMAZIONE DI AEA
Reazione Calcio dipendente
PKC - Like
Enzima non ancora identifiato simile alla PKC. Potenzialmente questo enzima è rappresentato da una protein - tirosin - fosfatasi PTPN22
AEA
PLA- 2 solubile
Altri enzimi sono stati ipotizzati come molto probabili
2 - Lyso - NArPE
Lyso - PLD

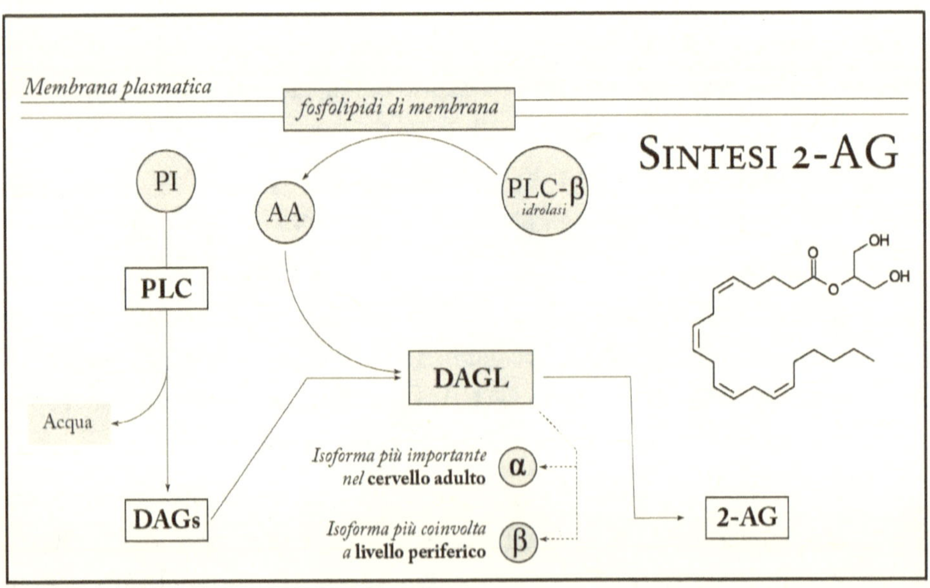
Membrana plasmatica
fosfolipidi di membrana
SINTESI 2-AG
PI
AA
PLC-β
idrolasi
PLC
DAGL
Acqua
Isoforma più importante nel cervello adulto
α
Isoforma più coinvolta a livello periferico
β
DAGs
2-AG

Cb che li idrolizza (li "stacca" con la perdita di una molecola di acqua) dal fosfatidilinositolo o dagli acidi fosfatidici. Sui DAG agisce un enzima apposito, denominato DAGL, di cui è bene ricordare che ne esistono due isoforme, quella indicata come ⊠ è considerata essere quella propria del Sistema Nervoso Centrale mentre l'isoforma b è considerata essere quella presente a livello periferico. I dati, tuttavia, non sono conclusivi ed eccezioni a questa "regola" vengono ancora descritte. Un'altra distinzione che è bene ricordare è quella tra cervello in via di sviluppo e cervello adulto. Nel cervello in sviluppo, infatti, l'enzima DAGLa è presente nella porzione terminale degli assoni mentre, nel cervello adulto, non viene più ritrovato in questa posizione per "trasferirsi" nel versante post-sinaptico

Trasporto e degradazione

L'azione dei trasmettitori endocannabinoidi viene generalmente terminata in conseguenza ad un processo di idrolisi enzimatica dei legami amidici ed esterici presenti nelle molecole. A seguito di questi processi si ottengono i metaboliti inattivi dell'AEA e del 2-AG denominati etanolammina e glicerolo che risultano essere, insieme all'Acido Arachidonico, comuni ad entrambi. A loro volta, queste due molecole molto semplici, vengono rapidamente re-incorporate all'interno della membrana plasmatica.

Il processo di terminazione dell'attività biologica, però, sembra essere un processo che si fonda su due passaggi susseguenti. Prima di essere degradati nelle modalità accennate, infatti, gli endocannabinoidi devono essere trasportati all'interno della cellula attraversando la membrana cellulare. L'esatto funzionamento del processo, in cui i cannabinoidi vengono trasportati, bilateralmente, da una parte all'altra della membrana, è ancora oggetto di ampio dibattito da parte della comunità scientifica.

Le teorie al vaglio sono diverse:

- Primo modello: si era ipotizzata una semplice diffusione passiva basata sulla differenza di concentrazione tra esterno ed interno (gradiente). Si pensava che, nel versante extracellulare, rimanesse una quantità più elevata di mediatore in quanto, sul versante intracellulare, avveniva in maniera costitutiva il processo di degradazione enzimatica che ne abbassava la concentrazione. Questa teoria, però, è stata confutata dai dati che dimostravano l'abilità di passaggio di queste molecole anche laddove veniva impedito che questo gradiente si formasse.

- Secondo modello: veniva proposto un meccanismo denominato endocitosi caveolae-correlata con conseguente sequestro intracellulare (le caveolae sono piccole zone della parete cellulare in grado di riconoscere alcune sostanze per facilitarne l'inglobamento nella cellula). Questo modello, però, non spiegava come la somministrazione di inibitori del reuptake dell'AEA inibisse anche la sua fuoriuscita dalla cellula. L'identificazione di proteine "chaperone" (accompagnatrici) per gli EC quali FABP5, FABP7, Hsp70, Albumina e FLAT (quest'ultima ancora molto dibattuta) ha fatto sì che il modello in vigore subisse un riadattamento, secondo il quale si ipotizzava una diffusione passiva iniziale degli EC a cui seguiva un trasporto intracellulare mediato dai carrier appena scoperti (le "chaperone") verso il sito di destinazione finale. Anche questa teoria, però, scricchiolava nella sua parte di passaggio transmembrana dove appariva poco verosimile il processo di diffusione passiva ipotizzato dal modello.
- Terzo modello: (fig.10) è quello più recente e considerato attualmente il più valido. Viene previsto che l'AEA si associ alla membrana plasmatica e si accumuli in aree predeterminate della membrana plasmatica denominate "domini specifici". Qui ha la possibilità di legarsi a dei trasportatori proteici transmembrana in grado di traslocare questa molecola bilateralmente al di là del doppio foglietto lipidico. Eventualmente, i trasportatori presentano l'AEA a degli shuttle intracellulari (le proteine chaperone del modello precedente) che lo conducono verso il suo alternativo destino di degradazione o sequestro intracellulare. Dato che le evidenze suggeriscono un meccanismo molto simile per il 2-AG, la comunità scientifica è concorde nell'ipotizzare che vi sia un generico trasportatore di membrana per gli endocannabinoidi (EMT) piuttosto che differenti gruppi di molecole per ogni composto.

Gli enzimi responsabili della degradazione degli endocannabinoidi sono principalmente due, entrambi appartenenti alla classe delle serina-idrolasi:

- FAAH (Fatty Acid Amine Hydrolase): ne sono state identificate due isoforme. La FAAH-2 è stata descritta solo nell'uomo ma non nel ratto. Questo enzima è anche in grado di riconoscere altre molecole appartenenti alla classe dei NAEs

- MAGL (Monoacylglycerol hydrolase): sebbene il 2-AG possa essere direttamente metabolizzato in lipidi semplici da un processo di esterificazione, questo enzima pare essere in qualche modo responsabile del processo di eliminazione del 2-AG dato l'innalzamento dei suoi livelli conseguente al blocco enzimatico selettivo.

Altri enzimi che sono responsabili della degradazione degli EC sono:

- ABHD6 e ABHD12: regolano l'attività degli enzimi descritti sopra
- COX2, LOX12, LOX15, CytP450: producono, grazie ad un processo ossidativo, dei metaboliti che non sono riconosciuti come substrati da FAAH e MAGL e che sembrano mantenere un'azione endocannabinoide CBR – indipendente.

TRASPORTATORE DI MEMBRANA SPECIFICO

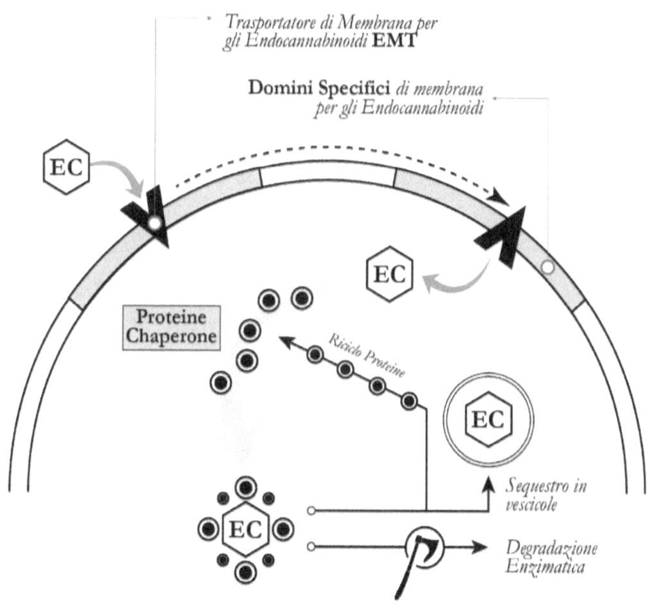

Figura 10 – Trasporto e degradazione degli endocannabinoidi.

È stata postulata l'esistenza di un Trasportatore di Membrana specifico denominato EMT. Questo trasportatore è responsabile della traslocazione degli EC dal versante extracellulare a quello intracellulare. Una volta all'interno della cellula gli EC devono essere smaltiti e, a tal fine, o si legano a proteine apposite (dette "chaperone") che faciliteranno la loro degradazione enzimatica, o verranno sequestrati in vescicole da dentro le quali non hanno più la possibilità di sortire alcun effetto.

Sistematica Endocannabinoide

Se ti udrà un medico di schiavi, ti rimprovererà:
"Ma così tu rendi medico il tuo paziente!"
proprio così dovrà dirti, se sei un bravo medico.

Ippocrate

Il sistema Endocannabinoide che abbiamo appena esaminato è tra i sistemi biologici più importanti del nostro organismo. Come vedremo più in dettaglio nel sotto-capitolo dedicato al sistema riproduttivo, questo sistema di mediazione compare, nell'uomo, già quando l'embrione è un'unica cellula totipotenziale in via di sviluppo. Il SEC è stato descritto in tutti i mammiferi, in alcuni tipi di insetti ed in molti batteri (in una forma più rudimentale).

In questo capitolo cercheremo di esaminare le funzioni principali del SEC sugli apparati organici umani, riferendoci ai dati di letteratura più aggiornati.

Ciò che vorrei stimolare nel lettore alla fine del capitolo è una visione di insieme di questo sistema dell'organismo umano, una visione che possa fornire innovativi spunti terapeutici a quei professionisti che, con il coraggio dei pionieri, affronteranno le scelte, talvolta ardue, che questo approccio di cura può comportare.

Sistema Nervoso

La funzione principale degli EC nel cervello adulto è la sua azione come modulatore retrogrado del segnale (che significa in senso contrario a quello in cui si sta dirigendo l'informazione trasmessa dalle sinapsi). La struttura lipofilica di queste sostanze, la distribuzione dei recettori su cui agiscono e la loro intima correlazione con il metabolismo del calcio rendono gli EC particolarmente adatti allo scopo. In modo molto grossolano possiamo dire che il SEC è tra i principali responsabili dello "spegnimento" del segnale sinaptico attraverso la diminuzione o il blocco del rilascio di ulteriore mediatore da parte del neurone presinaptico.

Sono diversi i mediatori che hanno dimostrato capacità di interagire con il SEC. Tutti questi agiscono via CB1R andando a bloccare, presinapticamente, l'ulteriore loro rilascio. Questi mediatori sono:

- Glutammato (Glu): via GluR (recettori per il glutammato)
- Acetilcolina (Ach): tramite i recettori muscarinici M1/M3
- GPCRs (Gq/11): tramite la mobilizzazione di calcio intracellulare e la conseguente attivazione dell'enzima DAGL. Le interazioni con questi trasmettitori del segnale rendono il SEC responsabile della plasticità sinaptica sia a lungo che a breve termine.

La plasticità sinaptica è un particolare tipo di adattabilità neuronale che rappresenta la capacità del sistema nervoso di modificare l'intensità delle relazioni inter-neuronali (le sinapsi, appunto), di instaurarne di nuove (sprouting) e di eliminarne alcune (pruning). Questa proprietà permette, al sistema nervoso, di modificare la sua struttura e la sua funzionalità in modo costante, più o meno duraturo ed in relazione agli eventi esterni od interni che accadono (ad esempio un'esperienza e le emozioni percepite che a questa si correlano).

I meccanismi della plasticità neurale entrano in gioco anche a seguito di danni cerebrali (come ad esempio gli ictus) ponendosi alla base dei processi

AEA - azioni autocrine e retrograde - sinapsi

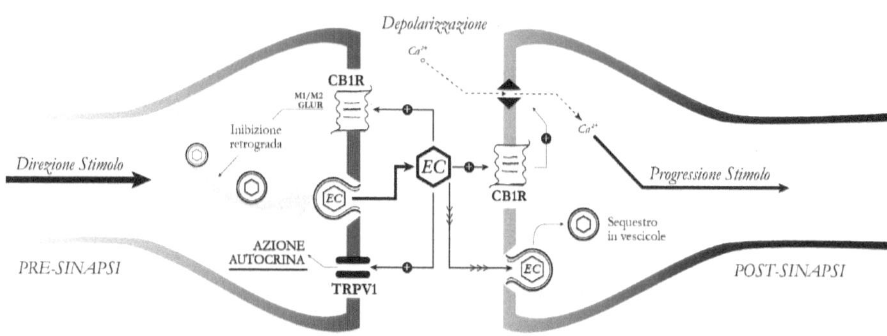

Azioni retrograde ed autocrine dell'Anandamide

Quando gli EC vengono secreti nello spazio intersinaptico, la loro azione avviene su diversi bersagli. Il SEC contribuisce alla progressione corretta dell'informazione tramite la sua azione post sinaptica e regola la genesi dell'informazione stessa agendo in maniera retrograda sui recettori per i Cannabinoidi ed in maniera autocrina sui recettori vanilloidi TRPV1. Solo l'azione combinata di tutti i segnali garantisce la trasmissione della corretta informazione.

di recupero funzionale, ossia:

- "riorganizzazione" della funzione della sede originaria, potremmo vederlo come uno "spostamento" di una data funzione in una nuova area cerebrale
- "trasferimento" della funzione compromessa in un'area cerebrale controlaterale.
- "sostituzione" del deficit con l'apprendimento di nuove strategie comportamentali analoghe.
- Le fasi della plasticità sinaptica sono:
- Sprouting dendritico: che consiste nell'arborizzazione dei neuroni adiacenti. (vengono formati nuovi "rami riceventi")
- Rigenerazione assonale: cioè la parziale o totale ricrescita degli assoni (i "rami emettenti") dei neuroni danneggiati. Ciò è relativamente facile da ottenersi in soggetti particolarmente giovani, più complesso con il progredire dell'età.
- Supersensibilità postsinaptica: una situazione in cui aumenta l'accuratezza della trasmissione nervosa e si affina la selettività di trasmissione.
- Svelamento di sinapsi latenti: consiste nell'attivazione di sinapsi da sempre esistite ma inutilizzate.

In particolare, il SEC è fondamentale nella modulazione di:

- Inibizione indotta dalla depolarizzazione delle sinapsi
  - » Inibitorie (DSI)
  - » Eccitatorie (DSE)
- Depressione a lungo termine (LTD) sia dei segnali eccitatori che di quelli inibitori.

In alcuni modelli murini, la modulazione del Sistema Endocannabinoide della LTD, si è rivelata fondamentale a livelli critici quando è stata valutata nello Striatum e nel Nucleo Accumbens, due parti, rispettivamente, del telencefalo e del prosencefalo, che regolano molte funzioni come movimento, ricompensa, emozioni ed altre. "Sinapsi" è un termine derivato dal greco e composto da σύν (con) e ἅπτειν (toccare), significa "connettere". È una struttura altamente specializzata che consente la comunicazione delle cellule del tessuto nervoso tra loro (neuroni) o con altre cellule (cellule muscolari, sensoriali o ghiandole endocrine).

Attraverso la trasmissione sinaptica, l'impulso nervoso (potenziale d'azione) può viaggiare da un neurone all'altro o da un neurone a una fibra, per es. muscolare (giunzione neuromuscolare). Considerando gli elementi neuronali che entrano in contatto nella sinapsi, si possono distinguere sinapsi asso-dendritiche, in cui l'assone di un neurone contatta l'albero dendritico di un altro neurone, sinapsi asso-assoniche, in cui due assoni sono a contatto e sinapsi asso-somatiche, che si stabiliscono tra l'assone di un neurone e il corpo cellulare (soma) di un secondo neurone. Esiste anche un caso particolare in cui l'assone di un neurone forma una sinapsi con il dendrite o il soma dello stesso neurone (autapsi). Dal punto di vista funzionale, esistono due tipi di sinapsi: le sinapsi elettriche e le sinapsi chimiche. Nei vertebrati superiori prevalgono le sinapsi di tipo chimico.

I dati più recenti di letteratura sono concordi nel conferire una elevata complessità al modello sinaptico, identificando un modello di Sinapsi Tripartita in cui un ruolo fondamentale nella modulazione della trasmissione dell'informazione è giocato dall'Astrocita. Gli astrociti sono cellule gliali note perlopiù per la loro funzione trofica e di sostegno all'attività neuronale, si sono però dimostrati, negli ultimi anni, molto più che semplici spettatori dell'attività cerebrale. Gli astrociti hanno infatti un ruolo attivo nel processo di neurotrasmissione e sono in grado di legare il neurotrasmettitore e, in risposta, alterare l'attività sia del neurone presinaptico che postsinaptico, tramite l'ulteriore rilascio di neurotrasmettitore.

L'astrocita stesso è inoltre in grado di passare ad uno stato eccitato, visibile tramite oscillazioni intracellulari di calcio. L'eccitazione può essere propagata agli astrociti adiacenti tramite gap junctions. In questo modo i segnali potranno diffondersi rapidamente e agire su numerose sinapsi contemporaneamente. Queste oscillazioni di ioni calcio possono inoltre avvenire in maniera spontanea, senza che vi sia una precedente stimolazione neuronale e, proprio in questo processo, pare essere essenziale il ruolo del SEC.

Più recentemente ancora, il modello di sinapsi tripartita è stato arricchito di un ulteriore livello di complessità grazie alla scoperta che anche la microglia partecipa attivamente in questi processi regolando le modalità di trasmissione dell'informazione (la microglia è un tipo di cellule del cervello con funzioni di controllo immunitario, organizzate in aree non sovrapposte che possono mutare nel tempo come se fossero "squadre di controllo che eseguono una ronda"). Questa trasmissione dell'informazione, portata ad un livello di complessità estremo, ha dato vita alla teoria del Connettoma di Sebastian Seung, neurobiologo computazionale del MIT secondo cui il "connettoma" sarebbe una fitta rete neurale che nella vita muta continuamente facendoci essere, in definitiva, ciò che siamo.

Secondo il Dr. Seung, infatti: "il connettoma è una architettura che ci differenzia come individui anche nel caso dei gemelli identici, perché i connettomi si sviluppano nel corso della vita a seconda delle esperienze e degli accadimenti che, per ognuno, sono diversi". I più aggiornati dati di letteratura sono concordi nell'attribuire al SEC funzioni regolatorie dello sviluppo neuronale sin dai primi stadi di sviluppo dell'Embrione. Come vedremo più approfonditamente nel capitolo dedicato alla riproduzione, infatti, la fine regolazione del SEC inizia sin dallo stadio monocellulare dell'embrione, regolandone la migrazione e l'impianto nell'utero materno. Nello stadio di sviluppo fetale, inoltre, il SEC sembra essere più espresso

Modello microscopico di Plasticità Sinaptica

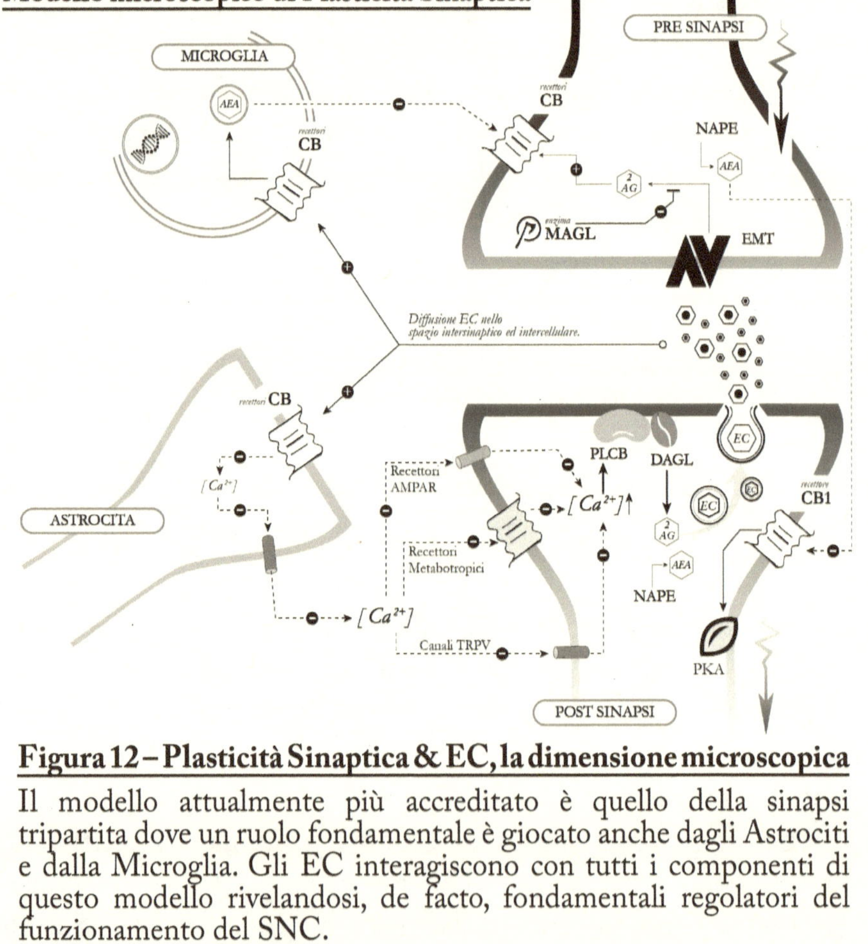

Figura 12 – Plasticità Sinaptica & EC, la dimensione microscopica

Il modello attualmente più accreditato è quello della sinapsi tripartita dove un ruolo fondamentale è giocato anche dagli Astrociti e dalla Microglia. Gli EC interagiscono con tutti i componenti di questo modello rivelandosi, de facto, fondamentali regolatori del funzionamento del SNC.

che mai nella vita umana essendo presente in molte più regioni del cervello di quanto poi avvenga successivamente.

Grazie alla sua azione, il SEC, nel cervello in sviluppo (intendendo proprio l'intero spettro del suo sviluppo) modula intimamente la proliferazione, il destino e la migrazione cellulare, così come permette, successivamente, la migrazione neuronale ed il targeting assonico, fondamentali processi alla base della plasticità sinaptica prima menzionata. Tutti i processi descritti possono avvenire grazie alla presenza di meccanismi molecolari ad oggi noti dalle ricerche della scienza di base. Per l'endocannabinoide 2-AG, quello più compreso, ad oggi, si è ipotizzata la presenza di un "Signalosoma 2-AG" ovvero un gruppo di proteine (sovrastruttura proteica) dedicate alla funzione regolatoria del segnale. Quando il Glutammato è secreto dalle terminazioni assoniche eccitatorie, si lega al recettore mGluR5 generando la produzione di 2-AG. Tramite l'attivazione di PLCb e DAGLa, il 2-AG attraversa lo spazio intersinaptico e si va a legare al recettore CB1 presinaptico. Questo, attivandosi a sua volta, fa diminuire l'attività dei canali di membrana per il Calcio, riducendone la concentrazione intracitoplasmatica, evento che determina, da ultimo, la riduzione del rilascio di Glutammato. Questo meccanismo è interrotto presinapticamente da MAGL mentre il 2-AG in eccesso che rimane nel terminale postsinaptico, viene probabilmente metabolizzato da ABHD-6. Mentre per il 2-AG questo modello di signalosoma sembra funzionare, i dati non confermano la teoria per quanto riguarda l'altro cannabinoide principale, l'anandamide (AEA) per cui si

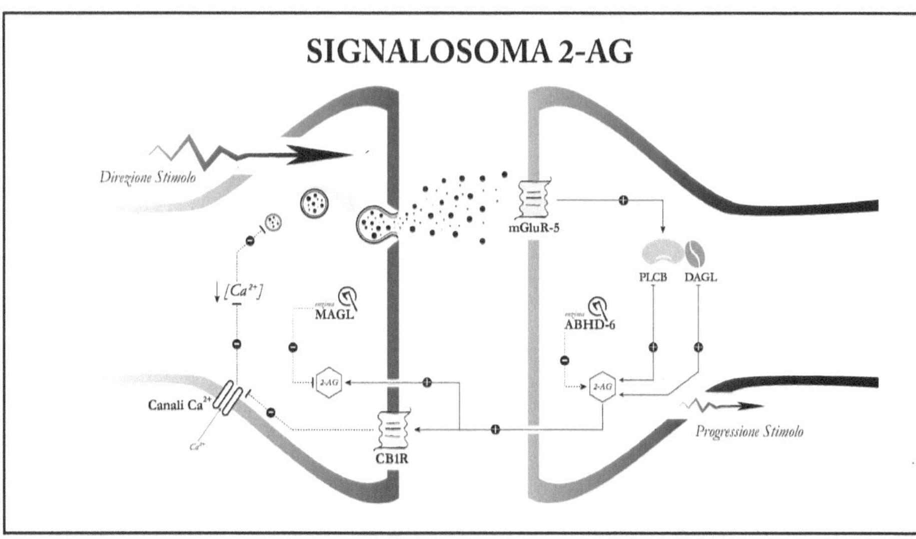

ipotizza, oltre che una via retrograda di inibizione del segnale simile a quella del 2-AG, anche una via anterograda, anche se non ancora ben stabilita.

Dati certi, invece, vi sono sull'attività dell'AEA sui recettori vanilloidi, specialmente il TRPV1, su cui agirebbe in maniera autocrina (ovvero sulla stessa cellula che lo rilascia) al fine di modulare la trasmissione del segnale sinaptico responsabile della LTD.

La fine regolazione sinaptica eseguita dal SEC si riflette in maniera così incisiva al punto di essere prerequisito fondamentale nel fenomeno di estinzione delle memorie avverse. In questi processi sono coinvolte strutture quali amigdala, ippocampo ed ipotalamo. Nell'amigdala basolaterale e nell'ipotalamo, le cui attività sono solitamente stimolate dall'azione degli ormoni dello stress (come ad esempio i glucocorticoidi/cortisone), si è verificato, in particolare, un aumento del livello degli EC in setting sperimentali che provocassero condizioni di disagio nelle cavie di laboratorio.

I dati confermavano che l'aumento del tono dello stress veniva contrastato dagli EC attraverso un'azione CB1 mediata. Questi dati sono stati ottenuti dai ricercatori grazie al blocco selettivo dei recettori CB1 che ha dimostrato prevenire l'estinzione delle memorie avverse sia a breve che a lungo termine. Il blocco selettivo dei canali TRPV1, al contrario, accelerava il processo di estinzione di queste memorie. Altre prove sono state fatte utilizzando agonisti inversi del CB1 dove si è notata la mancanza di estinzione delle memorie avverse ma non il blocco del consolidamento di queste memorie una volta formatesi nelle cavie.

I topi di laboratorio sono stati sottoposti ai test del "elevated plus maze" e "dark-light task" e si è potuto dimostrare come il normale tono endocannabinoide sul CB1R contribuisse allo stato ansiolitico basale del topo e come l'iperattività del recettore TRPV1 potesse, al contrario, favorire l'insorgenza di comportamenti ansiosi in risposta a questi test. Il 2-AG, da ulteriori dati scientifici, sembra giocare un ruolo protettivo chiave nella modulazione tonica delle emozioni e dell'ansia.

Più semplicemente, un normale tono del nostro SEC è un attore fondamentale nel mantenere la calma e la tranquillità. Questi dati si sono potuti ottenere in seguito agli esperimenti che hanno comportato innalzamento o abbassamento dei livelli del 2-AG grazie all'inibizione (per silenziamento genico) o alla sovraespressione (per transfezione virale) del suo principale enzima metabolizzatore, il DAGL. Sui livelli di questo enzima, modificazioni umane a parte, sembra anche influire la stessa condizione di stress cronico che parrebbe ripercuotersi soprattutto, come precedentemente accennato, sulle reti neurali dell'amigdala basolaterale. La diminuzione della concentrazione di questo enzima però, non avviene direttamente come nei setting sperimentali ma avviene indirettamente tramite l'enzima PTP1B che va ad inibire la fosforilazione di mGluR5 che causa, come ultimo passaggio, proprio la diminuzione di livelli di DAGL e l'innalzamento conseguente di quelli di 2-AG in quanto non più degradato.

Per l'uomo non vi sono ancora dati di letteratura sufficienti né a formulare ipotesi né tantomeno conclusioni. Ciò che si è riscontrato è una disfunzione del SEC nei pazienti affetti da disturbi psichiatrici soprattutto quelli definiti come disturbi dell'umore.

(Con questo termine si designa la vasta classe di disturbi psicopatologici e sintomi che consistono in alterazioni o anomalie del tono dell'umore dell'individuo, che siano di entità tale da causare alla persona problemi o disfunzioni persistenti o ripetute oppure disagio marcato nonché disadattamento alle condizioni ambientali di vita con ripercussioni di varia entità nella vita inter-relazionale e/o lavorativa. Spesso tali disturbi si accompagnano a quelli d'ansia).

Nei pazienti con depressione severa esitata in suicidio, si è riscontrata una iper-espressione significativa dei recettori CB1 nella corteccia prefrontale, mentre, nei pazienti affetti da depressione minore, ansia o depressione maggiore semplice sono stati riscontrati elevati livelli sierici di AEA ma, al contempo, una riduzione della concentrazione dei CB1R nella sostanza grigia. I dati sperimentali dimostravano inoltre che se i pazienti svolgevano un intenso esercizio fisico la loro deflessione di umore migliorava significativamente, conferendo, a questa azione, una funzione di antidepressivo. Tutto ciò correlava significativamente con un incremento della concentrazione dei livelli di AEA e di BDNF (un fattore di crescita per le cellule nervose).

La stimolazione del tono dell'ECS si è inoltre rivelata essere causa di effetti ansiolitici ed antidepressivi anche attraverso l'aumento dell'attività dei neuroni serotoninergici dei nuclei del rafe dorsale e di quelli noradrenergici del locus coeruleus. Interessante il dato in cui, in modelli murini in cui la depressione era causata da lievi, continui ed imprevedibili stress cronici, l'inibizione dell'enzima MAGL (responsabile della terminazione del segnale endocannabinoide) preveniva il meccanismo fisiolpatologico alla base dell'insorgenza del quadro clinico depressivo del topo.

Le zone preservate sono localizzate nelle regioni cosiddette CA1 dell'ippocampo. L'inibizione di MAGL si è dimostrata benefica anche in un'altra regione cerebrale, il giro dentato, dove promuove l'insorgenza della LTD (preventiva nello sviluppo della depressione) e stimola la neurogenesi.

Un'altra funzione fondamentale dell'ECS nel SNC si è rivelata essere quella regolatoria nei circuiti della ricompensa. Qui è coinvolto in maniera particolare il Nucleus Accumbens, una piccola porzione del cervello mesolimbico dove risiedono vie dopaminergiche che vengono regolate attraverso un meccanismo multisinaptico CB1 mediato.

Lo stesso analizzato prima nella plasticità sinaptica. Ciò avviene tramite un'inibizione del rilascio di mediatore da parte di questi neuroni. Questo meccanismo è riconosciuto essere alla base dei comportamenti di dipendenza. Il SEC, modulando questa funzione, potrebbe essere di grande aiuto proprio nel trattamento nei disturbi da abuso di sostanze e della sindrome di astinenza, per le più frequenti sostanze quali:

- nicotina

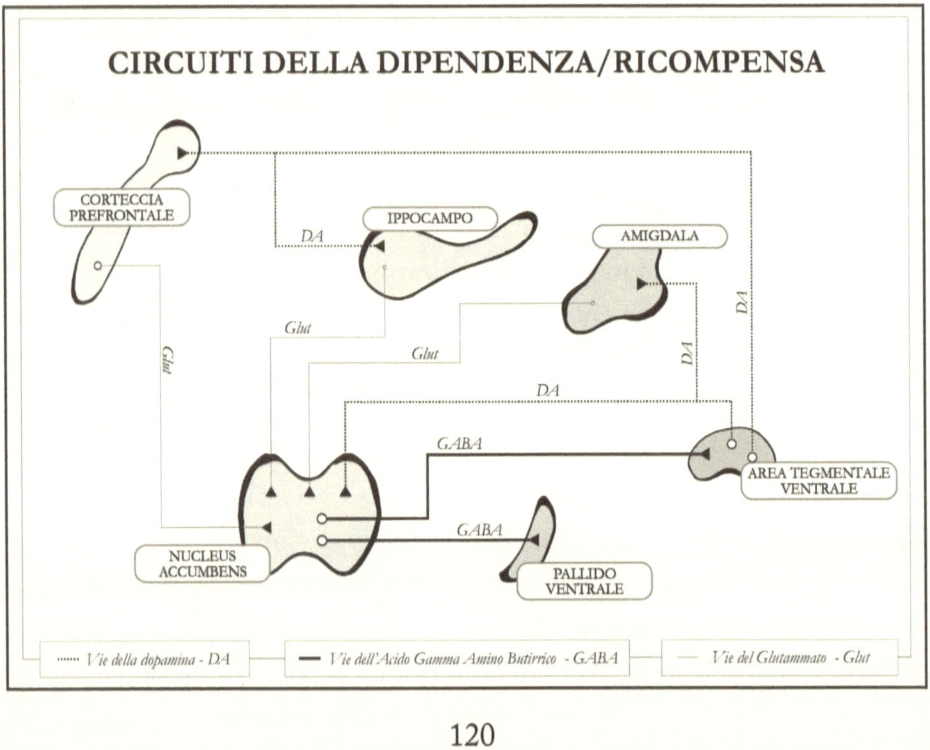

• etanolo
• morfina
• cocaina

Nella fisiologia di questi circuiti è sicuramente implicato anche il recettore vanilloide TRPV1 sebbene un chiaro meccanismo d'azione non sia stato ancora identificato. Quello che si è potuto notare è un significativo aumento del consumo di etanolo da parte delle cavie a cui era stato silenziato il gene codificante per questo recettore. Un altro campo dove è stata dimostrata l'azione fondamentale del SEC è quella del controllo delle sensazioni dolorifiche. In questa fisiologia il SEC presiede la regolazione di due processi. Quello della produzione dei metaboliti dei PUFA (acidi grassi polinsaturi) da parte di cellule danneggiate o dell'infiammazione che li usano come mediatori lipidici pro-algogeni (in grado di scatenare dolore); e quello del contrasto all'aumento dell'eccitabilità neuronale che consegue la stimolazione dolorifica, modulando, in tal modo, la trasmissione del segnale dalla periferia al Sistema Nervoso Centrale.

L'AEA, tramite un meccanismo CB1R dipendente inibisce l'insorgenza dello stimolo iniziale del dolore ed agisce, lungo la catena di trasmissione di

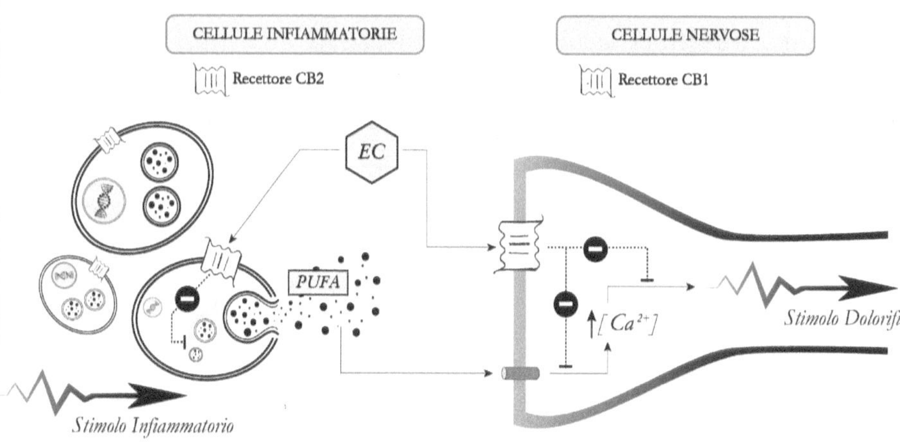

Figura 15 – Infiammazione e PUFA (Polyunsaturated fatty acids)

Il meccanismo di innesco periferico dell'infiammazione è generato da piccole molecole lipidiche denominate PUFA. Queste stimolano l'aumento del Calcio intracitoplasmatico responsabile dell'effettivo innesco dello stimolo. Gli EC riducono questo influsso ionico limitando l'insorgenza algica.

questa sensazione corporea, prevalentemente nei neuroni di:

- Gangli Sensitivi Periferici
- Corno Dorsale del Midollo Spinale la sede in cui si è dimostrata anche una mediazione via recettore NMDA responsabile dell'insorgenza dei fenomeno di "wind-up" ed "allodinia" (Il recettore dell'N-metil-D-aspartato, NMDA, è sia un recettore dell'acido glutammico che un recettore ionotropico presente sulla membrana di cellule nervose che gioca un ruolo essenziale nella plasticità sinaptica).
- Aree centrali sovraspinali
  - » Grigio periacqueduttale (PAG)
  - » Medulla rostrale ventromediale (RVM)
  - » Corteccia sensitiva
  - » Nucleo talamico ventrale posterolaterale (VPL): dove ha dimostrato avere una azione antidolorifica di 10 volte superiore a quella degli oppioidi.

A differenza dell'AEA, il 2-AG agisce con un meccanismo che richiede l'attivazione dei recettori sia CB1 che CB2. La stimolazione dei CB2R da parte del 2-AG si è infatti dimostrata essere in grado di diminuire il rilascio di sostanze infiammatorie pro-algogene da parte di macrofagi, cheratinociti e microglia. In ultima analisi, l'aumento delle concentrazioni di AEA e 2-AG, derivate o dall'inibizione farmacologica dei loro principali enzimi catabolizzatori o dall'inibizione del loro trasporto all'interno della cellula, provoca, generalmente, un effetto antidolorifico. Questo effetto risulterebbe mediato prevalentemente dai CBR, mentre i recettori per i vanilloidi sembrerebbero giocare un ruolo molto più marginale.

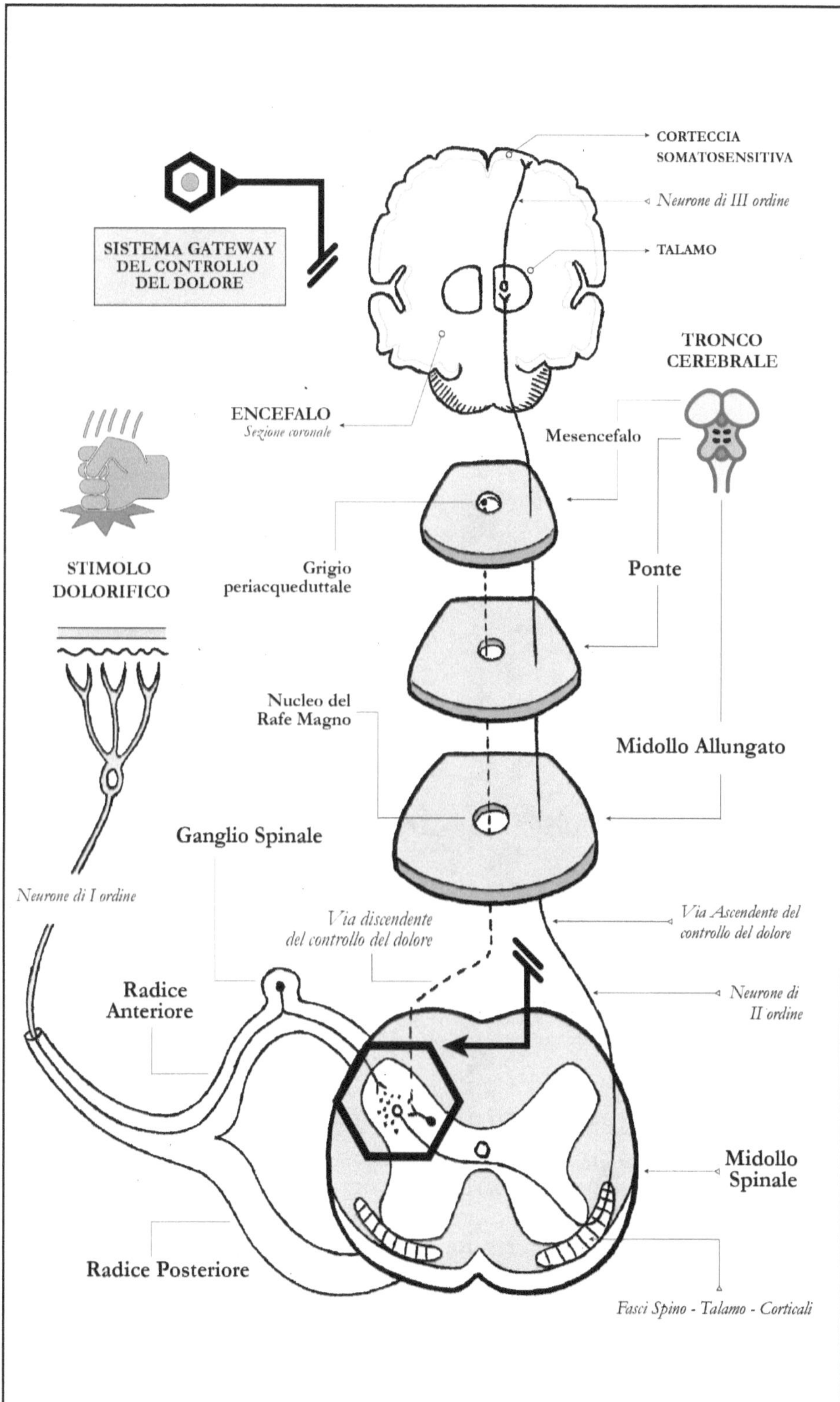
CORTECCIA
SOMATOSENSITIVA
Neurone di III ordine
TALAMO
SISTEMA GATEWAY
DEL CONTROLLO
DEL DOLORE
TRONCO
CEREBRALE
ENCEFALO
Sezione coronale
Mesencefalo
STIMOLO
DOLORIFICO
Grigio
periacqueduttale
Ponte
Nucleo del
Rafe Magno
Midollo Allungato
Ganglio Spinale
Neurone di I ordine
Via discendente
del controllo del dolore
Via Ascendente del
controllo del dolore
Radice
Anteriore
Neurone di
II ordine
Midollo
Spinale
Radice Posteriore
Fasci Spino - Talamo - Corticali

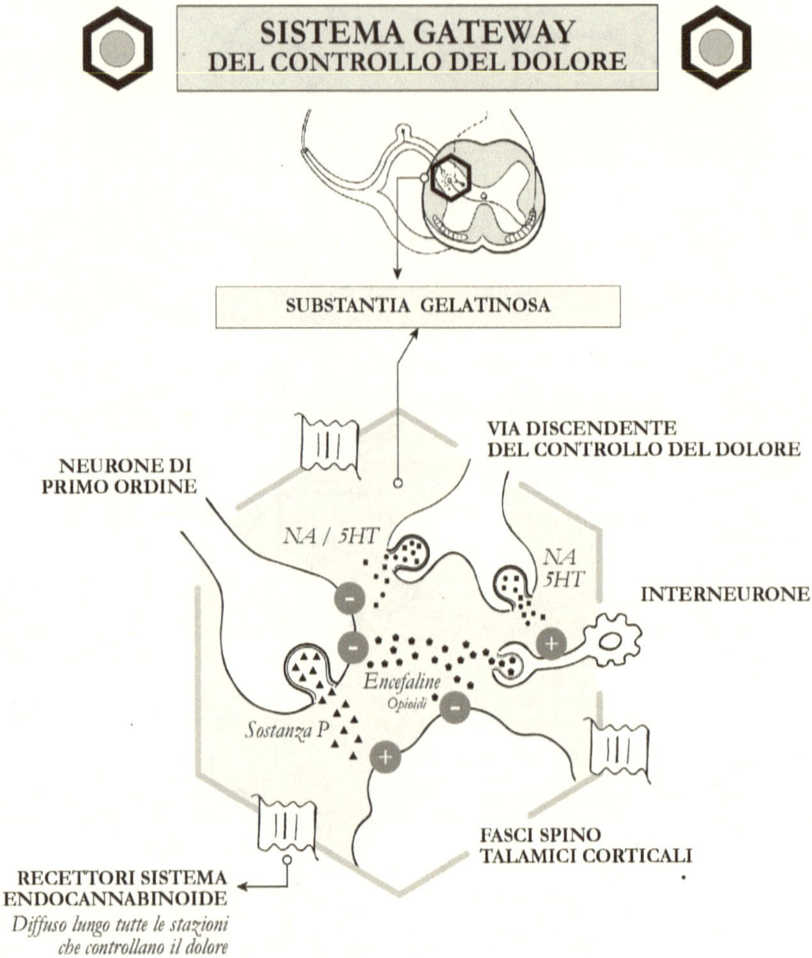

Figura 16 – Vie ascendenti e discendenti del controllo del dolore

Il SEC, agendo sia sulle sinapsi inibitorie sia su quelle eccitatorie, come precedentemente descritto in figura 9, interagisce con tutte le stazioni di controllo del dolore descritte in figura. Per tale ragione, la terapia cannabinoide, risulta essere una terapia antalgica molto efficace da utilizzare da sola od in combinazione con le altre terapie ad oggi utilizzate come quelle a base di oppioidi o di FANS.

Sistema Immunitario

Nel sistema immunitario l'attività del SEC avviene sia in maniera autocrina (ovvero sulle stesse cellule che li producono) che paracrina (ovvero sulle cellule immediatamente vicine a quelle produttrici). I recettori per i Cannabinoidi, al giorno d'oggi, sono stati identificati in praticamente tutte le cellule che compongono il sistema immunitario come monociti, macrofagi, basofili, linfociti, cellule dendritiche ed altre minori.

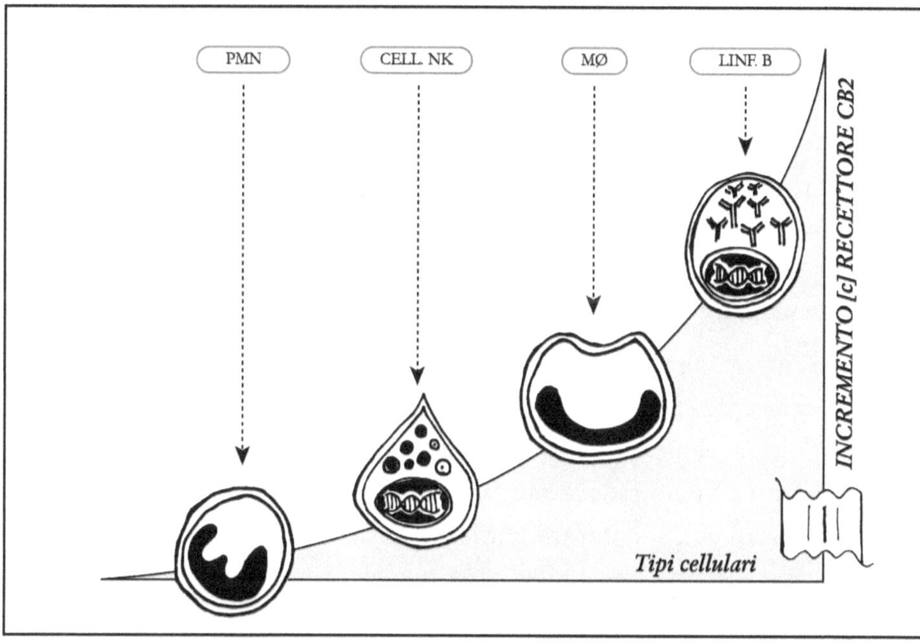

Il recettore maggiormente espresso in questo tipo di cellule è il tipo CB2 e l'espressione di questi recettori sui linfociti B è di gran lunga la maggiore. Gli esperimenti rilevano che, in termini di concentrazione del recettore, vengono in ordine, dopo i linfociti B, i macrofagi, i linfociti NK ed i Polimorfonucleati. All'inizio delle ricerche il pensiero comune era che gli effetti sul sistema immunitario fossero esclusivamente mediati dall'azione del 2-AG sul CB2R. Ulteriori evidenze scientifiche hanno però dimostrato come vi sia anche una sinergica azione dell'AEA, probabilmente via CB1R indipendente, in grado di:

- Diminuire la produzione delle citochine proinfiammatorie IL-6 ed IL-8 da parte dei monociti.
- Diminuire il rilascio dei mediatori IL-2, TNFa, IFNg da parte dei linfociti T periferici attivati.

Una delle altre azioni in cui sono implicati, congiuntamente, l'AEA ed il 2-AG è di essere intimi fattori regolatori dell'emopoiesi. I progenitori ematopoietici, le cellule staminali e le cellule midollari stromali, infatti, hanno dimostrato di essere in grado di secernerli entrambi e, in prove di stress di questo sistema in vivo, entrambi hanno dimostrato di reagire aumentando la propria concentrazione. Nella migrazione cellulare intramidollare i due EC hanno dimostrato avere effetti contrastanti, l'AEA è in grado di farla diminuire ed il 2-AG di farla aumentare. Nell'emopoiesi immunitaria, il 2-AG, si è rivelato inoltre efficace nell'aumentare la formazione dei megacariociti e dei macrofagi, con un effetto che risulta essere più intenso per i granulociti e decisamente più intenso per gli eritrociti. Nel sistema emopoietico, inoltre, è stata dimostrata una azione del SEC CB2 dipendente sulle cellule stromali. L'azione è volta a determinare un aumento della formazione del numero di colonie di cellule emopoietiche mesodermiche e di cellule staminali mesenchimali, anche in associazioni con altri fattori di crescita, migliorando, in definitiva, la loro capacità di differenziarsi e migrare.

Il 2-AG, infine, è in grado di guidare l'espressione di antigeni di superficie sia nei fenotipi eritroidi che in quelli megacariocitari, determinando, in quest'ultimi, l'incremento di produzione e di rilascio di piastrine. Ulteriore prova di ciò risiede nel fatto che i fattori di crescita induttori di megacariocitosi controllano strettamente l'enzima DAGL sia a che b. Tutte le cellule del sistema immunitario, in qualche modo, vedono coinvolto il sistema endocannabinoide nella regolazione della loro funzione.

- **Basofili**: sono un tipo di polimorfonucleati (PMN) e costituiscono circa l'1% dei cosiddetti globuli bianchi. Quando vengono attivati, rilasciano istamina, proteoglicani (come eparina e condroitina) ed enzimi proteolitici (elastasi e lisofosfolipasi). Secernono inoltre mediatori lipidici come i leucotrieni e alcune citochine come ad esempio IL-4. I basofili, infine, hanno recettori cellulari che permettono loro di riconoscere le IgE, anticorpo correlato alle risposte allergiche vere e proprie. In queste cellule l'azione del 2-AG si manifesta con la riduzione dei livelli di espressione di CD63, una molecola necessaria per la loro differenziazione. L'effetto è concentrazione dipendente e viene bloccato da antagonisti per il recettore CB2 o dagli inibitori della NO sintetasi (indicando un ruolo chiave di questa molecola che funge da secondo mediatore in questo ed in molti altri processi).
- **Cellule dendritiche**: sono cellule in grado di processare e presentare

correttamente gli antigeni con cui il nostro corpo viene in contatto. Sono cellule critiche utili alla formazione della risposta immunitaria umorale, all'induzione del fenomeno di tolleranza immunologica e alla regolazione della risposta immunitaria mediata dalle cellule T. Questa linea cellulare esprime costitutivamente tutti i componenti del SEC (gli EC, i CBR e gli Enzimi di degradazione). La produzione di 2-AG, nello specifico, aumenta il processo di maturazione cellulare indotto dalla stimolazione con LPS o Derp1 (due tra le molecole usate in laboratorio per causare significative reazioni infiammatorie). L'aggiunta di AEA alle cellule dendritiche, di contro, comporta l'innesco delle vie pro-apoptotiche della cellula agendo in maniera combinata attraverso sia recettori CB1 che CB2. L'AEA, inoltre, inibisce la produzione di citochine da parte delle cellule dendritiche sane sia mieloidi che plasmocitoidi (mDCs, pDCs). In aggiunta, agisce attraverso l'inibizione della differenziazione delle linee cellulari Th1 e Th17. È stato dimostrato, infatti, come, nei pazienti affetti da sclerosi multipla si rilevi che la disregolazione presente a livello di queste cellule sia provocata da un malfunzionamento dell'enzima FAAH.

- **Eosinofili**: queste cellule rappresentano circa il 6% dei globuli bianchi e, nell'organismo, svolgono diverse funzioni correlate alle reazioni allergiche e nelle risposte antiparassitarie. È stato dimostrato che il 2-AG induce la migrazione di cellule Eol-1 (una particolare linea cellulare derivante da una leucemia eosinofila) tramite un meccanismo CB2 dipendente che esita anche in una riduzione della concentrazione del CB2R stesso sulla membrana plasmatica. È stato pertanto ipotizzato che il 2-AG funga da chemioattrattore per gli eosinofili del sangue umano, con meccanismo CB2 dipendente, senza che questo effetto si ripercuota anche sui neutrofili.
- **Linfociti**: giocano il ruolo principale nella risposta immunitaria cellulo-mediata. Sono classificabili in diversi sottotipi come linfociti B e Cellule NK, che hanno la capacità di presentare l'antigene ai linfociti T, i quali li riconoscono grazie alla presenza di un recettore specifico (TLR). Il sottotipo T è suddiviso a sua volta in ulteriori sottoclassi che hanno ognuna una diversa funzione:
  - » T helper CD4+,

» T regolatori (T_{reg})
» T citotossici CD8+
» T Natural Killer (NKT)
» T della memoria
» T gamma delta (γδT)

- I **linfociti B**, hanno la funzione di produrre la nostra risposta anticorpale su stimolo del linfocita T ed una sottoclasse di linfociti B è in grado di mantenere questa memoria per un lungo periodo di tempo. L'AEA causa inibizione della proliferazione indotta da stimolo mutagenico, sia per i linfociti T che per i linfociti B, interagendo con il DNA stesso. È stata dimostrata la capacità dell'AEA di frammentare il DNA e di causare una riduzione fino al 60% della normale risposta allo stimolo chimico somministrato. Il 2-AG si è dimostrato capace di sortire diversi effetti:
  » ridurre la risposta linfocitaria mista (un parametro che si utilizza nella valutazione del rigetto ai trapianti) in una modalità concentrazione dipendente.
  » inibire la proliferazione monoclonale di cellule T CD3 positive e la proliferazione dei linfociti B indotta dall'LPS.
  » Indurre la formazione di linfociti B che producono Ab IgM

Questi effetti sono resi possibili dall'interazione del 2-AG con il CB2R. L'interazione agisce sul pattern di fosforilazione e sulla conseguente cascata molecolare ERK1/2 e MAP Kinasi nei linfociti T. Ciò rende la regolazione del sistema ECS fondamentale nella modulazione dell'attività dei linfociti T attivati.

È stato inoltre dimostrato come un prodotto di metabolizzazione del 2-AG derivante dalla via delle COX, si sia rivelato in grado di inibire la produzione di IL-2 con un meccanismo PPAR dipendente e non CBR mediato. Simili azioni sono state dimostrate anche per l'AEA. Un'altra attività fondamentale propria del 2-AG è quella che lo rende corresponsabile dell'innesco di quella cascata di messaggeri che porta all'adesione linfocitaria (necessario processo per le corrette difese immunitarie). Questa azione viene mediata grazie alla possibilità del 2-AG di modulare l'espressione di selettine e di altre molecole di adesione.

Questo effetto è stato studiato in modelli animali di infiammazione sia acuta che cronica ed è risultato essere CB1 e CB2 dipendente. La sua durata si è dimostrata essere prolungata nel tempo grazie al rilevamento dell'incremento dei livelli di TNF che permangono per 24h in cellule in incubazione. Questi dati hanno portato gli scienziati ad avanzare l'ipotesi che il 2-AG fosse molto importante nel processo di reclutamento linfocitario.

- **Mastociti**: sono cellule immunitarie originate nel midollo osseo ma residenti in molti tessuti del corpo compresi i connettivi e le mucose. Queste cellule sono coinvolte in una grande varietà di processi immunologici come le reazioni allergiche, la regolazione del sistema immunitario, l'immunità innata e la reazione ai parassiti. Al loro interno contengono granuli ripieni di istamina ed eparina che vengono rilasciati al bisogno. È stato dimostrato che queste cellule possiedono, nel loro patrimonio genetico, il gene codificante il recettore CB2 esprimendone anche la proteina funzionale. I recettori CB2 mediano l'inibizione dell'attivazione di queste cellule indotta dal 2-AG. Questo mediatore possiede la capacità di:
    - » Ridurre il rilascio di istamina mediato dagli antigeni in una modalità concentrazione dipendente.
    - » Aumentare la produzione di nitriti. Effetto interrotto da inibitori selettivi della Nitrossido Sintetasi inducibile (iNOS)
    - » Aumentare la produzione di PGE2
    - » Aumentare la concentrazione intracellulare di $Ca2^+$
    - » Aumentare la concentrazione del cGMP in mastociti non stimolati
    - » Ridurre, in generale, l'attività mastocitaria.

È stato infine suggerito che la sintesi locale di endocannabinoidi serva a limitare l'eccessiva attrazione e maturazione dei mastociti dai progenitori residenti attraverso la modulazione del tono basale della stimolazione recettoriale CB1 dimostrata in questa linea cellulare. Gli effetti dell'AEA in questa linea cellulare sono ancora molto controversi, i dati, finora, sembrano dimostrare la sua capacità, solo quando presente ad alte concentrazioni, di attivare questo particolare tipo cellulare.

- **Monociti, Macrofagi e Macrofago-simili**: questa linea cellulare costituisce dal 2% al 10% dei globuli bianchi nel corpo umano. Queste cellule ed i loro derivati macrofagici e dendritici hanno una funzione predominante. Gli studi iniziali hanno dimostrato che l'AEA riduce la produzione di citochine da parte di questo tipo cellulare. L'AEA è inoltre in grado, a concentrazioni molto basse, definite nanomolari, di diminuire la produzione di IL-6 e IL-8 mentre, a concentrazioni leggermente più elevate, di diminuire quella di TNFa e IFNg, IL-4 e di p75-TNFa perdendo, al contempo, la sua capacità di influire sulla produzione di IL-6 e IL-8. Nessuna correlazione è stata dimostrata tra i livelli di AEA e la produzione di IL-10. Altri effetti dimostrati per l'AEA sono:

» Aumenta la risposta Th1 stimolata dall'ovoalbumina sia in vitro che in vivo (prima della attivazione cellulare).

» Aumenta la risposta cellulare al DHT (diidrotestosterone).

» Aumenta la proliferazione delle cellule della milza.

» Aumenta la produzione di IFNg nelle colture splenocitarie (di cellule della milza).

» Aumenta l'espressione di CD 80/86, IL-12 e IL-23, molecole costimolatorie delle cellule dendritiche.

» Aumenta l'attivazione cellulare mediata dall'IFNg compatibilmente con l'aumento della risposta Th1 mediata.

Per il 2-AG, al contempo, sono dimostrate le seguenti azioni:

» Diminuisce la produzione di citochine e di molecole di adesione associate a una soppressione della risposta immunitaria.

» Aumenta il rilascio di ossido nitrico.

Gli effetti combinati di AEA e 2-AG, in definitiva, fanno pensare a una attivazione del SEC CBR mediata comportando un generale effetto antinfiammatorio grazie alla riduzione della attivazione dei macrofagi.

- **Cellule NK**: sono un tipo di linfociti citotossici responsabili della risposta rapida sia verso cellule infettate dai virus sia verso le cellule tumorali. Le cellule NK sono in grado di riconoscere cellule stressate in assenza di anticorpi o marcatori MHC presenti nella loro superficie. Ciò che riconoscono è l'assenza di molecole della classe MHC-1 che caratterizzano la cellula come "self" ovvero propria dell'organismo. Le NK sono le uniche in grado di svolgere questa funzione di controllo molto importante. In questa linea cellulare è dimostrata una azione del 2-AG, via CB2R, capace di stimolare la loro migrazione. Questi risultati sono stati ottenuti in linee cellulari leucemiche dei linfociti NK. Non sono state ancora delucidate le funzioni dell'AEA su questo tipo di cellule.

- **Neutrofili**: rappresentano approssimativamente il 60% dei polimorfonucleati e, nei loro granuli intracellulari, contengono sostanze in grado di frammentare la membrana batterica microbica. In questa linea cellulare è stata dimostrata una azione del SEC. Pare, infatti, che provochi una induzione del burst respiratorio dei PMN con un meccanismo apparentemente indiretto in quanto necessita dell'azione sincrona di co-fattori plasmatici per esprimersi appieno. L'azione di aumento dell'attività dei PMN sembra essere più efficacemente indotta da alcuni metaboliti più stabili dell'AEA come la metanandamide. Il motivo sembra essere la minor influenza che gli enzimi di degradazione hanno su questi composti. Il 2-AG, con una azione CBR indipendente apparentemente GPR55 mediata, provoca sia un aumento della risposta migratoria dei neutrofili sia una diminuzione della loro degranulazione risultante in un aumento di specie reattive dell'ossigeno (ROS). È grazie al metabolismo COX mediato del 2-AG che la produzione di LTB4 aumenta. Questo appare essere l'evento responsabile della promozione dell'attività neutrofila. Nell'insieme, quindi, i risultati sperimentali sembrano dimostrare un ruolo del CB2R nella regolazione di un tono infiammatorio "eccessivo". Ciò avviene come conseguenza del controllo, da parte di CB2R, della proteina RhoA la cui attività determina una soppressione dell'attività migratoria neutrofila.
- **Astrociti**: sono le cellule più abbondanti del Sistema Nervoso Centrale. Queste cellule provvedono al rifornimento di nutrienti per il tessuto nervoso, mantengono in equilibrio la concentrazione ionica extracellulare e giocano un ruolo fondamentale nel processo di cicatrizzazione post traumatico sia nel SNC che nel midollo spinale. Come abbiamo visto nel capitolo dedicato al Sistema Nervoso, queste cellule giocano anche un ruolo fondamentale nella plasticità sinaptica compartecipando al modello di Sinapsi Tripartita. Per quanto riguarda il loro ruolo immunitario, tuttavia, i dati non sono ancora conclusivi anche se sembra che l'AEA, attraverso una reazione combinata CB1

e CB2, possa sia provocare la diminuzione della produzione di NO2- (radicali molto reattivi) e di IFNg; sia aumentare il rilascio di IL-6 da parte degli astrociti attivati. - Microglia: è un tipo di cellule della glia che si occupa della prima e principale difesa immunitaria attiva nel sistema nervoso centrale. Costituisce il 20% della popolazione totale di cellule gliali all'interno del cervello. A differenza degli astrociti, le singole cellule della microglia sono distribuite, nel cervello e nel midollo spinale, in larghe regioni che non si sovrappongono tra di loro e si muovono costantemente analizzando il SNC in cerca di neuroni danneggiati, placche e agenti infettivi. Il 2-AG, agendo su queste cellule, ha manifestato una attività neuroprotettrice grazie alla sua capacità di modulare la migrazione e la proliferazione di questa linea cellulare nei modelli di lesione cerebrale. Il meccanismo di azione attraverso cui questo avviene è in parte mediato da CB2R ed in parte mediato da un recettore che, all'inizio era stato denominato "abn-CBD" (recettore abnormale per il CBD) successivamente rivelatosi essere, con molta probabilità, la proteina GPR18.

L'AEA, inoltre, ha dimostrato avere azioni di:

» Inibire la produzione di IL-12 p70, IL-23 e delle loro subunità agendo attraverso un meccanismo CB2R dipendente correlato alla via di trasduzione ERK 1/2, JNK.

» Aumentare la produzione, da parte di questa linea cellulare, di IL-10 indotta da LPS/IFNg attraverso l'attivazione della cascata di trasduzione ERK 1/2, JNK MAPKs.

» Inibire l'attivazione del NF-kB interferendo con la fosforilazione del fattore IkBa.

» Proteggere i neuroni dalla eventuale neurotossicità che è in grado di produrre la microglia interferendo con le proteine CD200 / CD200R attraverso l'azione del recettore CB2.

» Negli animali da laboratorio, oltre alla capacità di indurre la produzione di IL-10, ha dimostrato avere anche una azione di riduzione nella produzione di IL-1b e IL-6.

L'Anandamide, inoltre, attraverso il NADA, un suo metabolita che è esso stesso un endocannabinoide, ha dimostrato avere anche azione di:

» Inibire in maniera importante la produzione di PGE2 nelle cellule stimolate con LPS senza, al contempo, né modificare l'espressione genica o l'attività dell'enzima COX-2, né la produzione di PGD2.

» Prevenire la formazione di radicali liberi nella microglia nativa. Questo dato supporta la teoria che NADA e AEA possano avere, a questo livello, effetti opposti.

Apparato gastrointestinale

L'apparato gastrointestinale è uno dei sistemi chiave da comprendere nello studio dell'ECBI (assieme al SNC). Questo ruolo di predominante importanza risiede nella sua peculiarità (ad oggi ancora poco considerata) di avere, al suo interno, qualcosa che potremmo paragonare ad un universo parallelo. All'interno delle sue cavità, che vanno dalla bocca all'ano, risiede, infatti, una quantità importante di popolazioni batteriche che, in totale, raggiungono un peso anche di 1,5 – 2 kg (addirittura più pesante di cervello e fegato) ed un numero approssimativo di 100 mila miliardi di individui, rendendo ragione del paragone con un vero e proprio "universo" (sulla terra gli esseri umani sono solo qualche miliardo).

Ciò che è molto interessante è il patrimonio genetico cumulativo di tutta questa "vita" che vive dentro e su di noi. Questo patrimonio ammonta a più o meno 316 milioni di geni che sono la somma di tutti quelli delle circa 10 mila specie differenti di batteri a noi simbiotici (si consideri che l'essere umano nel suo patrimonio genetico proprio ne conta 20-25 mila). Ancora molto lavoro deve essere fatto per comprendere a pieno tutta la potenzialità di questa vita organizzata dentro di noi. Le concezioni evoluzionistiche più visionarie prendono addirittura in considerazione che il nostro organismo possa essere nient'altro che un'evoluzione meccanicamente necessaria a tutti questi batteri per sopravvivere nel migliore dei modi.

Estremismi a parte, è ormai dato solido che il microbiota, attraverso il suo complesso meccanismo di trasmissione dell'informazione, interagirebbe profondamente con quasi tutte le nostre funzioni fisiologiche, parafisiologiche e patologiche. Oggi sappiamo che l'intestino rappresenta uno dei più importanti sostegni immunitari dell'organismo. Basti pensare che con la sua superficie di circa trecento metri quadrati ospita e produce circa il 60-70% delle cellule immunitarie dell'organismo.

A livello intestinale sono presenti e attivi sistemi immunitari di tipo innato (o aspecifico) e adattivo (o specifico). Questi garantiscono una corretta risposta della mucosa intestinale in seguito all'ingresso di tutto ciò che viene riconosciuto come estraneo e pericoloso. Alcuni filoni di ricerca, come quello della PNEI, hanno spiegato la relazione tra il sistema immunitario,

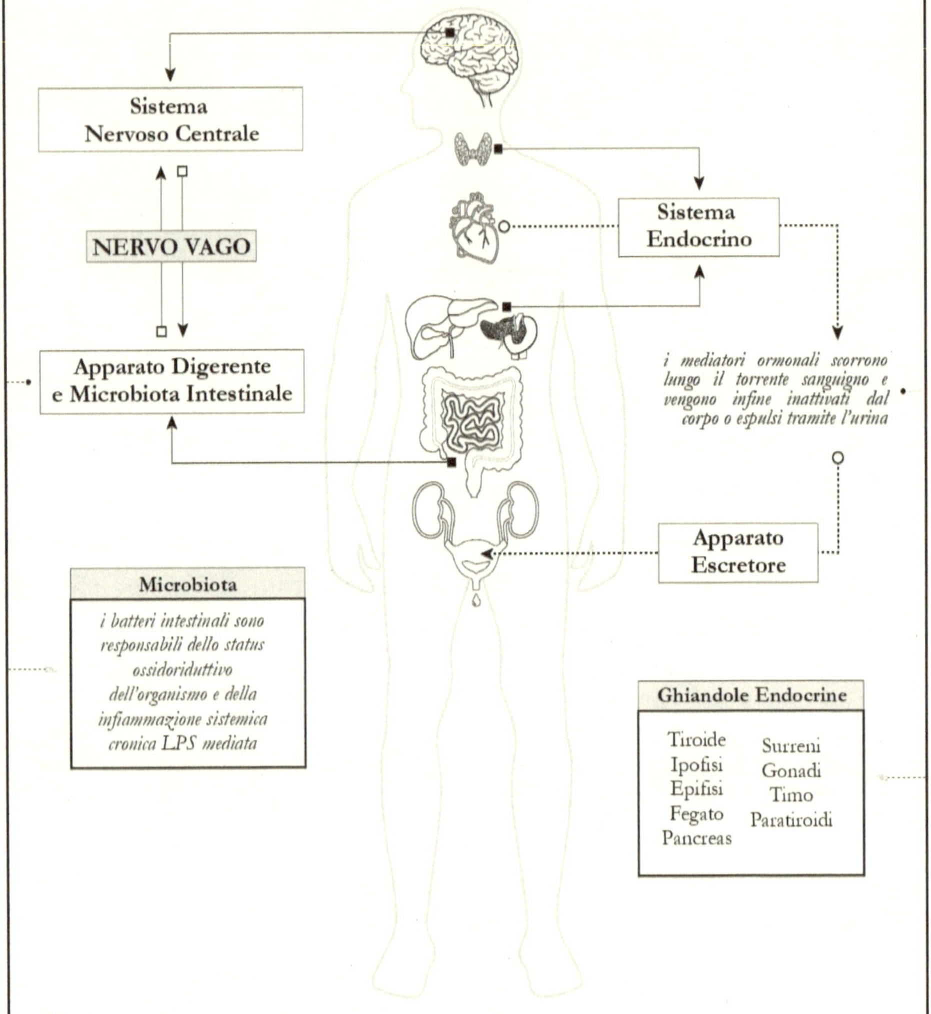

Figura 18 – Asse intestino-cervello

La comunicazione tra i due cervelli umani, quello propriamente all'interno della scatola cranica e quello diffuso lungo tutto il nostro intestino, è ampia e variegata. Per una parte si svolge attraverso la via nervosa mediata dal nervo vago, per un'altra fa passare le sue informazioni attraverso il torrente ematico grazie all'azione di ormoni e mediatori chimici. Questa comunicazione è continuativa e consente al nostro cervello "centrale" di essere informato sulle condizioni dell'ambiente esterno grazie a ciò che viene introdotto dall'esterno.

il sistema neurologico ed il sistema emotivo e suggeriscono come queste relazioni siano implicate anche nel nostro sistema emotivo e di come questo sia, in definitiva, influenzato e determinato dalla rigogliosa pletora di sostanze chimiche prodotta da tutti questi esseri viventi, che comunicano con il cervello tramite gli impulsi trasmessi dalla componente afferente del nervo vago.

È stato dimostrato come siano i nostri primi 3 anni di vita ad essere fondamentali nella costituzione di questo patrimonio batterico che ci accompagnerà per tutta la nostra esistenza, modificandosi, da lì in avanti, in maniera sensibile ma non più sostanziale.

È curioso notare come, in questo periodo di vita, si implementino anche le più importanti e fondamentali reti neurali del nostro cervello che daranno origine, in età più avanzata, a ciò che può essere definito come "noi stessi". La funzione del sistema gastrointestinale, ad oggi, dovrebbe poter essere considerata entro confini molto più ampi del semplice apparato deputato alla digestione ed assorbimento delle sostanze nutrienti dal cibo.

Questa concezione, d'altronde, era già ben conosciuta migliaia di anni fa, alle origini della medicina moderna, quando Ippocrate, padre fondatore di questa scienza, affermava come "tutte le malattie hanno origine dall'intestino". All'interno di questo apparato estremamente complesso, il Sistema Endocannabinoide, gioca un ruolo fondamentale su molti livelli.

La presenza dei recettori per il SEC è stata documentata in praticamente tutte le cellule dell'apparato gastrointestinale:

- Nervi enterici: CB1
- Mucosa intestinale: CB1
- Cellule Neuroendocrine: CB1
- Cellule del sistema immunitario: CB2
- Enterociti: CB1 e CB2

La complessa relazione tra microbiota e SEC, pur non essendo, ad oggi, definita nel dettaglio, è stata studiata dai ricercatori che hanno potuto dimostrare una modulazione bilaterale in:

- Permeabilità intestinale
- Livelli di LPS (una proteina della parete batterica che influisce sul nostro stato infiammatorio sistemico)
- Adipogenesi (formazione del tessuto grasso corporeo)

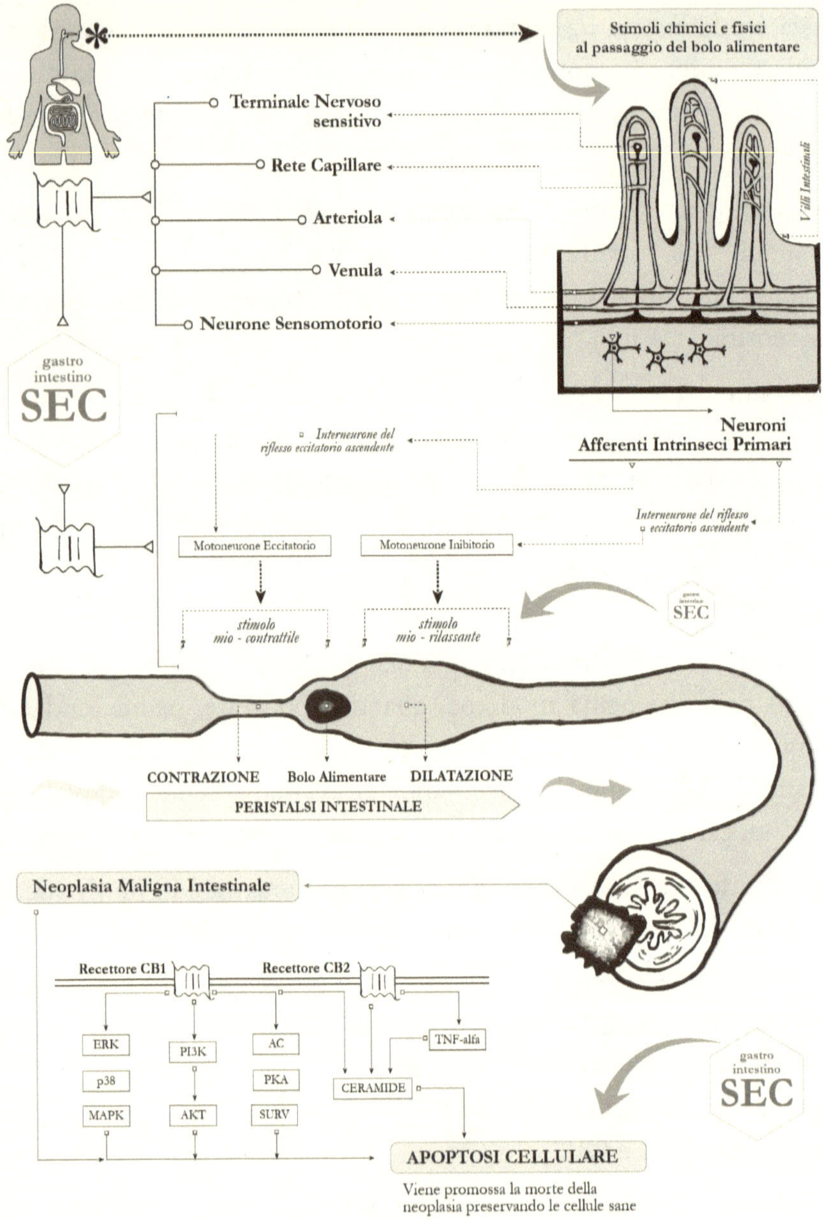

Figura 19 – SEC nell'Apparato Gastrointestinale

L'azione del SEC è fondamentale nella regolazione della contrazione muscolare coordinata (peristalsi) che presiede ad un corretto transito del bolo intestinale. È inoltre guardiano della formazione/progressione di neoplasie coliche.

Queste azioni sembrano essere tutte CB1 mediate ed il microbiota si è dimostrato in grado di regolare il metabolismo degli acidi grassi con un conseguente blocco della trascrizione di CB1. Tale influenza, causa, in ultima analisi, un aumento delle funzioni intestinali di barriera. La relazione è stata dimostrata anche in senso inverso grazie all'osservazione sperimentale di una sensibile modificazione del microbiota intestinale a seguito del blocco selettivo dell'enzima NAPE-PLD negli adipociti.

Questa azione sembra essere mediata prevalentemente dal PEA e dall'OEA, due endocannabinoidi considerati "non principali". Per l'OEA, inoltre, è stata dimostrata la capacità di interagire con i nuclei del tronco encefalico attraverso informazioni trasmesse dal nervo vago che inducono la sensazione di sazietà.

La trasmissione dell'informazione entero-cerebrale è modulata sia dal sistema Endocannabinoide, sia da quello purinergico attraverso la loro influenza sul rilascio del neuromediatore Acetilcolina (Ach). Ciò regola, di fatto, la forza e l'efficacia delle sinapsi. Questa intima relazione bilaterale è inoltre stata dimostrata per il 2-AG, i cui livelli di concentrazione si sono dimostrati essere elevati in cavie da laboratorio sottoposte a vagotomia selettiva (taglio chirurgico del nervo vago per interrompere la via di comunicazione principale tra intestino e cervello) o in cavie in cui erano stati bloccati selettivamente i recettori muscarinici M3 per l'acetilcolina.

Analogamente, la deprivazione di cibo nel breve periodo comporta un innalzamento dei valori di concentrazione del 2-AG che ritornano entro valori normali subito dopo la rialimentazione. L'inibizione della produzione del 2-AG tramite il blocco selettivo dell'enzima maggiormente responsabile della sua produzione (DAGL-a) provoca, invece, una diminuzione della motilità e contrattilità intestinali ed una costipazione probabilmente CB1 mediata.

Agendo su quest'ultimo recettore, l'AEA provoca una inibizione della motilità e della secrezione intestinali. Un altro aspetto, prima solo accennato, in cui l'ECS risulta essere fondamentale, è la regolazione del comportamento alimentare tramite stimolazione o inibizione dello stimolo della fame a livello centrale. Nel SNC, il CB1R è espresso nell'ipotalamo e nel sistema cortico-limbico. Queste aree, secondo la scienza più recente, sono le principali aree cerebrali implicate nel controllo del comportamento alimentare. Grossolanamente si potrebbe affermare che gli agonisti di questo recettore comportano un aumento dell'assunzione di cibo mentre i suoi bloccanti selettivi determinano un'inibizione della volontà di assumere nutrimento.

In realtà, la funzione di controllo del SEC sul comportamento alimentare è molto complessa e correla lo stato energetico dell'organismo agli impulsi necessari a mantenerlo in equilibrio. Per fare ciò il SEC è in grado di modulare finemente le concentrazioni di molti ormoni atti a questo preciso scopo. Regolando infatti le azioni cellulari di neuromediatori come Leptina, Ghrelina, Insulina e Cortisolo comporta una intima regolazione di mediatori di segnale più fini:

Oressigeni:	**Anoressizzanti:**
* Oressine A e B	* α-MSH
* NPY	* β-endorfine
* MCH	* CCK
* Altri minori	* Altri minori

Il blocco del 60% dei recettori CB1 nel ratto non ha modificato significativamente il normale comportamento alimentare delle cavie, indicando che questo sistema non è critico nella modulazione del comportamento alimentare. Ciononostante, tuttavia, la constatazione che gli EC vengono prodotti su richiesta, agiscono e vengono rapidamente metabolizzati senza venir immagazzinati in vescicole, li rende mediatori ideali per un controllo quasi istantaneo del nostro status energetico-metabolico, principale regolatore del comportamento alimentare.

La leptina (dalla radice greca leptos che significa magro) è un piccolo ormone di natura proteica, scoperto nel 1994 dal Dr. Friedman. Viene codificata dal gene dell'obesità (ob) ed è fortemente coinvolta nella regolazione del metabolismo lipidico e del consumo energetico. È prodotta soprattutto a livello del tessuto adiposo bianco e viene trasportata agli organi bersaglio dal torrente ematico. I suoi recettori sono localizzati soprattutto all'interno del cervello, precisamente nell'ipotalamo, una regione del sistema nervoso centrale deputata al controllo del peso, della temperatura corporea, della fame, della sete e del freddo.

Questo ormone, grazie ad un'azione retrograda, inibisce gli output eccitatori verso i neuroni ipotalamici laterali che sintetizzano ormoni oressizzanti come l'Oressina A ed inibisce, inoltre, gli output inibitori in neuroni che producono altre oressine come la MCH dimostrando, così, la complessità del suo pattern regolatorio anche se, sperimentalmente, gli effetti sono prevalentemente inibitori. La leptina, studiata nei modelli di topi obesi, grazie all'induzione di un aumento della concentrazione dell'enzima DAGL-⊠, genera un aumento dell'espressione del 2-AG.

Questo comporta un ipertono CB1 presinaptico che esita in comportamenti di iperfagia e di aumento del peso corporeo. Queste azioni sono provocate dalla modulazione del segnale dalla leptina sulla oressina A che agisce a livello di:

- **Nucleo Accumbens e Area Tegmentale Ventrale:** dove la modulazione avviene grazie all'interazione con i segnali trasmessi dai circuiti della dopamina e degli oppioidi endogeni ed è orientata a far preferire cibi più palatabili. (questo dato è confermato dal riscontro nell'uomo, in volontari sani, dell'innalzamento dei livelli di 2-AG in seguito all'assunzione del "cibo preferito" che si correla anche con l'aumento dei livelli di ghrelina)
- **Nucleo Arcuato (ipotalamo):** dove interagisce con la produzione ed il destino della POMC (proopiomelanocortina, origine di molti altri peptidi neurotrasmettitori) provocando un aumento dei livelli di α-endorfine a discapito di quelli di ⊠-MSH.

Nell'ipotalamo, gli endocannabinoidi agiscono grazie alla loro capacità di modulare l'asse ipotalamo-ipofisario-surrenalico provocando una diminuzione dei livelli di glucocorticoidi prodotti in condizioni di stress. In particolare, in condizioni di stress acuto si assiste ad un aumento della sintesi di EC e ad un aumento del signalling CB1 mediato, mentre, in condizioni di stress cronico si assiste ad una soppressione dell'espressione del CB1 con conseguente diminuzione del signalling mediato da questo recettore.

- **Nucleo paraventricolare (ipotalamo)**: i glucocorticoidi e gli ormoni oressigeni si sono dimostrati in grado di sopprimere le sinapsi glutamatergiche eccitatorie attraverso un meccanismo retrogrado CB1 mediato. Questo meccanismo inibitorio è stato anche dimostrato essere presente nella corteccia olfattiva dove rallenta la comunicazione tra questa ed il bulbo olfattivo principale.

Il SEC è implicato anche nella regolazione della motilità intestinale (figura 19 pag. 158). Questa regolazione coinvolge sia i fasci longitudinali che quelli trasversali della muscolatura intestinale. Ciò si manifesta principalmente grazie ad un'azione CB1 mediata che riduce il rilascio pre-giunzionale dell'acetilcolina (Ach) la cui azione si riverbera sia sulle sinapsi degli interneuroni ascendenti sia sui motoneuroni effettori.

Vi sono però ulteriori prove del fatto che la motilità intestinale sia influenzata dagli endocannabinoidi anche attraverso dei meccanismi non adrenergici/ non colinergici. Probabilmente questa influenza si manifesta attraverso l'interazione con il recettore purinergico P2X e attraverso l'attivazione

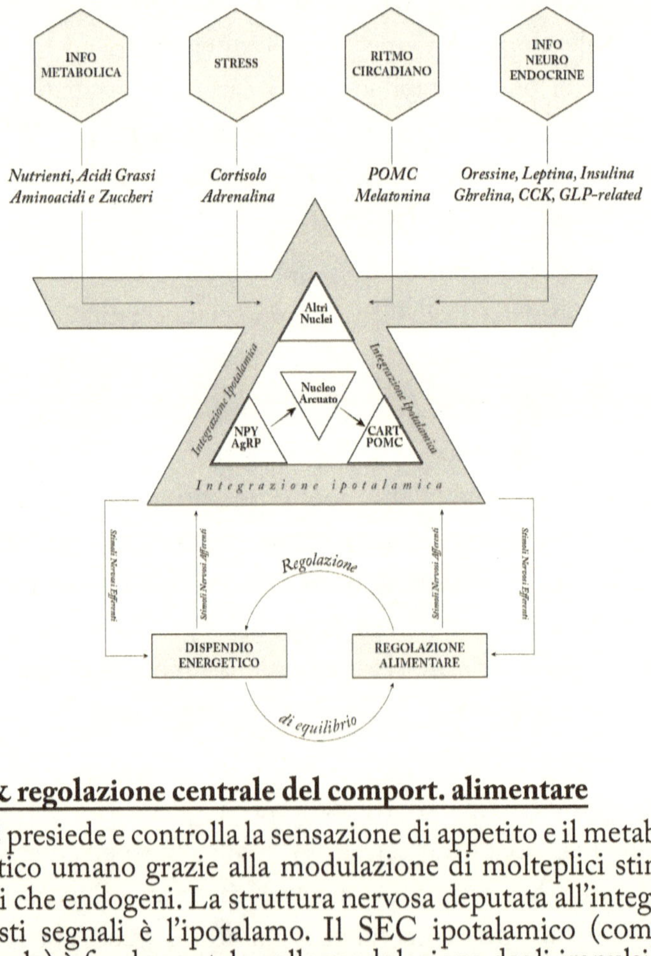

SEC & regolazione centrale del comport. alimentare

Il SEC presiede e controlla la sensazione di appetito e il metabolismo energetico umano grazie alla modulazione di molteplici stimoli sia esogeni che endogeni. La struttura nervosa deputata all'integrazione di questi segnali è l'ipotalamo. Il SEC ipotalamico (completo e funzionale) è fondamentale nella modulazione degli impulsi.

dei recettori CB2 che sembrano essere coinvolti, mediante il loro tono, al mantenimento della contrattilità basale della muscolatura enterica. La regolazione della motilità intestinale, data la sua significativa estensione, è importante indice di controllo del dispendio energetico su cui il SEC agisce anche influenzando la termogenesi da parte del tessuto adiposo bruno dove le azioni CB1 mediate ne provocano una diminuzione. I fitocannabinoidi hanno dato prova di essere in grado di:

- Rallentare lo svuotamento gastrico
- Rallentare il transito intestinale
- Rallentare la propulsione colica

Il fegato gioca un ruolo importante nel regolare l'omeostasi dell'energia e questa abilità può essere gravemente compromessa da sue alterazioni, dovute, ad esempio, a processi steatosici sia su base alcoolica che non alcoolica. I ricercatori sono ad oggi concordi nell'attribuire all'epatocita (la cellula del fegato) la capacità di produrre sia gli EC che i loro recettori. Nei modelli murini di patologie steatosiche si è riscontrato un incremento dei livelli di

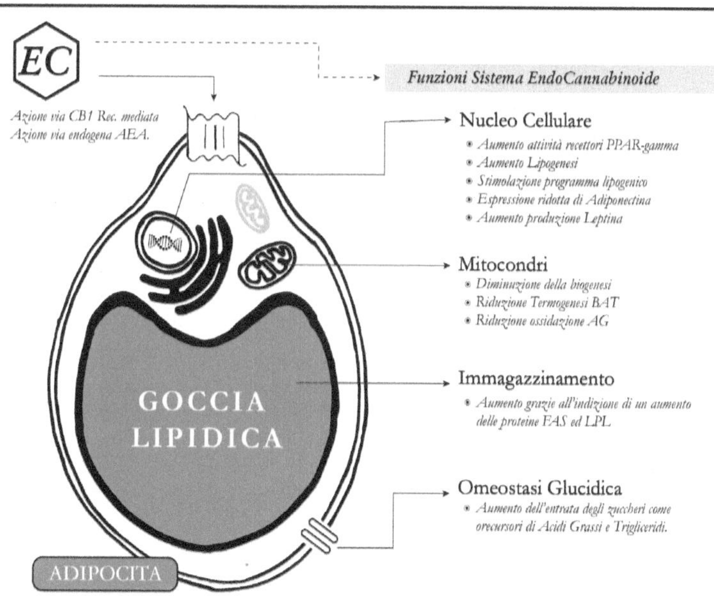

Interazione del SEC con il tessuto adiposo

Gli EC hanno una struttura chimicamente lipofilica, la loro implicazione nel metabolismo di questo tessuto umano è di facile intuito. In figura sono riassunti i principali effetti regolatori che gli EndoCannabinoidi sono in grado di sortire.

AEA, di 2-AG e del recettore CB1.

Nei pazienti steatosici si è rilevata una coerente sovraespressione del recettore CB1. L'aumento del tono del SEC in questi modelli patologici è dovuto, in parte, a un meccanismo cosiddetto "feed-forward" (dove è l'azione del CB1 stesso ad aumentare i suoi livelli di espressione) ed in parte all'azione degli acidi grassi e dell'alcool che sono in grado di stimolare la produzione di CB1.

Nei topi obesi, inoltre, è stato dimostrato un aumento della concentrazione dell'mRNA codificante il recettore per il CB2. Il blocco selettivo di questo recettore, negli stessi modelli murini, provoca una progressione più rapida della steatosi epatica. Questo dato viene a supporto dell'ipotesi che anche azioni CB2R dipendenti siano implicate nelle disregolazioni delle funzioni epatiche.

A differenza del fegato, nel pancreas, i dati sono ancora leggermente controversi. Vi è stato, infatti, un ampio dibattito circa i controversi risultati delle ricerche che determinavano a volte la presenza a volte l'assenza dei recettori per i cannabinoidi CB1/CB2 nelle cellule b pancreatiche. Attualmente i ricercatori concordano nell'affermare che il recettore CB1 sia presente a questo livello anche se non è ancora chiaro se regoli esclusivamente la catena di segnalazione dell'insulina (e quindi il benessere delle cellule ⊠), come avviene negli epatociti e nei miociti, oppure se sia implicato anche nel processo di rilascio di questo importante ormone. I dati più aggiornati dimostrano che, in vitro, la stimolazione CB1 nelle cellule ⊠ riduce il rilascio di insulina sia basale che mediato dal glucosio. In maniera controintuitiva, però, la stimolazione del recettore CB1, sia acuta che cronica, mediante suoi agonisti selettivi, provoca, in vivo, una riduzione della tolleranza al glucosio.

Merita particolare attenzione l'influenza del SEC nella carcinogenesi intestinale i cui effetti sono stati testati sia in vitro su cellule epiteliali di carcinoma colico, che in vivo su modelli sperimentali coerenti. Sono inoltre disponibili dati preliminari su linee cellulari di carcinoma gastrico. In quest'ultima tipologia è stato documentato un "effetto bifasico" dell'AEA che a basse concentrazioni (1 mM) stimola la crescita delle linee cellulari neoplastiche mentre ad alte concentrazioni (10 mM) ha dimostrato la capacità di inibire questa stessa proliferazione.

L'effetto pro-apoptotico sulle cellule di neoplasie coliche è stato meglio studiato e si è visto dipendere da vari meccanismi d'azione quali:

- Inibizione delle vie di trasduzione del segnale RAS-MAPK e PI3K-AKT.
- Regolazione della concentrazione di cAMP via PKA responsabile della diminuzione dell'espressione della survivina, un importante fattore anti-apoptotico.
- Stimolazione della sintesi de novo del mediatore lipidico denominato ceramide il quale ha effetti pro-apoptotici. Questa azione è mediata anche dall'attivazione del CB2R.

Nelle biopsie provenienti da pazienti con tumori al colon si sono documentate modifiche adattative del SEC che includono un aumento generale dei livelli di endocannabinoidi, la sotto-regolazione del recettore CB1 e la sovra-regolazione del recettore CB2. L'ipotesi che la perdita della capacità espressiva di CB1 sia correlata ad una più rapida progressione del cancro al colon è supportata dal rinvenimento di modificazioni genetiche che coinvolgono il gene cnr1. Tali modificazioni sono classificabili come silenziamento epigenetico e comportano una modifica delle proteine istoniche e della metilazione del DNA che codifica proprio per il gene cnr1, provocando, in definitiva, la riduzione di espressione di CB1. Il SEC può essere quindi agente protettivo dalla genesi e progressione del cancro al colon con meccanismi diretti, sia CBR mediati che non.

Apparato Cardiovascolare

In questo apparato la presenza del sistema Endocannabinoide è stata dimostrata sui cardiomiociti, sulle cellule della muscolatura liscia vasale e sulle cellule endoteliali. Sebbene il suo ruolo fisiologico sia stato attivamente indagato, ad oggi, non vi sono ancora dati conclusivi. Ciò a causa dell'estrema versatilità di questo sistema.

La distribuzione dei recettori CB1 e CB2 appare variare nei diversi modelli studiati. Ciò è dimostrato dal riscontro del CB1 nei cardiomiociti umani e di ratto adulto e la sua assenza nei cardiomiociti dei ratti neonati. Il CB2, invece, su queste cellule, appare mantenersi costantemente silente. L'Anandamide, nei modelli di topi privati dell'enzima FAAH (per aumentarne la concentrazione), provoca ipotensione e diminuzione della contrattilità miocardica. Analogamente si è dimostrato in grado di provocare vasodilatazione. Tale effetto è stato studiato nelle arterie mesenteriche del ratto anche se la comprensione del suo esatto meccanismo di azione rimane complessa data la sua origine multifattoriale.

Nell'azione esplicata dall'AEA, infatti, sono coinvolti anche altri recettori e canali come il TRPV1, il TRPA1, i canali del Calcio, del Potassio e probabilmente, altri recettori ad oggi ancora sconosciuti. Gli effetti di influenza del SEC sul tono vasale sono però stati dimostrati anche grazie a somministrazioni di THC in vivo e dagli agonisti selettivi per il recettore CB1. Ulteriore prova dell'implicazione di azioni ipotensive CB1 mediate è che queste mancano del tutto nei topi modificati geneticamente per non esprimere questo tipo di recettore.

La somministrazione di AEA in cavie da laboratorio anestetizzate, ha dato origine a una risposta sul circolo trifasica:

- Una breve ed immediata caduta della Pressione Arteriosa e della Frequenza Cardiaca. (↓PA & ↓FC)
- 30-60" di tachicardia riflessa come risposta pressoria. (↑FC)
- Una stabile e duratura diminuzione di Pressione Arteriosa e Frequenza Cardiaca. (↓PA & ↓FC)

Tutte queste azioni avvengono attraverso un meccanismo che è risultato essere sia endotelio dipendente che indipendente. Sono coinvolte, in questa risposta trifasica, regolazioni da parte del SEC a più livelli su quello che è definito Riflesso di Bezold-Jarisch (un riflesso vagale di tipo inibitorio, che può essere innescato da una vasodilatazione delle vene periferiche: tale fenomeno, che deve il suo nome agli scopritori Albert von Bezold e Adolf Jarisch Junior, rappresenta una delle possibili cause di sincope, detta, in questo caso, sincope neuromediata, caratterizzata da bradicardia, ipopnea (o apnea) e ipotensione).

Tutte queste azioni, infine, risultano essere in accordo con una farmacologia complessa del SEC sul sistema cardiocircolatorio in quanto sono state documentate sia risposte di vasocostrizione che di vasodilatazione. Il 2-AG, parallelamente, agisce da ipotensivo, probabilmente grazie all'azione di alcuni metaboliti che derivano dalla sua trasformazione da parte del complesso del Citocromo p450. L'azione diretta sul circolo da parte di questo EC sembra essere molto rapida e transitoria data la sua pronta metabolizzazione da parte dell'enzima MAGL.

L'azione del 2-AG, tuttavia, sembra essere indipendente dai recettori CB1

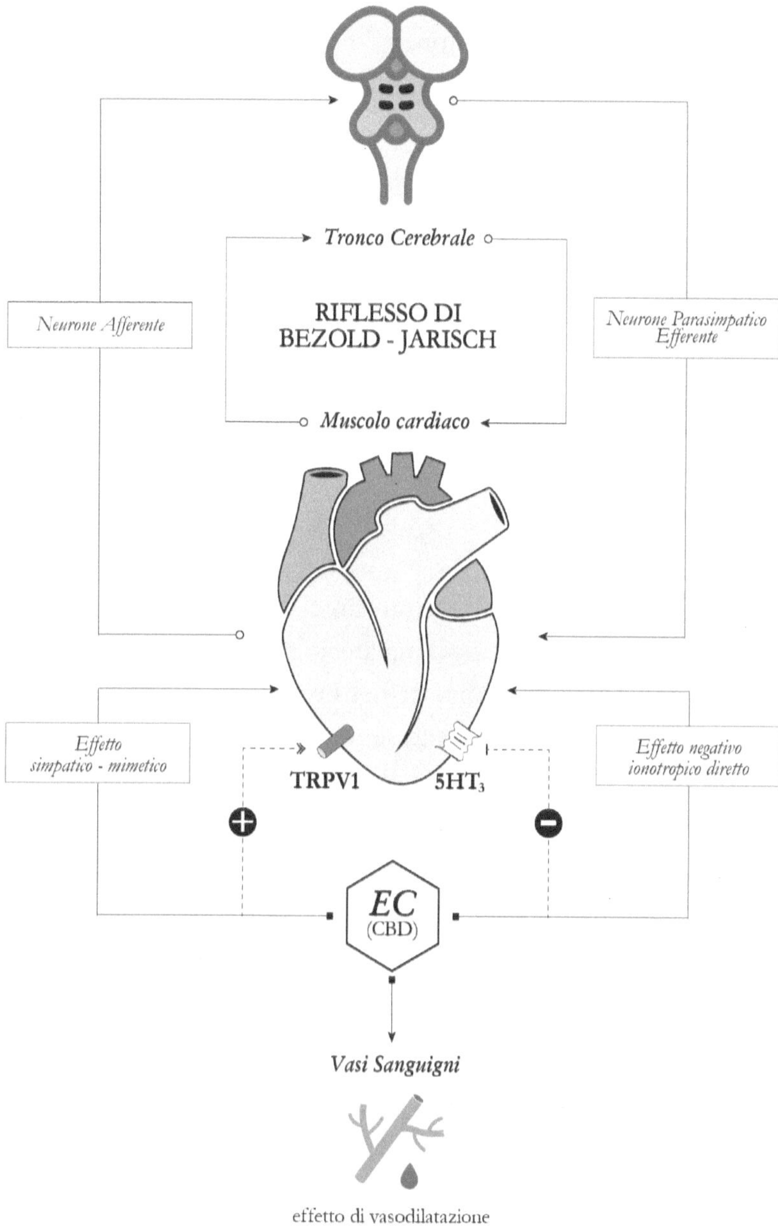

Figura 22 – Riflesso cardiovascolare di Bezold–Jarisch

Il SEC assume un ruolo importante anche nella modulazione della frequenza cardiaca e della regolazione pressoria. Questi due fenomeni sono correlati proprio dal riflesso di Bezold–Jarisch. Gli EC sortiscono sia un effetto simpaticomimetico cardiaco –tramite il canale TRPV1– sia un effetto metabotropico diretto –interagendo con i recettori per la serotonina 5-HT3–. A livello vascolare la stimolazione EndoCannabinoide ha un effetto dilatatorio.

e CB2 in quanto è mantenuta anche nei topi geneticamente modificati per non esprimere questi recettori. Infine vi sono altri EC putativi che agiscono, molto probabilmente, sul sistema cardiocircolatorio e, quelli più probabili, sono l'Oleamide, la N-arachidonilglicina e la N-oleoiletanolammina i quali sono a loro volta strettamente correlati con la produzione ed il metabolismo degli enzimi per la produzione dell'ossido nitrico (NO) una tra le molecole vasodilatatorie più potenti del nostro organismo. In ultima analisi, tuttavia, il controllo del SEC sul sistema cardiocircolatorio non pare essere critico come in altri distretti corporei in quanto, cavie da laboratorio geneticamente modificate per esprimere un quasi totale silenzio di questo sistema fisiologico non mostrano avere significative alterazioni della normale funzione cardiocircolatoria.

Apparato Respiratorio

Quando si parla di apparato respiratorio e Cannabinoidi l'associazione è atavica, instaurandosi tra processo inalatorio e il fumo di combustione con cui, abitualmente, vengono introdotte nell'organismo queste sostanze. Come già accennato, gli scienziati sono stati sempre più indirizzati, dal mercimonio della conoscenza, a identificare i potenziali danni che questa "condotta" poteva arrecare, piuttosto che a studiarne la fisiologia e gli eventuali benefici.

La conoscenza effettiva del Sistema Endocannabinoide intra respiratorio ne ha pertanto risentito in termini di sviluppo, in quanto, sebbene la presenza dei recettori CB1 e CB2 sia stata documentata in varie tipologie cellulari, non vi è ancora un chiaro consenso da parte della comunità scientifica circa questi temi.

La componente più studiata nel contesto di questo apparato è quella immunitaria. Questo perché i recettori CB sono ampiamente espressi negli eosinofili e nei monociti qui residenti. Gli eosinofili, in particolare, sono implicati nel processo infiammatorio cronico sottostante la patogenesi dell'asma e la significativa presenza di recettori CB2 in questa tipologia cellulare, stimolati prevalentemente dal 2-AG, si è dimostrata essere importante nel processo di chemoattrattività eosinofilica. Coerentemente, l'IL-5, un importante fattore di chemoattrazione per gli eosinofili primari umani, si è dimostrata in grado di amplificare le azioni indotte dalla

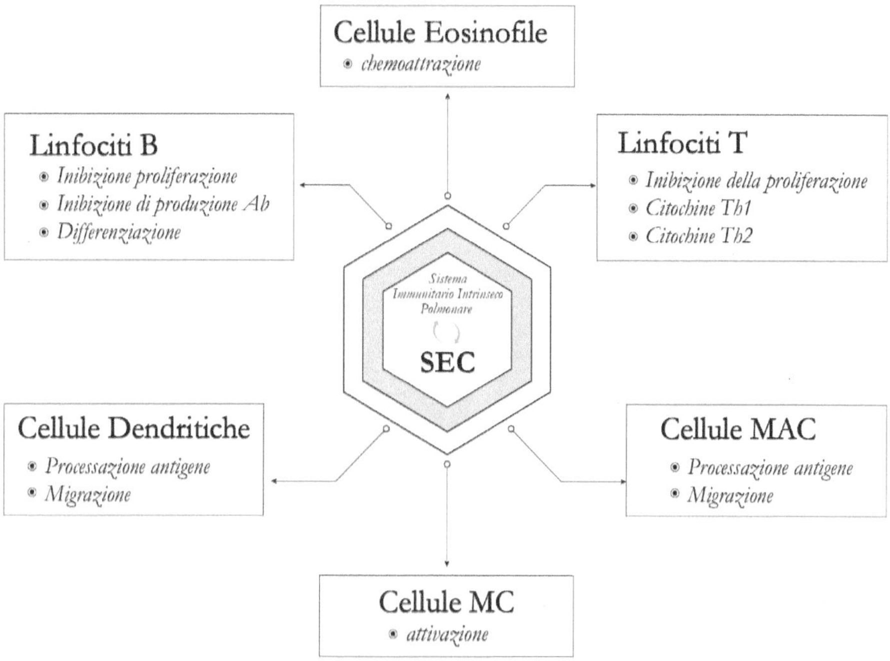

Figura 23 – SEC e Apparato respiratorio

Le conoscenze, per questo apparato, sono ancora molto rudimentali. Quello che si è potuto comprendere finora è l'interazione del SEC con il Sistema Immunitario intrinseco del polmone come descritto in figura.

stimolazione del 2-AG, indicando che il SEC potrebbe giocare un ruolo chiave proprio nel reclutamento degli eosinofili polmonari.

Altre azioni minori sulle cellule del sistema immunitario polmonare sono riassunte in figura 23 pag. 170. Un altro rinvenimento importante riguarda la stimolazione dei recettori CB1 pre-giunzionali a livello dei neuroni afferenti ed efferenti il sistema respiratorio. Tale stimolazione induce l'inibizione delle fibre nervose colinergiche che determinano la contrazione bronchiale. Questo meccanismo molecolare è candidato a effettiva motivazione dell'effetto broncodilatatorio clinicamente rilevato in conseguenza della stimolazione del SEC da parte del fitocomplesso cannabinoide.

Ulteriori ricerche su questo apparato risultano necessarie al fine di approfondire l'azione del SEC nella fisiopatologia del sistema respiratorio.

Apparato Escretore

Figura 24 – SEC nell'apparato genitourinario

Gli EC contribuiscono in tutti i livelli del nefrone interagendo con tutti gli altri meccanismi che presiedono alla formazione dell'urina. Anche a livello vescicale gli EC sortiscono la loro azione grazie al recettore CB1.

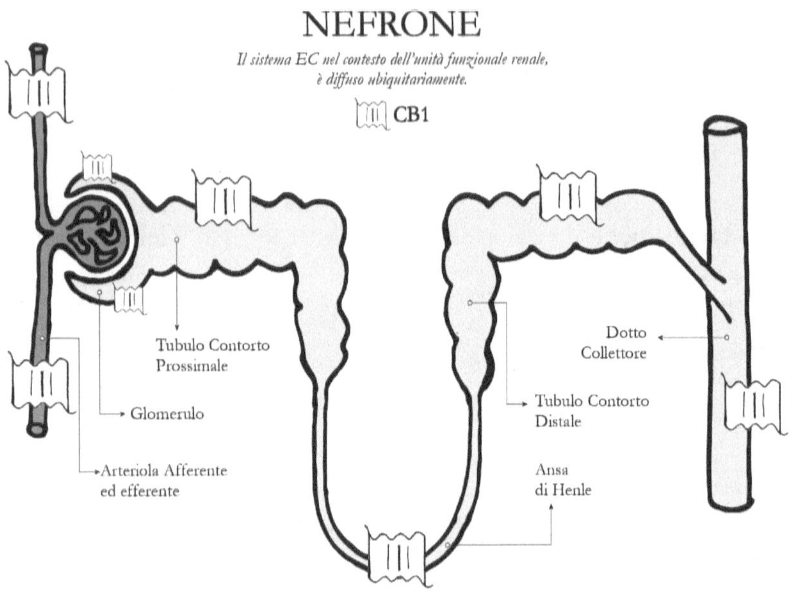

Nel contesto dell'apparato escretore, mentre la distribuzione del recettore CB2 è ancora oggetto di dibattito nella comunità scientifica, la presenza dei recettori CB1 è stata dimostrata in praticamente tutte le componenti microscopiche del nefrone. Più specificamente esistono solidi dati che ne attestano il rinvenimento in:

- Podociti
- Cellule epiteliali del tubulo contorto prossimale e distale
- Cellule mesangiali

I reni sani hanno dimostrato avere una elevata espressione basale di Endocannabinoidi. Questo riscontro va a supporto dell'ipotesi che il SEC sia intimamente correlato al controllo della emodinamica renale. La regolazione avviene tramite l'azione dell'AEA sui recettori CB1 che si è dimostrata in grado di aumentare il flusso ematico renale e al contempo di diminuire il tasso di filtrazione glomerulare.

L'AEA, inoltre, mostra effetti che sono concentrazione dipendenti:

- Alla concentrazione di 1 mM si è dimostrata in grado di vasodilatare le arteriole afferenti iuxtamidollari con un meccanismo CB1 dipendente e di avere effetti neuromodulatori inibendo il rilascio di noradrenalina (NA) dipendente dallo stimolo del KCl grazie alla sua azione sui recettori CB1. Quest'ultimo effetto è stato dimostrato sia sui nervi simpatici afferenti il tessuto renale, sia su segmenti arteriosi isolati.
- Alla concentrazione di 10 μM è in grado di stimolare il rilascio di Ossido Nitrico da parte dei vasi renali.

Nel contesto dell'apparato escretore, l'Anandamide, si è rivelata in grado di sortire:

- Effetti diuretici i quali non sono mediati né da una azione CB1 dipendente, né da una azione TRPV1 dipendente ma, piuttosto, sono conseguenza di un riflesso neuronale che coinvolge l'intera funzione renale.
- Un aumento dell'escrezione di Na+ e K+ con un meccanismo apparentemente CB indipendente ma che può essere rallentato/bloccato da inibitori selettivi delle COX-2 rendendo plausibile il coinvolgimento di mediatori prostamidici e dei loro metaboliti in questo effetto.
  » Effetti CB1 e TRPV1 mediati che comportano attività di:
  » Inibizione del Trasportatore Na+/H+
  » Inibizione del Co-trasportatore Na+/K+/Cl2
  » Modulazione delle attività della pompa Na+/K+ ATPasi nel Tubulo Contorto Prossimale.
  » Effetti di interazione con il trasportatore per il glucosio presente a livello renale che prende il nome di GLUT-2 assumendo un ruolo importante nella fisiopatologia della nefropatia diabetica.

Non solo l'AEA, però, è importante nell'apparato escretore. I dati scientifici, infatti, sono concordi nell'attribuire anche al PEA azioni importanti come quella di diminuire l'iper-reflessia vescicale visceroviscerale con un meccanismo che sembrerebbe essere correlato con recettori CB2-simili. I livelli di questo endocannabinoide minore, infatti, si innalzano a protezione della vescica nei modelli sperimentali di cistite indotta dalla ciclofosfamide.

I meccanismi attraverso cui questo mediatore innalza i suoi livelli di concentrazione dipendono, a loro volta, da azioni innescate dalla stimolazione del recettore CB1 e PPARg. Nei pazienti affetti da Sclerosi Multipla, che presentano una sintomatologia clinica da iperattività detrusoriale, si sono inoltre riscontrati elevati livelli di espressione del recettore CB2. In conclusione, si può tranquillamente affermare che i dati di letteratura siano concordi nel conferire al SEC un importante ruolo di regolazione della funzione vescicale, potenzialmente a diversi livelli del meccanismo fisiologico che comporta, negli animali, la minzione.

Le evidenze scientifiche dimostrano come, nel tratto urinario inferiore, i recettori CB siano implicati nei fenomeni sensoriali (ovvero quei fenomeni che trasmettono l'informazione dalla vescica al SNC al fine di modulare il riempimento e lo svuotamento dell'organo). Sebbene maggiori indagini e studi mirati siano necessari al fine di migliorare la conoscenza di questo sistema nell'apparato escretore, le potenziali ipotesi che si sono aperte dalla scoperta del SEC lo rendono sicuramente un interessante oggetto di studio.

Apparato Muscolo Scheletrico

È stato dimostrato che le cellule muscolari abbiano un proprio sistema endocannabinoide in quanto si è verificata la loro capacità di produrre sia gli endocannabinoidi che i recettori sui quali questi agiscono. Nel muscolo scheletrico, l'attivazione dei recettori CB1 da parte degli EC gioca un ruolo molto importante nello sviluppo della insulino resistenza grazie alla capacità di queste molecole di iperfosforilare il fattore IRS-1 comportando la conseguente attivazione della via ERK. L'aumento di concentrazione dell'AEA a livello muscolare – provocando l'iperfosforilazione inibitoria della proteina IRS-1 – va ad attivare le vie di trasduzione presiedute dalle proteine p38 e ERK1/2. Ciò potrebbe anche rappresentare la spiegazione degli effetti benefici percepiti dall'organismo in conseguenza di un esercizio fisico intenso. Questi dati sono molto importanti, in quanto l'insulino-resistenza è annoverabile tra i primi eventi di sviluppo della sindrome metabolica che, ad oggi, affligge circa il 30% della popolazione occidentale.

Raccomandazione primaria per i pazienti affetti da questa condizione è proprio lo svolgimento di esercizio fisico da moderato ad intenso per contrastare, all'origine, proprio l'insulino resistenza. A margine di queste considerazioni è mandatorio ricordare che il SEC può agire, a livello post trascrizionale, nella regolazione delle proteine deputate al trasporto del glucosio GLUT 1 e 4 rendendo ancora più solide le evidenze della implicazione di una disregolazione del SEC nella sindrome metabolica.

Nel muscolo, il SEC è inoltre correlato con il processo di miogenesi (l'effettiva formazione di cellule muscolari). I topi sottoposti a silenziamento dei geni codificanti i recettori per i cannabinoidi mostrano, a livello muscolare, la comparsa di:

- Fascicolazioni: contrazioni spontanee, rapide e a intervalli regolari di una o più unità motorie, senza esito motorio.
- Aumento del numero delle miofibrille che presentano un aumento del numero di nuclei al loro interno (conseguenza della alterazione del processo di formazione sinciziale).

La diminuzione di concentrazione del 2-AG ha dimostrato avere la capacità di diminuire la formazione dei miotubuli nei mioblasti murini sia in modelli in vitro che all'analisi del processo di miogenesi in vivo. Questa azione inibitoria è risultata essere indipendente dai recettori CB risultando correlata, piuttosto, ad una inibizione indiretta dei canali voltaggio dipendenti per il potassio Kv7.4. Risultati analoghi di inibizione del processo di formazione del muscolo si sono verificati, in modelli sperimentali, grazie alla somministrazione di antagonisti sintetici per il CB1.

Questo a dimostrazione di come questo recettore sia comunque implicato nel processo in una qualche modalità. (vedi figura) La stimolazione del recettore CB1 si è inoltre dimostrata in grado di ridurre la formazione dei mitocondri nel contesto delle cellule muscolari fornendo ulteriori prove a supporto della constatazione che l'impropria attivazione del SEC può condurre ad un difettoso metabolismo ossido-riduttivo come conseguenza di un'alterazione del processo di normale fosforilazione ossidativa mitocondriale. Sebbene non vi siano ancora evidenze del coinvolgimento dei recettori TRPV1 nelle azioni del SEC sulla miogenesi, è altamente probabile che queste si manifestino in una qualche modalità, in quanto, notoriamente, l'attivazione di questo recettore (attivato anche dagli EC) promuove la formazione dei mitocondri muscolari ed i processi di ipertrofia tissutale.

Anche nel contesto osseo il SEC gioca un ruolo tanto importante quanto complesso andando ad agire nell'equilibrio tra processi di deposizione e di riassorbimento presieduti, rispettivamente dagli osteoblasti e dagli osteoclasti. In entrambe le linee cellulari, infatti, sia in vivo che in vitro, è stata documentata la presenza dei due EC principali AEA e 2-AG.

Negli osteoclasti, inoltre, vi sono dati sperimentali a conferma della presenza di NAPE-PLD, DAGL, FAAH, MAGL, CB1, CB2, TRPV1 e GPR55 (quest'ultima documentata anche nel contesto osteoblastico). L'espressione dei recettori CB2 negli osteoclasti è modulata dall'attività dei canali TRPV1 e la loro sincronica attività influisce significativamente sul rimodellamento osseo. Nei modelli sperimentali di cellule umane in cultura questi due recettori hanno dimostrato avere effetti opposti e quindi auto-equilibranti, sul processo di deposizione ossea, dove il CB2 risulta promotore di questa attività mentre il TRPV1 la inibisce.

L'interazione tra questi due recettori è quindi molto importante nel processo fisiopatologico che sottostà all'osteoporosi. Il complesso ruolo del SEC sul tessuto osseo è confermato da modelli sperimentali murini dove era stata silenziata l'informazione genetica per i suoi componenti:

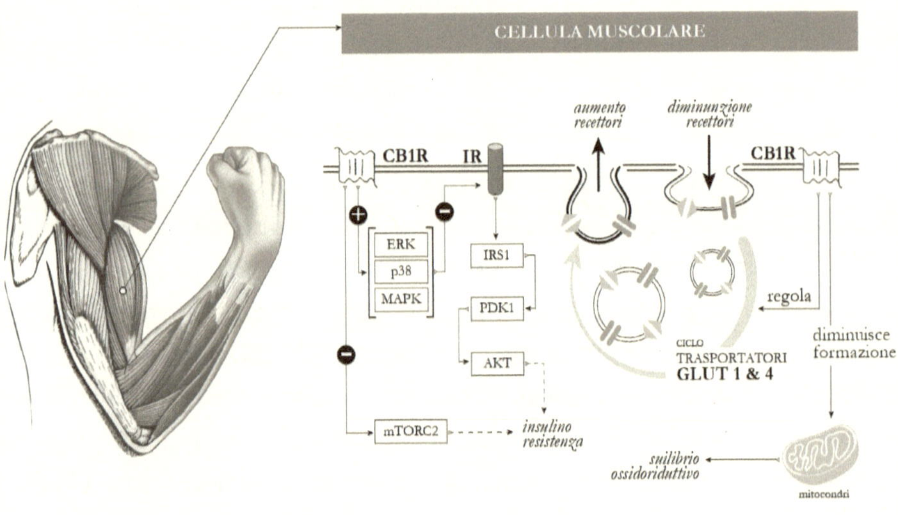

Figura 25 – SEC nel tessuto muscolare

Nel contesto di questo tessuto, il SEC è fondamentale nella regolazione dell'omeostasi glucidica e nel controllo energetico (come già visto precedentemente). Il muscolo è il tessuto più importante per lo sviluppo dell'insulino-resistenza e del conseguente sviluppo di un potenziale diabete di tipo II. Il SEC nel muscolo agisce per prevenire questa occorrenza.

- I topi CB1 deficienti hanno mostrato avere una aumentata o diminuita massa ossea in relazione al loro background genetico non cannabinoide.
- I topi CB2null, nei primi 3 mesi di vita, non hanno dimostrato significative alterazioni della struttura ossea ma, con l'avanzare dell'età, hanno mostrato un aumento della deplezione ossea età- correlata (un processo analogo a quello osteoporotico umano).

Gli agonisti sintetici dei cannabinoidi si sono dimostrati in grado, in vitro, di inibire l'attività sia osteoblastica che osteoclastica mentre, in vivo, hanno dimostrato avere la capacità di diminuire la perdita ossea estrogeno correlata in seguito a prove di ovariectomia sperimentale. Esperimenti in vitro su osteoblasti stromali di midollo osseo murino hanno dimostrato la capacità, per il 2-AG di:

- aumentare i markers di differenziazione osteoblastica.
- far diminuire il numero di cellule osteoblastiche ed il livello di fosfatasi alcalina.

Anche l'AEA si è dimostrata in grado di ridurre la formazione degli osteoclasti inibendone la differenziazione. In studi eseguiti su cellule umane in vitro è stata dimostrata, da parte dei due EC principali, la capacità di

far diminuire la proliferazione osteoblastica e di aumentare la differenziazione cellulare precoce dei precursori di queste cellule. Nello specifico:

- 2-AG: diminuisce i livelli dei marcatori tardivi di differenziazione osteoblastica e la loro capacità di stimolare i recettori CB1 è stata correlata alla formazione di tessuto osseo ectopico (al di fuori della propria sede fisiologica) proprio di alcune patologie.
- AEA: induce la differenziazione cellulare con un meccanismo CB indipendente e parzialmente inibito dagli antagonisti dei recettori TRPV1.

L'influenza del SEC sul metabolismo osseo non avviene esclusivamente grazie all'interazione di questo sistema con le cellule proprie del tessuto ma, anche, con quelle delle vie nervose ad esso afferenti. Il recettore CB1, infatti, è espresso anche nei nervi simpatici che innervano gli osteoblasti.

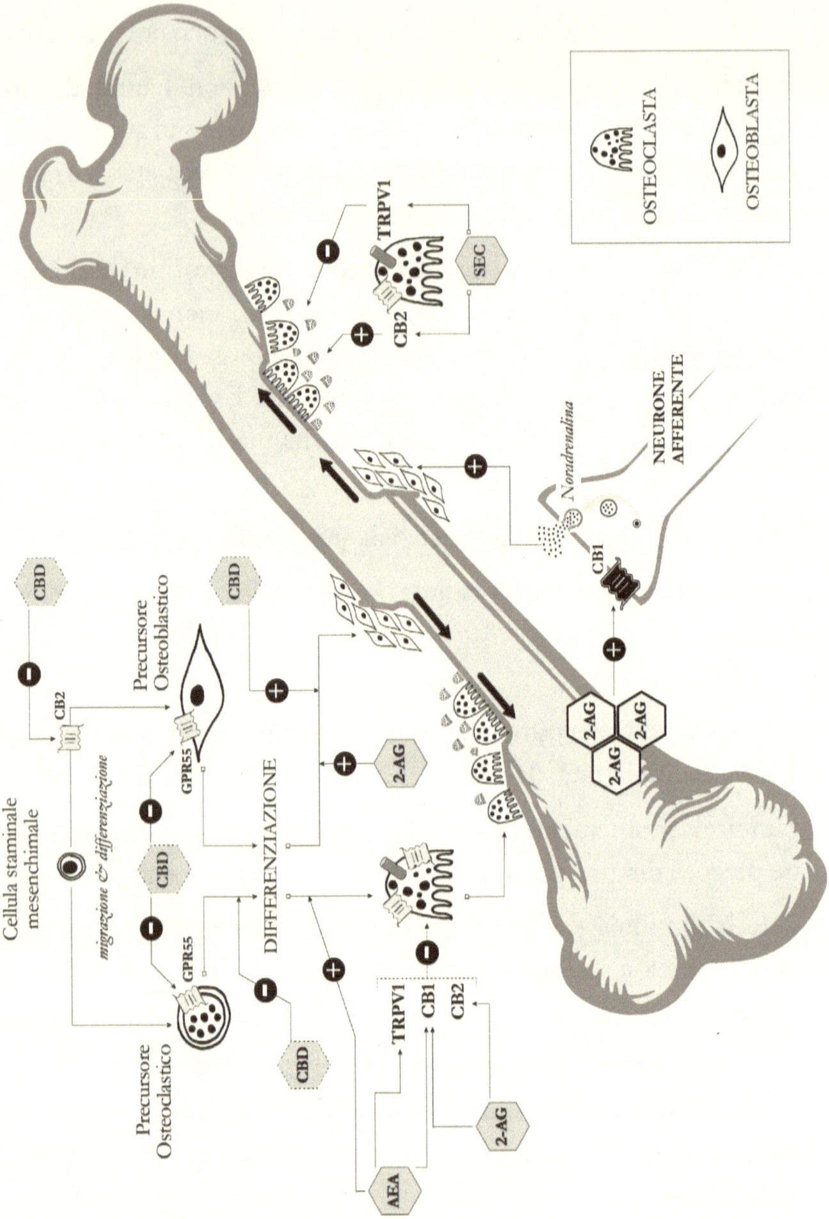

Figura 26 – SEC nel tessuto osseo

Il SEC agisce sul tessuto osseo in una modalità completa ed è in grado, a seconda della necessità propria del tessuto, di stimolare o inibire sia il riassorbimento che la deposizione di nuovo tessuto osseo. Questo può avvenire in maniera diretta, tramite l'effetto degli EC sugli osteoclasti/osteoblasti o in maniera indiretta, grazie alla modulazione delle terminazioni nervose afferenti all'osso

L'attivazione dei recettori CB1 a questo livello inibisce il rilascio di noradrenalina che si traduce, in ultima analisi, in un rallentamento o blocco della deposizione di nuovo tessuto osseo ed in una promozione del suo riassorbimento. In conclusione, il sistema endocannabinoide regola il metabolismo del tessuto osseo in una modalità complessa e talvolta addirittura contraddittoria degli stessi dati sperimentali. Questa attività risulta essere influenzata dalla tipologia del recettore coinvolto e dall'iniziale status fisiopatologico del tessuto.

Questi riscontri, tuttavia, sono in linea con la funzione primaria di mantenimento dell'omeostasi del tessuto osseo da parte del SEC, predisposto a correggere, in entrambe le direzioni, le più frequenti alterazioni di questo equilibrio che si manifestano in una buona parte delle condizioni fisiopatologiche che lo vedono coinvolto.

Apparato Riproduttivo

La presenza del SEC nel contesto del sistema riproduttivo, sia maschile che femminile, è stata ormai ben documentata. Gli EC hanno dimostrato avere profonde correlazioni con questo sistema tanto da essere considerati, ad oggi, dei componenti chiave nel suo buon funzionamento. In cavie in cui si sono sperimentalmente silenziati i geni responsabili della codifica del SEC, la funzione stessa della riproduzione veniva inibita. In questo capitolo cercheremo di riassumere le conoscenze ad oggi consolidate sulla localizzazione ed il funzionamento del SEC nell'apparato riproduttivo.

Sistema riproduttivo femminile

Attualmente è ancora difficile comprendere esattamente il modello di funzionamento del SEC in conseguenza della sua espressione altamente variabile sia nel contesto della stessa specie sia tra specie diverse. Nelle donne è stata documentata la presenza dei recettori sia CB1 che CB2 in pressoché tutte le fasi di sviluppo follicolare (primordiale, primario, secondario ed antrale). Gli enzimi FAAH e NAPE-PLD sono stati identificati nel contesto del follicolo secondario ma i loro livelli di espressione calano drasticamente in quello antrale.

Nelle cellule della teca (un gruppo di cellule endocrine dell'ovaio costituite dal tessuto connettivo specializzato che circonda il follicolo) è stato ipotizzato un meccanismo di azione autocrino per l'AEA, mentre, nelle cellule della granulosa (cellule ovariche somatiche contenute nella membrana basale del follicolo di cui esistono differenti tipologie) si è ipotizzato un meccanismo di degradazione degli EC FAAH-indipendente.

Questi risultati sperimentali sono stati ottenuti da campioni provenienti da "scarti" di fecondazioni artificiali. Tale metodica di campionamento risulta essere molto approssimativa ma anche l'unica possibile attualmente ed il bias che ne deriva potrebbe essere quello alla base dei contrastanti risultati ottenuti nei vari setting sperimentali. Uno schema ipotetico di distribuzione dei recettori per gli EC e dei loro enzimi produttivi e di degradazione è riassunto in figura 27 a pag. 182.

Rimane ancora dibattuto, infatti, il quesito scientifico sul dove e come, nel contesto ovarico, vengano prodotti l'AEA e gli altri EC. È stato dimostrato che la concentrazione plasmatica ed ovarica di AEA sono positivamente correlate, laddove aumenta l'uno aumenta anche l'altro. Apparentemente l'AEA è prodotto localmente nei follicoli delle donne in età fertile ed i suoi livelli si correlano alla crescita follicolare con un meccanismo autocrino che agisce sulle cellule della granulosa come precedentemente introdotto.

Bassi livelli di AEA nel follicolo sono molto importanti per evitare uno sviluppo inappropriato del follicolo stesso e, coerentemente, alti livelli di AEA sono stati rilevati nella fase peri-ovulatoria del ciclo dove questo mediatore, alle concentrazioni di circa 1 nM, potrebbe essere addirittura assunto come fattore predittivo di avvenuta maturità follicolare/ovocitaria. Nella fase peri-ovulatoria, i livelli massimali di AEA sono concomitanti a livelli massimali di estradiolo e livelli minimali di FAAH.

Le concentrazioni di questi elementi biologici si invertono nella fase post-ovulatoria. Non sono state rilevate correlazioni con i livelli del progesterone. Anche nella tuba di Falloppio è stata dimostrata la presenza di tutte le componenti del SEC. Questa porzione di utero è importante nel processo riproduttivo in quanto risulta essere la sede della capacitazione dello spermatozoo e dell'effettiva fecondazione dell'oocita. Nei topi è stato dimostrato che una corretta co-localizzazione di recettori CB1 e recettori adrenergici a1 e a2 è responsabile del normale trasporto embrionale verso la cavità uterina.

Nelle tube di Falloppio, è presente un gradiente di AEA (uguale a quello di NAPE-PLD) indispensabile ai processi della riproduzione perché garantisce un incremento della vita degli spermatozoi ed il loro normale transito verso il terzo distale di quest'organo dove, in condizioni fisiologiche, incontreranno l'oocita. La concentrazione dell'AEA risulta essere al suo minimo nell'ampolla tubarica (dove invece risulta essere massima la concentrazione di FAAH) ed al suo massimo nella regione istmica (in cui FAAH è a livelli minimi) dove permette la capacitazione dello spermatozoo grazie ad un'azione sui flussi di Ca2+ mediati dai recettori CB1 e TRPV1 ma non dai recettori CB2.

Dopo la capacitazione, gli spermatozoi acquisiscono la capacità di secernere per conto loro sia AEA che 2-AG, entrambi agenti sugli stessi recettori CB1 e TRPV1. Negli embrioni murini i recettori CB1 sono presenti sin dallo stadio a una cellula mentre il CB2 compare a partire dallo stadio a 4 cellule fino a quello di blastocisti nel quale il CB2 si trova più localizzato nell'ammasso cellulare interno mentre il CB1 è maggiormente localizzato nelle cellule trofectodermiche. Lo sviluppo embrionale ed il suo trasporto all'interno del condotto tubarico sono, in definitiva, regolati molto strettamente dai segnali CB1 mediati in quanto è stato riscontrato che alterazioni di questa via di trasduzione comportano drammatiche alterazioni dei processi descritti in una modalità che sembra essere dose correlata. Nel processo di impianto embrionale, contraddistinto da un significativo aumento della gonadotropina corionica umana circa 9 giorni dopo l'ovulazione, il SEC modula la responsività uterina e la plasticità endometriale, entrambi processi fondamentali nella buona riuscita della riproduzione. L'AEA è componente chiave in questo processo e la sua concentrazione è strettamente regolata dalla variabile espressione di NAPE-PLD e FAAH.

L'alterazione di questo fine meccanismo regolatorio comporta il fallimento della gravidanza. Nel topo è stato riscontrato che l'espressione di tutti questi componenti è subordinata ai livelli di Estradiolo e di Progesterone. Sempre in modelli murini è stata riscontrata una sincronicità di fluttuazione dei livelli ormonali intrauterini entro il 4° giorno di gravidanza (alti il mattino e bassi la sera) con quelli di espressione del recettore CB1.

In uno studio è stato evidenziato come i segnali trasdotti da questa via, stiano alla base di un cambiamento irreversibile di un pool di circa 100 geni embrionali. Nell'utero umano la distribuzione e la regolazione dei recettori

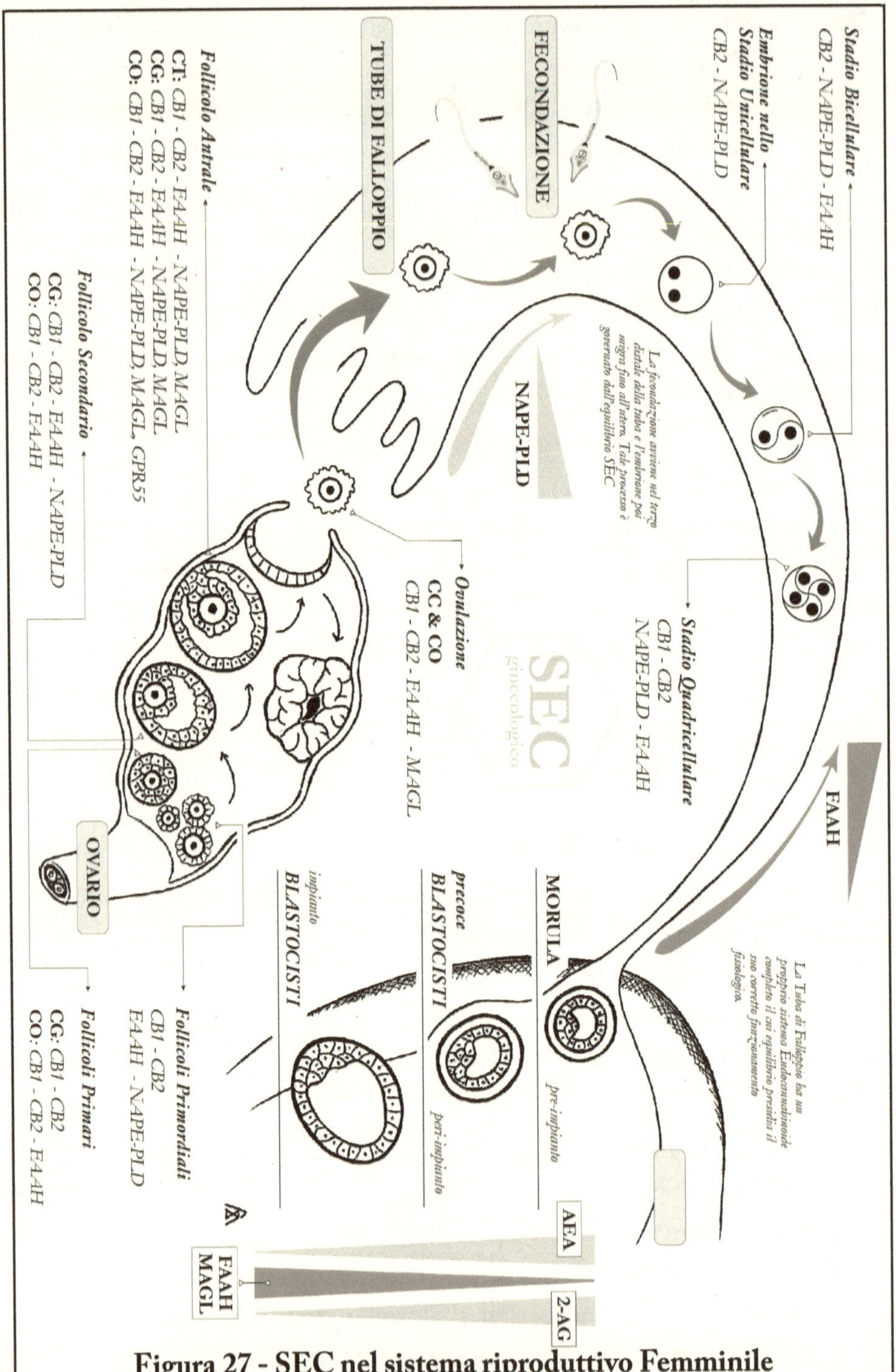

Figura 27 - SEC nel sistema riproduttivo Femminile

CG: cellule della granulosa | **CT**: cellule della teca
CO: cellula ovocitaria | **CC**: cellule della corona

CB1 è ancora materia di acceso dibattito mentre la caratterizzazione del recettore CB2 è stata più precisa, con la dimostrazione della sua presenza sia nel tessuto stromale che in quello ghiandolare, con un picco espressivo durante la fase proliferativa tardiva.

Procedendo temporalmente nello sviluppo della gravidanza, vediamo che anche la differenziazione del trofoblasto è strettamente regolata dall'AEA il quale stimola la fibronectina embrionale grazie alla sua capacità di attivare la via MAPK.

Negli esseri umani il SEC contribuisce anche al processo di formazione della placenta. Questo dato proviene dalla rilevazione, nel sinciziotrofoblasto, di mRNA codificanti il CB1, il CB2 e FAAH dove si ipotizza che regolino il delicato processo di erosione endometriale che mette in comunicazione la circolazione sanguigna materna con quella placentare fetale in formazione.

Una volta che il processo della gravidanza si è concluso, la gestante entra nella fase finale di parto e secondamento. È generalmente stabilito che il parto sia sotto il controllo dei livelli di progesterone e di corticotropina (ACTH). Recenti riscontri sperimentali, però, hanno stabilito che anche il SEC gioca un ruolo fondamentale in questo delicato processo finale della gravidanza.

La deficienza del gene cnr1 è stata infatti correlata con una maggiore incidenza di parto pretermine, probabilmente causata da uno squilibrio del rapporto Progesterone/Estradiolo. L'influenza del SEC nella fase prodromica del travaglio e nel parto dipende prevalentemente dalle azioni CB1 mediate su stimolazione dell'AEA la cui concentrazione subisce un innalzamento repentino (di 1,5 volte circa) proprio nelle gestanti a termine.

Questo incremento è verosimilmente causato dall'azione inibitoria del progesterone sull'enzima FAAH. Il meccanismo, probabilmente, è molto più complesso in quanto il termine di gravidanza è stato correlato anche con l'innalzamento dei livelli plasmatici di un altro EC, il PEA, il quale, per la sua specificità, è stato anche proposto come marker di parto precoce.

Sistema riproduttivo maschile

Gli studi sul SEC nel sistema riproduttivo maschile sono stati condotti su una ampia varietà di specie animali che spazia dagli invertebrati ai mammiferi. Gli studi dimostrano la presenza dei recettori CB negli spermatozoi di riccio di mare, ascidia, rana, topo, ratto, cinghiale, bovino ed umano. Questi ritrovamenti supportano la teoria che il SEC (ed in particolare il CB1 ed il FAAH) rappresenti un importantissimo controllore del processo riproduttivo. Nell'uomo, la ghiandola riproduttiva, è una fitta rete di cellule primarie (cellule germinali e cellule del Sertoli) poste all'interno del tubulo seminifero e di cellule interstiziali (cellule del Leydig, macrofagi e cellule epiteliali), a loro supporto. Tutte queste linee cellulari sono nutrite e protette da una rete vascolare e linfatica propria del testicolo. In pressoché tutte queste tipologie cellulari è stata dimostrata la presenza dei componenti del SEC. Nelle cellule di Leydig, in particolare, la trasmissione del segnale CB1 dipendente si è dimostrato essere un regolatore positivo della differenziazione cellulare e, al contempo, un regolatore negativo della crescita di questo particolare istotipo. Le azioni del recettore CB2, innescate dalla stimolazione del 2-AG, si sono dimostrate essere un fattore chiave nella promozione della progressione meiotica delle cellule germinali. I livelli di AEA, di converso, non hanno dimostrato avere nessuna correlazione con le fasi della spermatogenesi. Recentemente, per il SEC, è stato proposto un meccanismo molto elegante della modulazione FSH-mediata del numero delle cellule del Sertoli che si basa sulla capacità dell'AEA di indurre effetti 184185 B iologia & Fisiologia pro-apoptotici. Questa attività viene indotta dall'FSH grazie alla sua capacità di inibire l'enzima FAAH. L'apoptosi AEA mediata è inoltre provocata dalla sua azione sul canale TRPV1 e ciò è parzialmente inibito dall'attivazione dei recettori CB2. È degno di nota, infine, che l'FSH controlli esclusivamente i livelli di FAAH senza sortire alcuna effetto sui livelli degli altri componenti enzimatici del SEC (NAT, NAPE-PLD, MAGL e DAGL). (figura a pagina 186) L'AEA, attraverso un'azione CB1-dipendente è stata correlata ai parametri di vitalità spermatica, di attività mitocondriale e di modulazione del metabolismo glucidico e lipidico. Ciò rende l'AEA uno stretto controllore del metabolismo energetico spermatico, responsabile ultimo della motilità spermatica, del processo di capacitazione e della reazione acrosomiale (mediata dalla zona pellucida ovarica). Quest'ultima azione è mediata dall'attivazione dei canali TRPV1. Gli EC sono stati rinvenuti nei fluidi seminali delle specie di tutta la scala evolutiva, dai fluidi cloacali degli anfibi fino al liquido seminale umano. In tutte le specie, questo sistema è responsabile, grazie ad una azione CB1 mediata, dell'inibizione di tutti quei processi biochimici che inducono la

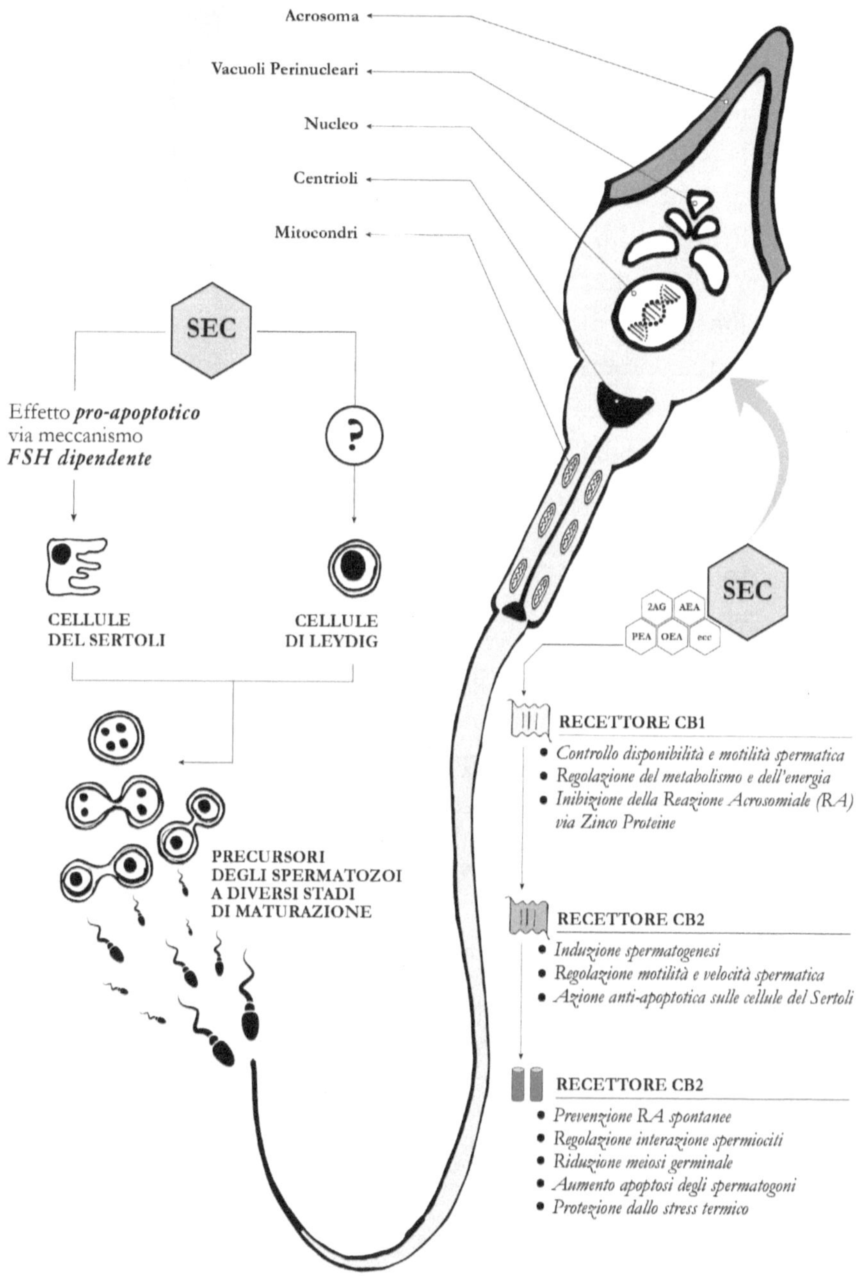

Figura 28 – SEC negli spermatozoi

capacitazione spermatica. È stato inoltre ipotizzato che anche la progressiva acquisizione della motilità spermatica che avviene lungo l'epididimo sia sotto il controllo del recettore CB1. Più recentemente è stato rinvenuto, in studi su epididimi murini, un ruolo regolatorio chiave per il 2-AG, valido anche per gli umani. È stato dimostrato uno specifico gradiente di 2-AG che, apparentemente, è mantenuto sia dal trasportatore putativo di membrana EMT sia dal fine equilibrio presente tra gli enzimi DAGL e MAGL. Questo gradiente, molto probabilmente, si instaura per contrastare le azioni di inibizione della motilità spermatica CB1-dipendenti. In generale, questa fine regolazione, serve a mantenere gli spermatozoi quiescenti ed inattivi fino al momento appropriato (dopo il loro rilascio). In ultima analisi si pensa che i due recettori per i cannabinoidi regolino diversi aspetti della fisiologia spermatica in vivo. Il CB1 regolerebbe la motilità contro l'immotilità mentre il CB2 regolerebbe l'elevata motilità contro la scarsa motilità.

Tegumento

La pelle è l'organo più diffuso del corpo umano e, sebbene nel passato gli venisse attribuita una semplice funzione di barriera che divideva il nostro interno dal mondo esterno, la scienza moderna è concorde nell'attribuirgli un ruolo di complessa e attiva funzione che partecipa, in maniera complessa, al mantenimento dell'omeostasi del nostro organismo. Il SEC si è rivelato essere implicato in processi quali crescita, differenziazione e sopravvivenza cellulare, risposte infiammatorie ed immunitarie e fenomeni correlati alla sensibilità cutanea; conseguentemente, disregolazioni del SEC sono state dimostrate in diverse affezioni patologiche come acne, dermatiti autoimmunitarie e da contatto e anomale reazioni fibrotiche. Sebbene i recettori sia CB1 che CB2 siano stati rinvenuti in tutta l'estensione della cute umana, la loro maggiore rappresentazione è stata dimostrata negli strati soprabasali della cute, nei follicoli piliferi e in alcune sporadiche regioni dello strato basale cutaneo. Più recentemente è stata confermata la presenza di questi due recettori nei melanociti, nei fibroblasti dermici e nelle cellule mioepiteliali delle ghiandole sudoripare eccrine. Il recettore CB1 ha dimostrato di essere più rappresentato nei cheratinociti umani (di tutti gli strati epidermici dallo spinoso al granuloso) e strettamente correlato alla differenziazione di questo sottotipo di cellule cutanee. Elevate concentrazioni di CB1 sono state inoltre rinvenute nelle cellule sebacee differenziate dell'infundibolo e della guaina interna della radice pilifera follicolare. Il CB2, dall'altra parte, è più rappresentato nei cheratinociti basali e nelle cellule sebacee indifferenziate del follicolo pilifero. La cute, inoltre, contiene una fitta rete neuro-vascolare all'interno della quale è stata dimostrata la presenza del SEC. È stata dimostrata la presenza degli EC sia nei grossi fasci nervosi mielinizzati del derma reticolare, sia nelle piccole fibre nervose amieliniche del derma papillare, sia nelle fibre nervose epidermiche. La presenza dei CBR è stata dimostrata, infine, anche nell'endotelio dei vasi di pertinenza cutanea.

Le cellule della cute non sono solo in grado di esprimere i recettori per i cannabinoidi ma possiedono anche la capacità di sintetizzare e di degradare gli EC. La presenza di AEA e di 2-AG è stata dimostrata nei cheratinociti, nei melanociti e nei fibroblasti. L'espressione dell'enzima di degradazione FAAH è stata rinvenuta essere molto bassa negli strati soprabasali dell'epidermide, nella guaina esterna del follicolo pilifero e nelle ghiandole sebacee cutanee. Nel contesto della cute, inoltre, sono stati descritti alcuni altri recettori appartenenti al SEC. Il recettore PPAR-γ, ad esempio, è stato documentato nel contesto dei fibroblasti, dei cheratinociti, dei melanociti e delle cellule sebacee. I recettori-canale che determinano variazioni transitorie di potenziale (TRP) sono anch'essi bersagli dell'azione degli EC (non solo dell'AEA ma anche del NADA e probabilmente di altri EC) e si sono dimostrati essere molto importanti nella regolazione delle funzioni cutanee.

- Il recettore TRPV1 (della famiglia dei recettori vanilloidi), ad esempio, è stato rinvenuto nelle cellule di Langerhans, nelle cellule endoteliali e della muscolatura liscia vasale, nelle cellule epiteliali sebacee e sudoripare così come nelle fibre nervose epidermiche e subepidermiche. La sua attivazione inibisce, nei cheratinociti, la sintesi lipidica, promuovendo, di conseguenza, l'alterazione della barriera epiteliale; l'antagonismo di questi recettori, coerentemente, accelera il suo ripristino.
- Il recettore TRPV4 ha curiosamente mostrato un effetto diametralmente opposto in cui agonisti e antagonisti, rispettivamente, accelerano e riducono il ripristino delle funzioni di barriera della cute. L'attivazione di questo recettore, nello specifico, favorisce lo sviluppo e la maturazione delle giunzioni cellulari cheratinocitiche che sottostanno alla funzione di barriera menzionata.

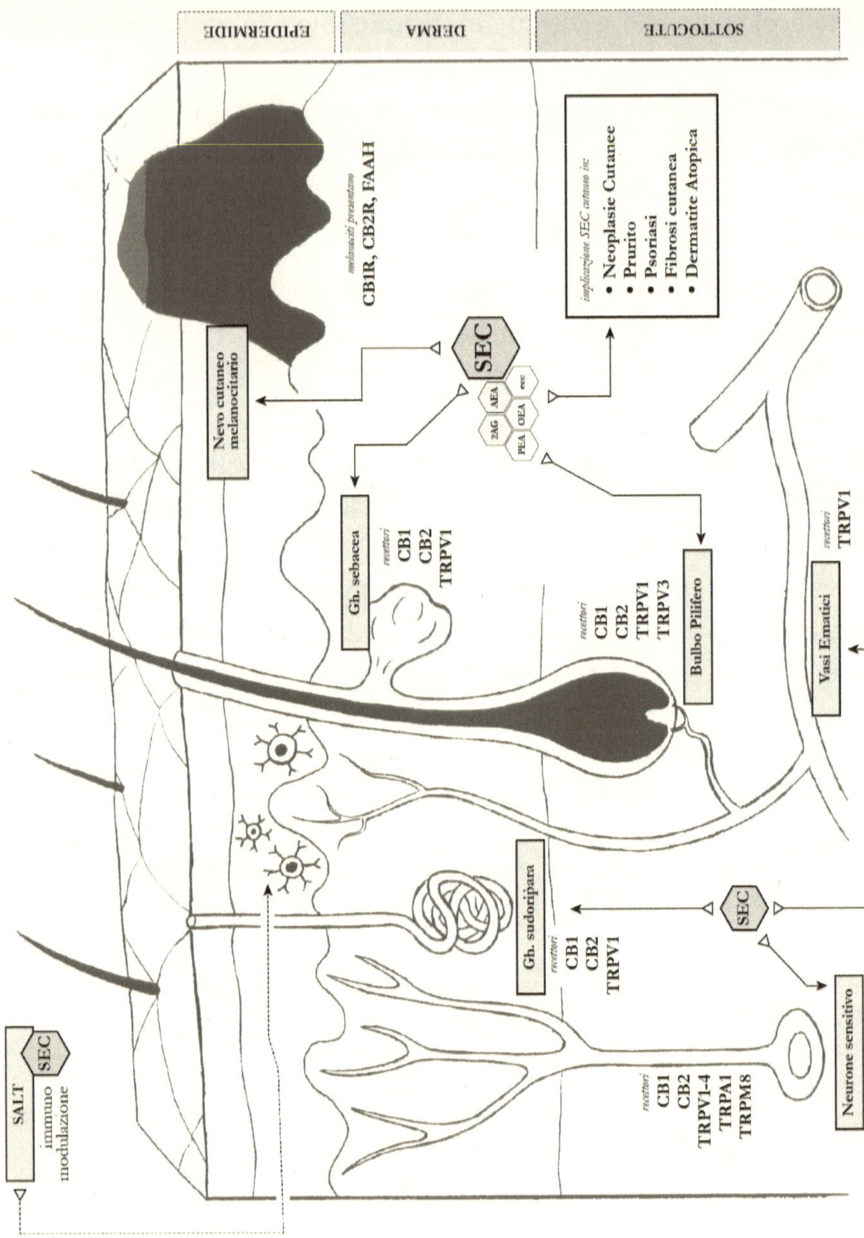

Figura 29 – SEC cutaneo

- I recettori TRPA1 e TRPM8, in altri esperimenti, hanno dimostrato (se stimolati con agonisti topici) di avere la capacità di migliorare il ripristino della permeabilità cutanea ed i processi di proliferazione cellulare successivi ad un trauma cutaneo.
- I recettori TRPV1 e TRPA1, inoltre, hanno dimostrato la capacità di influire nei processi immunitari modulando la produzione ed il rilascio, da parte dei cheratinociti, dei mediatori pro-infiammatori quali IL-1⊠, IL-1⊠, IL-8 e PGE2.

È importante ricordare, per concludere la disamina dei recettori TRP nella cute, che è stata dimostrata la capacità dell'Anandamide di indurre l'apoptosi nei melanociti proprio grazie alla stimolazione del recettore TRPV1. (vedi figura a pagina precedente) L'unità pilosebacea è un'importante struttura cutanea deputata alla termoregolazione e protezione ambientale e risulta essere formata da:

- Follicolo pilifero
- Ghiandole sebacee
- Ghiandole sudoripare
- Muscolo erettore del pelo

È stato dimostrato che il follicolo pilifero è un organo neuroendocrino a tutti gli effetti, sorgente e bersaglio di molti neuromediatori. Il ruolo degli EC come modulatori neuroendocrini è stato ormai ben dimostrato. Diversi recenti studi forniscono solide prove che il SEC sia implicato strettamente nella regolazione dei processi inerenti il follicolo pilifero.

- Il CB1, attivato dall'AEA, si è dimostrato in grado di inibire l'allungamento dello stelo del pelo a causa del suo effetto proapoptotico nei cheratinociti interni alla sua matrice proliferativa. Consistentemente a questi risultati, il blocco dei recettori CB1 da parte di antagonisti specifici, promuove la crescita pilifera. Le case farmaceutiche hanno tentato di utilizzare questo dato al fine di sviluppare un antagonista (Rimonabant®) in grado di promuovere la ricrescita dei capelli senza però ottenere risultati soddisfacenti.
- Bassi livelli di concentrazione di AEA hanno dimostrato avere la capacità di influenzare le cellule sebacee inducendo la loro capacità di produrre molecole lipidiche. Alte concentrazioni di AEA, coerentemente, hanno dimostrato avere la capacità di indurre

l'apoptosi delle cellule sebacee attraverso un meccanismo CB2R-MAPK mediato.

Nel complesso, la letteratura è concorde nello stabilire che il Sistema Endocannabinoide sortisce un effetto importante sul follicolo pilifero e sulle altre componenti dell'unità sebacea. Nel contesto della cute, infine, si trova anche una specializzazione del sistema immunitario molto importante, il tessuto linfoide associato alla cute (SALT), descritto, per la prima volta, nel 1978 da Streilen e responsabile dell'attivazione della risposta immunitaria cutanea. Le sue componenti sono:

- Cheratinociti
- Cellule di Langerhans
- Linfociti T
- Melanociti
- Macrofagi
- Cellule Mastocitarie

In tutte queste componenti ritroviamo l'espressione di entrambi i recettori per i Cannabinoidi con una prevalenza di espressione del CB2 rispetto al CB1. In molti di questi sottotipi cellulari è stata documentata la presenza anche degli enzimi di produzione e di degradazione dell'AEA e del 2-AG. Vi sono diversi riscontri a supporto dell'implicazione del recettore CB1 nella protezione contro l'eccessiva attivazione del SALT:

- Il recettore CB1 è implicato nella modulazione delle citochine pro-infiammatorie che vengono prodotte dai cheratinociti. Ciò è dimostrato dal riscontro dell'aumento di rilascio di CXCL10 e di CCL8 da parte dei linfociti T aptene specifici in modelli murini CBnull di infiammazione cutanea allergica.
- L'AEA diminuisce la produzione di TNF⊠, IL-12–p40, IL12–p70 e IL-23, sia nei cheratinociti immortalizzati che nei cheratinociti umani attivati dall'IFN-⊠. Analogamente, l'AEA è in grado di diminuire la produzione di IFN-⊠ e di IL-17 in colture cheratinocitiche-linfocitarie Th1 e Th17; effetto, tra l'altro, inibito da antagonisti selettivi del CB1.

È importante infine ricordare come l'AEA ed il 2-AG possano aumentare, da parte dei macrofagi, il rilascio, CB2 mediato di:

- Ossido Nitrico LPS-indotto

- PGE2 (che partecipa alla modulazione positiva di iNOS e COX-2)
- IL-6

Sebbene tutte queste evidenze depongano a favore di una intima implicazione del SEC nella regolazione del sistema immunitario cutaneo, non sono ancora state delucidate chiaramente le potenziali azioni che i fitocannabinoidi potrebbero sortire nelle infezioni microbiche cutanee.

IN PLANTAE SALUS

Quando si parla di Cannabis Terapeutica solitamente si restringe il campo di considerazione all'infiorescenza della pianta femminile. Sebbene questa sia la regina dei composti salutistici che si possono trarre dalla Cannabis, non è la sola. Come abbiamo cercato di far comprendere finora, infatti, è il fitocomplesso (ovvero l'insieme più vasto possibile di composti chimici prodotti dalla pianta) ad essere terapeutico nella terapia Endocannabinoiatrica. Il versatile utilizzo della Cannabis è la base di un corretto approccio medico, sia esso di guarigione o di autoguarigione. In ECBI la pianta integralmente intesa ritorna ad essere centrale ed i suoi molteplici prodotti derivati rappresentano, per il medico, quasi una farmacia a sé stante da cui attingere in maniera sapiente per ogni condizione clinica riscontrata.

Pianta cruda

Il consumo della pianta di Cannabis cruda è l'unico modo in cui l'Essere Umano può assumere un buon quantitativo di Cannabinoidi Acidi. Questi cannabinoidi, come abbiamo visto nella sezione apposita, possono sortire diversi effetti positivi per la salute umana. La peculiarità dell'ingestione della pianta a crudo è che, a prescindere dal quantitativo assunto, non sarà mai possibile che si verifichi alcun tipo di effetto psicoattivo.

Questo dipende dal fatto che i cannabinoidi acidi, come già spiegato, non hanno la possibilità fisico-chimica di attraversare la barriera ematoencefalica rendendo, di fatto, impossibile ogni interazione con il Sistema Nervoso Centrale. Questo riscontro, al contempo, permette al professionista di aumentare significativamente il quantitativo di Cannabinoidi somministrati lasciando silente la preoccupazione di ingenerare alcuno di quei potenziali effetti neurologici talvolta percepiti come spiacevoli o indesiderati.

È importante ricordare che ingerire le foglie di Cannabis come se stessimo mangiando un'insalata non fa bene al nostro organismo. La presenza dei cistoliti sulle foglie (tricomi non secernenti - vedi tavole botaniche) le rende irritanti per lo stomaco. Questi devono essere prima frammentati. Il modo migliore per ingerire i cannabinoidi acidi è prendere un buon mix di foglie e fiori freschi della pianta ed estrarne il succo.

Per questa operazione vi sono degli ausili tecnici appositi, gli estrattori a freddo (che nel processo frammentano anche i cistoliti). Gli estrattori riescono a separare il succo della frutta e della verdura, attraverso un particolare meccanismo di funzionamento che permette di lasciare inalterati tutti i componenti nutritivi più importanti.

Un succo di frutta o di verdura prodotto in questo modo può essere parte di un'ottima colazione, di una merenda, di un aperitivo o di una sana dieta depurativa. Il meccanismo di funzionamento degli estrattori di succo a freddo si basa sulla rotazione della coclea, una vite senza fine che spinge la frutta o la verdura contro il filtro in modo da separare la polpa dal succo. La particolarità dell'estrattore a freddo è quella di funzionare lentamente.

Nei migliori estrattori la coclea gira tra le 40 e le 60 volte al minuto, ma in alcuni di nuova generazione, i giri possono scendere anche sotto i 40. La lentezza del lavoro permette un'estrazione a bassa temperatura e questo fa sì che i delicati cannabinoidi acidi non vengano alterati nella loro struttura. Se il meccanismo funzionasse velocemente, infatti, le parti meccaniche e la materia da lavorare si potrebbero scaldare, e ciò provocherebbe l'ossidazione e la perdita delle proprietà nutritive del succo estratto.

L'ossidazione dei Cannabinoidi farebbe perdere loro le preziose caratteristiche acide. Un altro modo di consumare la pianta di Cannabis cruda è quello di preparare, con foglie e fiori, un pesto per una pasta.

Ho assaggiato questa ricetta per la prima volta nella provincia di Alessandria ad un pranzo preparato da Galeno in persona a casa di Franco Casalone. Mentre Galeno stava sapientemente preparando questa pietanza abbiamo scherzato insieme su come avessimo potuto chiamarlo per davvero un "pesto galenico".

Ricetta del Pesto Galenico

- Foglie e fiori di Cannabis q.b.
- Olio Extravergine di oliva q.b.
- Semi di canapa decorticati a piacimento
- 2 spicchi d'aglio
- Lavare accuratamente foglie e fiori di Cannabis
- Frullare il tutto lentamente ed aggiungere acqua fredda fino al raggiungimento della consistenza voluta.
- Condire la pasta e servire a tavola.
- Aggiungere una spolverata di grana alla fine, servire e mangiare, non tralasciando di rivolgere una profonda intenzione di gratitudine verso lo spirito delle piante di grano, di olivo, di Cannabis che si sono donate al nostro nutrimento, verso la vacca che ha donato il suo latte allo stesso scopo e al casaro che l'ha trasformato senza tralasciare di ringraziare, da ultimo e sempre, l'Universo Intero che ci sta permettendo di vivere questa meravigliosa esperienza chiamata Vita.

Infiorescenza femminile

Le infiorescenze femminili sono il prodotto attraverso cui si conosce la pianta di Cannabis perché il più "famoso" sia per gli utilizzatori medici che "ricreativi". La differenza tra queste due "tipologie di infiorescenze" risiede esclusivamente nel metodo di coltivazione della pianta. Nel processo di produzione farmaceutica, la componente interattiva uomo-vegetale è considerata a priori dannosa e quindi da evitare il più possibile.

La Cannabis "Medica", infatti, è cresciuta in ambienti chiusi, con "standard farmaceutici" che prevedono stanze di coltivazione che si avvicinino il più possibile alla sterilità, le piante non approfondano le loro radici nella terra ma sono sostenute da lana di roccia e direttamente immerse nell'acqua dove vengono artificialmente introdotti sempre gli stessi quantitativi di nutrienti (tendenzialmente di origine di sintesi) per standardizzarne il più possibile la crescita.

La luce non è quella naturale del Sole ma quella di lampade al Sodio o a Led che tentano di imitarne lo spettro completo di frequenze. Quando il ciclo di crescita è terminato, le piante vengono raccolte con guanti di lattice e processate in camere, simili a quelle di crescita, che tendono alla sterilità.

Le infiorescenze vengono poi essiccate e, come ultimo passaggio, vengono sottoposte ad un irraggiamento con Raggi γ (unico procedimento autorizzato al fine di eliminare qualsiasi traccia di "agente contaminante" dal Farmaco in questione). I Raggi γ in fisica nucleare sono le radiazioni elettromagnetiche prodotte dal decadimento radioattivo dei nuclei atomici.

Normalmente la frequenza di questa radiazione è maggiore di 10^{20} Hz, dunque possiedono un'energia oltre i 100 keV e una lunghezza d'onda minore di 3×10^{-13} m, di molto inferiore al diametro di un atomo. Sono tra le più pericolose per l'uomo, come tutte le radiazioni ionizzanti. La pericolosità deriva dal fatto che sono onde ad alta energia capaci di danneggiare irrimediabilmente le molecole che compongono le cellule, portandole a sviluppare mutazioni genetiche o addirittura la morte. Queste considerazioni hanno generato, negli utilizzatori della pianta, sostanziali dubbi, soprattutto circa la possibilità che questi raggi avrebbero di modificare le molecole dei cannabinoidi naturali.

Per tale motivo il Dr. Arno Hazekamp, responsabile della ricerca e dell'istruzione presso la Bedrocan International BV, (il principale produttore di cannabis medica in Europa), ha condotto uno studio proprio con lo scopo di far luce su questa controversia.

Lo studio di Hazekamp ha utilizzato quattro diversi ceppi di cannabis medica prodotti da Bedrocan© sia prima, sia dopo il processo di irradiazione. Lo studio si è particolarmente focalizzato sui cambiamenti nel contenuto di cannabinoidi, terpeni e umidità. I diversi ceppi sono stati valutati visivamente e sono stati sottoposti a prove standard di potenza della cannabis con sistemi GC e HPLC (rispettivamente cromatografia gassosa e su piastra di migrazione).

Nello studio non viene evidenziata alcuna modifica delle concentrazioni di THC e CBD in nessuno dei ceppi dopo l'irradiazione gamma. Nessuna alterazione era riportata anche nel contenuto di umidità, mentre l'effetto sui terpeni è apparso discutibile. Solo pochi terpeni sono stati completamente distrutti, mentre l'esatto profilo terpenico di ciascuna varietà ha subito solo piccole variazioni. I principali terpeni colpiti dai raggi gamma sono stati i monoterpeni mircene, cis-ocimene e terpinolene, oltre al sesquiterpene gamma-selinene ed eudesma-3,7 (11)-diene.

Hazekamp ha osservato che il contenuto di terpeni effettivamente si riduce, ma che nelle infiorescenze non si sono creati nuovi composti a causa dell'irradiazione, suggerendo quindi che i terpeni semplicemente "evaporino" durante il processo. Questi risultati appaiono confermare la sicurezza biologica del processo di irraggiamento.

Lo studio, tuttavia, non analizza la struttura molecolare in sé di tutto il profilo chimico del fitocomplesso e quindi, sebbene sia un'eccellente valutazione, non fuga del tutto i dubbi sugli effetti che il processo di irraggiamento può avere sui fiori della pianta. Rimane quindi legittimo, da parte del paziente, preferire infiorescenze che, a differenza del procedimento appena descritto, provengano da una pianta più Naturale.

Sebbene vi siano molti pazienti che per indole personale preferiscono il "prodotto farmaceutico" (perché dà loro una sensazione di maggiore sicurezza), ne esiste un'altra nutrita schiera che si rispecchia di più nel pensiero di Franco Casalone, storico paziente (tra i primi in Italia a vedere riconosciuto il suo utilizzo terapeutico) e profondo conoscitore della Pianta di Cannabis sotto tutti i suoi aspetti. Nelle sue parole si ritrova un autentico spirito applicabile alla ECBI e vorrei riportarvele così come mi sono giunte:

Vorrei una pianta sana, vissuta in un posto rispettato dall'uomo, con aria pulita, acqua incontaminata, terra "viva", sole amico, cresciuta con amore con l'intento di far stare bene...

Vorrei una cannabis con uno spettro di sostanze attive il più completo possibile. Così la sua azione curativa potrà essere più ampia e completa...

Vorrei che fosse manipolata il meno possibile, cresciuta libera e senza troppa pressione di selezione, che possa esprimersi al meglio, e non uno "scherzo" creato per un mercato di allocchi.

Vorrei una cannabis nata da seme, con il patrimonio genetico integro e dove ogni individuo possa avere la sua personalità.

Vorrei piante "regolari", non femminizzate (dove il patrimonio genetico si dimezza e, nel processo, si intacca il DNA della pianta).

Vorrei poterne avere a disposizione diverse varietà, con diversi effetti, per diversi momenti della giornata.

Vorrei poterne averne a disposizione abbastanza da garantirmi una continuità terapeutica. Abbastanza da non dover temere di rimanere senza (e dover interrompere la terapia).

Vorrei che non fosse come le canape che (non) ci fanno avere in farmacia: cresciute sotto luci artificiali, irrigate con acqua "morta" (filtrata a osmosi), fertilizzate con concimi di sintesi, cresciute in cubetti di lana di roccia, toccate con mani inguantate dalla plastica, sterilizzate ai raggi gamma, con l'intento di obbedire a disciplinari di produzione fatti da tecnici che la considerano comunque una "droga".

Vorrei che i medici che la devono prescrivere non fossero più pieni di pregiudizi dati da formazioni scorrette, in cui è stato loro insegnato che la cannabis è pericolosa.

Vorrei che gli stessi medici fossero disponibili a informarsi, e che siano pronti a imparare dai pazienti, e a credere a loro più che alle macchine.

Vorrei che anche nell'informazione e nelle prescrizioni non ci siano più pregiudizi e paure. (è stato dimostrato che nella cura di molte malattie gravi sono necessari quantitativi di gran lunga maggiori di quelli fino ad ora prescritti dai protocolli, e la cannabis si è dimostrata sicura anche a dosi alte). E che non si pensi più che se è stata vietata è perché' "fa male".

Vorrei poterne provare diverse qualità, in diverse quantità, seguito dal mio medico, fin quando, insieme, possiamo trovare la migliore per la mia patologia (e magari, per qualcun altro con la stessa patologia servirà una qualità e quantità di cannabis diverse...).

Vorrei che crescesse e fosse adattata nella zona dove vivo, perché possa aver a che fare con lo stesso ambiente e gli stessi insulti alla vita. E dove, se cresciuta senza aggiungere porcherie, se starà bene, sarà perché ha qualcosa che la fa resistere a quegli insulti particolari. E potrà trasmettermi quel qualcosa per farmi stare meglio nel mio ambiente (anche se sarebbe meglio che io stesso potessi vivere nell'ambiente incontaminato della prima frase di questo testo)

. ...e vorrei potermela coltivare io stesso, sicuro che il coltivarla fa parte della terapia. O, se non riesco, da qualcuno di mia fiducia, che mi sia amico e che cerchi sinceramente di aiutarmi. Se la coltivo io, farà parte di me. Tutti i giorni toccandola, annusandola, guardandola, ascoltandola crescere, le mie cellule si mischieranno con le sue, inizierà una "comunicazione",

Lei inizierà a capire e ad assimilare le mie frequenze di vibrazione ed io le sue, e fin da quando deciderò di coltivarla, poi per tutta la sua vita, e infine quando la assimilerò in me, la sua azione terapeutica potrà essere molto più mirata e "personale".

Vorrei che finisse il tempo delle menzogne, della disinformazione, delle paure, delle prigioni per i consumatori e i coltivatori di cannabis. Chi coltiva cannabis deve essere considerato un benefattore, e non più un malfattore. Che poi la coltivi nel modo sbagliato, è anche questo fatto questione di cultura, data da un proibizionismo che si è radicato per un secolo, e adesso è ora di smetterla. Tante, tantissime persone potrebbero avere benefici per la loro salute grazie all'uso di cannabis.

Nel 1995 scrivevo che la cannabis potrebbe sostituire, o entrare in composizione con, almeno il 50% dei farmaci. Oggi sono state fatte tantissime ricerche in più e si sono scoperte e riscoperte un'infinità di possibili applicazioni terapeutiche…

La cannabis è un'erba officinale, e come tale dovrebbe essere trattata: liberamente accessibile, gestita per la vendita al pubblico da personale preparato, utilizzata dalla farmaceutica per preparazioni mirate, ma, ripeto, liberamente accessibile.

Se non riesco a prender sonno, non chiedo una ricetta al medico, ma mi faccio una camomilla. Se continuo a non riuscire a dormire per notti intere, vado dal medico… è necessario che le persone se la possano gestire direttamente: siamo malati adesso e abbiamo bisogno della medicina da ieri, non possiamo più aspettare che ci arrivi da chi fino a poco fa aveva interesse a non farcela avere."

Franco Casalone
il Canapaio | Guru Italiano della Cannabis

Tricomi Isolati

I tricomi isolati della pianta di Cannabis compongono il prodotto volgarmente denominato Hashish o Fumo. Questo termine, tuttavia, è ormai correlato, dopo anni di proibizionismo, a un profondo pregiudizio mentale che non ne fa comprendere appieno il potenziale terapeutico. All'interno dei tricomi della pianta, come abbiamo visto, sono contenuti e concentrati tutti i fitocannabinoidi e gli altri componenti che costituiscono il fitocomplesso. Ad oggi non esiste alcun utilizzo terapeutico riconosciuto per questo tipo di lavorazione della pianta. Il livello percentuale di cannabinoidi contenuti in questo prodotto è nettamente superiore a quello delle infiorescenze e potrebbe rappresentare un valido aiuto in quei casi in cui sia necessario incrementare il dosaggio per ottenere l'adeguata stimolazione del SEC ricercata e considerata, dal medico, utile a conseguire i risultati terapeutici che la ECBI si prefigge. Le tipologie di questo prodotto della pianta possono essere differenti a seconda del metodo con cui si effettua la separazione dei tricomi (la resina) dalla parte vegetale della pianta. Ne descriviamo una panoramica:

- **Charas**: (il migliore isolato di tricomi di utilizzo medico) considerato in medicina Ayurvedica il prodotto derivato dalla Cannabis con più potere narcotico, si ottiene con un processo di semplice sfregamento tra le mani delle infiorescenze fresche della pianta. Si può effettuare sia sulla pianta ancora intatta nella terra oppure su rami appena tagliati. Il processo di sfregamento può essere più o meno delicato, in entrambi i casi avremo, pian piano, una patina scura che si depositerà su tutta la mano e che verrà successivamente staccata, sempre rigorosamente a mano e compattata in piccole sfere o "salamini" (per minimizzare l'esposizione all'aria). Quando lo sfregamento è molto delicato si ottiene un derivato molto pregiato denominato "crema" che rimane molto duttile e malleabile. Il Charas, una volta prodotto, dovrebbe poter maturare per almeno una decina di giorni prima di essere assunto. Questa attesa permette alle molecole in esso contenute di stabilizzarsi chimicamente, soprattutto nel loro profilo terpenico.

- **Kief**: indica i piccoli tricomi che si separano dalle cime essiccate quando vengono maneggiate o tritate. Quando maneggiate le infiorescenze di Cannabis potrete notare una sostanza simile a polvere che si deposita sui polpastrelli: quello è il kief.174

- **Polline**: è un prodotto ottenuto dalle infiorescenze secche di Cannabis che vengono "sbattute" al di sopra di un setaccio. Si possono usare setacci con maglie di diversa dimensione, inizialmente si usano dimensioni di 220 o 150-160 micron, e successivamente si può rifiltrare il materiale ottenuto una seconda volta usando maglie da 50-70 micron per eliminare la maggior parte delle impurità (ottenendo il prodotto che volgarmente viene chiamato Dry Sieve). Alla fine di questo procedimento si ottiene una specie di kief che, successivamente, viene pressato o con tecnica a freddo o con tecnica a caldo (a seconda che venga applicato o meno calore nel processo) in una pressa idraulica o in un torchio. Eventualmente, prima di effettuare la pressatura, si può percuotere il polline con un martello di legno al fine di provocare la rottura dei tricomi e la fuoriuscita della resina che renderà il prodotto finale più compatto, duttile e malleabile.
- **Ice-O-Lator**: (conosciuto con il termine volgare di Bubble Hash) a differenza delle altre che hanno un'origine molto antica, è una tecnica di isolamento messa a punto più recentemente per aumentare la resa del processo. In questo metodo vengono usati acqua ghiacciata (con una temperatura che non dovrebbe superare i 4° C), "borse" apposite, con filtri di dimensioni simili a quelle descritte per il polline e la forza centrifuga. Una volta separati i tricomi dall'infiorescenza questi devono essere lasciati asciugare prima di essere sottoposti al passaggio finale di pressatura simile a quello del polline ma che solitamente viene effettuato utilizzando la tecnica a freddo.

Questi prodotti derivati dalla pianta presentano, ognuno, una tipologia differente di fitocomplesso che potrebbe essere utilizzata sapientemente in terapia medica come già avviene da millenni nelle pratiche ayurvediche (anche se ad oggi il loro utilizzo è di molto limitato dalle legislazioni). Tutti i derivati descritti hanno la caratteristica di disciogliersi completamente in mezzi di soluzione lipidici (come gli oli o il burro) rendendoli utilizzabili anche per via orale e non solo tramite la via inalatoria.

È bene ricordare che l'uso di Charas per via inalatoria, mediante un apposito strumento denominato ciloom, è la via di utilizzo elettiva nelle pratiche asiatiche di rituali introspettivi che si correlano alla cultura enteogena di questa pianta.

Radici

Già nel primo secolo Plinio il Vecchio (23 – 79 d.C.) descrisse nel suo testo "Naturalis historia" un decotto di radici di cannabis che veniva usato per alleviare la rigidità delle articolazioni e la gotta. Dalla seconda metà del XVI secolo vari medici ed erboristi europei raccomandano l'utilizzo della radice di cannabis per trattare febbre, infiammazioni, gotta, artrite e dolori articolari e bruciature della pelle (in quest'ultimo caso gli effetti benefici sono ottenuti tramite la preparazione di cataplasmi). Vengono attribuite a questo prodotto della pianta anche proprietà utili nel:

- trattamento dell'emorragia post parto
- malattie sessualmente trasmissibili
- problemi gastrointestinali
- infezioni

Uno studio scientifico ha dimostrato come all'interno delle radici della pianta di cannabis si possano trovare un buon numero di componenti biologicamente attivi rilevanti come:

- **Triterpenoidi**
  - » friedelina (12,8 mg/kg)
  - » epifriedelanolo (21,3 mg/kg)
- **Monoterpeni**
  - » carvone
  - » diidrocarvone
- **Alcaloidi**
  - » cannabisativina (2,5 mg/kg)
  - » idrocannabisativina (0,3 mg/kg)
- **Steroli**
  - » sitosterolo (1,5%)
  - » campesterolo (0,78%)
  - » stigmasterolo (0,56%)
- **Altri composti minori**

Dallo studio da cui sono tratti i valori riportati in elenco, inoltre, si evince che le radici di cannabis non siano una fonte di Δ9-tetraidrocannabinolo (THC), cannabidiolo o altri fitocannabinoidi noti. Questo dato le rende completamente esenti da ogni possibile ipotesi di effetto psicoattivo. Nonostante la loro lunga storia di utilizzo terapeutico che le vedeva impiegate per trattare un gran numero di affezioni, le radici delle piante di cannabis sono state ampiamente ignorate nella moderna ricerca medica.

Alcuni studi più moderni confermano le proprietà antinfiammatorie e antidolorifiche dei terpenoidi trovati nelle radici di cannabis. Non ci sono ancora, tuttavia, molte informazioni disponibili sugli alcaloidi (cannabisativine e anidrocannabisativine) o sulla esatta farmacodinamica e farmacocinetica dei preparati a base di radici di cannabis complice il fatto che, ad oggi, questi preparati appaiono essere totalmente assenti dalle farmacopee.

Semi, Olio e Farina

Gli alimenti contenenti canapa ad oggi vengono apprezzati anche da chi non ne aveva mai sentito parlare. In pochissimi anni, in Italia, siamo diventati tra i primi produttori al mondo di alimenti contenenti canapa. I semi di canapa interi, decorticati, spremuti e ridotti in oli e farine stanno diventando parte integrante delle diete salutistiche e dell'alimentazione degli sportivi.

Si trovano nei negozi biologici, nelle erboristerie, ma anche nelle farmacie e nei supermercati (qui spesso a basso prezzo, ma fate ben attenzione alla dicitura "prodotto UE/non UE").

Il seme è il frutto della cannabis (achenio in termine botanico) ed è formato da una parte esterna protettiva, il guscio ed una parte interna più morbida, la polpa.

Il guscio del seme di canapa contiene soprattutto carboidrati racchiusi in fibre alimentari, non assimilabili, e clorofilla, responsabile del colore verde dell'olio. Nella polpa troviamo proteine, piccole quantità di carboidrati e grassi. In quantità inferiori: vitamine, lecitina, fosfolipidi, fitosteroli e enzimi.

Un buon olio di semi di canapa viene prodotto con semi maturi, provenienti da campi non trattati con sostanze chimiche, essiccati rapidamente a basse temperature (che non superano i 40 °C e raggiungono massimo il 10% di umidità nel seme). Nella spremitura non si devono superare i 50°C nelle parti che fanno pressione e attrito. L'olio è preferibilmente pressato e imbottigliato in atmosfera di azoto per ridurre al minimo l'irrancidimento.

Tabella 1

Acidi Grassi	[C]
Palmitoleico	0 – 0,5%
Palmitico	5 – 12%
Stearico	1 – 4,5%
Oleico	10 – 16%
Asclepico	0 – 2%
Linoleico	45 – 65%
α-linolenico	14 – 30%
γ-linolenico	1 – 6%
Stearidonico	0 – 2%
Arachico	0 – 2%
Gadoleico	0 – 1%
Eicosadienoico	0 – 0,09%
Beenico	0 – 1%
Lignocerico	0 – 0,1%

Tabella 1a

Sostanza	Quantità
Cannabidiolo	10 mg/kg
Δ9-THC	0-50 ppm
Myrcene	160 ppm
β-Caryophyllene	740 mg/l
β-Sitosterolo	100–148 mg/l
Campesterolo	25 mg/l
α-Tocoferolo	5-80 ppm
γ-Tocoferolo	94-870 ppm

Nonostante il suo alto contenuto di vitamina E è molto instabile a causa dell'elevata reattività dell'acido a triplo legame insaturo alfa-linoleico. L'irrancidimento dell'olio, ovvero la sua ossidazione, accelera se l'olio viene esposto alla luce, al calore e/o all'ossigeno.

Per questo, l'olio di semi di canapa, deve essere conservato al buio e in frigorifero e, una volta aperta la bottiglia, dovrebbe essere consumato entro uno due mesi. La modalità di assunzione migliore è quella a crudo ma può essere anche aggiunto alla fine della cottura dei cibi. La temperatura a cui è esposto non dovrebbe mai superare i 160°C affinché non si formino prodotti di degradazione che potrebbero risultare nocivi.

Una caratteristica fondamentale dell'olio di canapa è quella di avere un particolare rapporto di acidi grassi ω3/ω6 che risulta essere di circa 3:1. Tale caratteristica è difficile da ritrovare negli altri oli utilizzati normalmente in cucina e conferisce a quello di canapa proprietà peculiari utili nella protezione della salute in generale dell'uomo, soprattutto quella cardiovascolare.

La composizione chimica dettagliata dell'olio di canapa è risultata essere quella riassunta in Tabella 1. L'olio di semi di canapa può apparire di un colore verde abbastanza intenso se non raffinato. In funzione della quantità di granella immatura che viene lavorata può contenere da 5 a 80 ppm di clorofilla. La frazione insaponificabile può contenere le sostanze riassunte in Tabella 1a.

La farina di semi di canapa - detta più semplicemente farina di canapa, è un alimento ricavato dalla macinatura dei semi di Cannabis sativa. Fino a pochi anni fa, la farina di canapa, o meglio il panello, cioè la rimanenza della spremitura dei semi per estrazione dell'olio e la crusca (rimanenza della decorticazione dei semi grezzi), erano destinate all'alimentazione del bestiame.

Ad oggi, invece, la farina di canapa viene comunemente impiegata nell'alimentazione umana ed è nota per le sue pregiate caratteristiche chimiche e nutrizionali. La farina di semi di canapa è un ingrediente "da impasto", che può risultare molto utile nella dieta contro la celiachia. È anche apprezzata in merito al suo contenuto nutrizionale di molecole utili all'organismo, come gli acidi grassi essenziali, le fibre, le vitamine e certi amminoacidi.

È, infine, un prodotto a sé stante e differisce sia dagli scarti della produzione di latte di canapa (detti okara), sia dagli scarti della decorticazione dei semi integrali. Apporta oltre il 21% di calorie in meno rispetto alla più nota farina di frumento di tipo 00. Queste calorie sono anche ripartite in maniera differente, poiché nella farina di canapa ben il 49,5% dell'energia proviene dalle proteine (nutriente energetico prevalente), mentre in quella di frumento tipo 00, l'89% delle calorie è fornito dai carboidrati complessi. Le proteine della farina di semi di canapa non comprendono la gliadina e la glutenina (quindi il glutine), perciò l'alimento viene perfettamente tollerato dai celiaci.

La componente peptidica principale - detta edestina (tipica delle leguminose) - contribuisce in maniera prevalente all'apporto totale di proteine, pari a circa il 30% della massa complessiva. I peptidi contenuti nella farina sembrano essere a medio-alto valore biologico, poiché apportano (in quantità significativa) tutti gli aminoacidi essenziali (che sono per l'uomo in numero di 8).

Tra i vari aminoacidi in essa contenuti, incuriosisce l'apporto significativo di arginina, mentre la lisina può essere considerata l'amminoacido limitante. Gli aminoacidi essenziali della farina di canapa (eccetto la lisina e quelli solforati) soddisfano gli apporti raccomandati dalla FAO/OMS (Food and Agriculture Organization - Organizzazione Mondiale della Sanità) necessari ai bambini di età compresa tra i 2 e i 5 anni. La digeribilità delle proteine della farina di canapa (valutata secondo un parametro classificato e riconosciuto dalla scienza che va sotto il nome di PDCAAS) è paragonabile (o superiore) a quella di alcuni cereali, legumi (ad esempio della soia) ed altri acheni (altrimenti detti "frutta secca").

La farina di canapa contiene (Tabella 2) anche una porzione ben rilevante di trigliceridi. Questi, in prevalenza composti da acidi grassi polinsaturi essenziali, rappresentano il 24% delle calorie totali e poco più dell'8% del peso totale. Ciò che sbalordisce non è tanto il valore assoluto degli acidi grassi essenziali, quanto il rapporto ottimale di 2:1 o 3:1 tra gli ⊠6 e gli ⊠3. Grazie a questa caratteristica, la farina di canapa è considerata un alimento

Parametro	**In 100 g**
Energia	303kcal/1253kj
Proteine	29,90 g
Carboidrati semplici	3,10 g
Grassi	8,10 g
Grassi saturi	0,87 g
Fibre alimentari	49 g
Sodio	7 g

preventivo nei confronti di molti disagi cardio-vascolari ad eziopatogenesi metabolica, così come avviene per l'olio.

All'opposto della farina di frumento tipo 00, la farina di semi di canapa, fornisce solo il 3,8% delle calorie da carboidrati, che sono zuccheri semplici e non lunghi polimeri. Le fibre sono molto abbondanti e la rendono un alimento ideale per la lotta o la prevenzione alla stitichezza. I sali minerali più presenti sono: potassio, magnesio, ferro e zinco, mentre per quel che concerne le vitamine, spiccano soprattutto i tocoferoli (vit. E).

Inserire alimenti a base di canapa nella propria dieta quotidiana è un'assicurazione per la salute. È un modo di utilizzo legale e accettato da istituzioni che, alla fine, dopo tanta evidenza, stanno cambiando modo di considerare questo "dono degli Dei".

Estrazioni

Questi prodotti della pianta si ottengono utilizzando dei solventi che hanno lo scopo di disciogliere in essi tutte le molecole lipofiliche del fitocomplesso. I solventi vengono, in un modo o nell'altro, rimossi dal composto finale che risulta essere, quindi, un concentrato di sostanze benefiche prodotte dalla pianta. Non ritengo utile trattare tutte quelle estrazioni che prevedono l'utilizzo di solventi possibilmente cancerogeni per l'uomo come il Butano o i derivati del Benzene.

Tali metodiche estrattive, infatti, sono state sviluppate da un mercato malato che vede i suoi principi radicati nell'estetica e nell'innovazione puntando sempre ad un maggior effetto psicoattivo a discapito di un più oculato e ragionato utilizzo medicinale del composto. Fatte queste precisazioni è bene ricordare che i concentrati di fitocomplesso di Cannabis possono rappresentare un fondamentale aiuto nel trattamento di quelle condizioni patologiche derivate da un tono molto depresso del SEC che richiede una sua importante stimolazione.

Ciò succede, ad esempio, nelle neoplasie metastatizzanti. Gli effetti pro-apoptotici di queste molecole, come abbiamo già descritto, avvengono prevalentemente ad elevati dosaggi.

Estrazione con pressatura tipo "Rosin" (a freddo o a caldo)

È la tecnica che richiede meno ausili tecnici nella sua esecuzione. Per ottenerla, infatti, è necessario applicare alle infiorescenze una pressione molto elevata, associata, eventualmente, al calore. Questo processo fisico fa sì che i tricomi della pianta si rompano facendo fuoriuscire il loro contenuto oleoso che viene letteralmente "schiacciato fuori" dalla sua sede naturale.

A temperatura ambiente si presenta come una resina semi-solida del colore dell'oro. Attualmente non viene utilizzata nella terapia farmacologica perché non esistono protocolli di produzione approvati e validati. Il suo utilizzo è relegato alla cosiddetta "sfera ludica" dove gli utilizzatori ne inalano i vapori attraverso il fumo di combustione o di sublimazione (ottenuto con appositi strumenti che consentono questo passaggio di stato del composto denominati volgarmente "Dab").

Estrazione mediante etanolo al 96% (o 99% FU)

Questa estrazione prevede l'utilizzo dell'alcool etilico puro. Nelle preparazioni che possono essere allestite autonomamente al proprio domicilio (rispettando particolari precauzioni) l'alcool che si può utilizzare è quello alimentare, acquistabile regolarmente al supermercato. Questo tipo di alcool ha una purezza generalmente compresa tra il 94 ed il 96%. Nel caso il preparato venga allestito in farmacia su indicazione del medico, il farmacista utilizzerà l'alcool etilico puro al 99% di grado farmaceutico (FU) reperibile solo attraverso i circuiti medicali. Una volta messe a bagno le infiorescenze di Cannabis nell'alcool queste vengono rimescolate e filtrate in due passaggi con diametro decrescente del filtro. Successivamente l'alcool viene fatto evaporare. Ciò che residua da questo procedimento è un fluido scuro, di colore tendente al nero con vari riflessi a seconda della composizione. Liquido ad alte temperature e solido se raffreddato a temperature < 10-15° C. Il procedimento è, a grandi linee, il seguente.

- Raffreddamento dell'alcool alimentare in un normale freezer casalingo
- Immersione delle infiorescenze (o biomassa) di Cannabis nell'alcool raffreddato per un tempo che va da 5 a 30 minuti.
- Primo filtraggio con filtro di diametro 160-220 micron.
- Secondo filtraggio con filtro in carta per distillati (0,22-0,45 micron).
- Riduzione della soluzione alcoolica con recupero del solvente in alambicco e stoccaggio appropriato (in siringhe sterili) del materiale estratto.

L'estratto così ottenuto è denominato volgarmente RSO o FECO e con questi nomi è conosciuto al grande pubblico. Un preparato qualitativamente impeccabile può essere allestito dal farmacista su indicazione del medico. Purtroppo, però, è gravato da costi molto elevati per il paziente che generalmente deve sostenere autonomamente. Ciò rende questo estratto un prodotto di nicchia utilizzabile, eventualmente ed esclusivamente, da chi è molto facoltoso. Generalmente l'estratto viene diluito secondo rapporti predeterminati (1:10 – 1:20 – 1:30 ecc.) in solventi lipidici come l'olio MCT (trigliceridi a media e corta catena) oppure in altri come l'olio d'oliva o i derivati del burro.

Di particolare interesse è ricordare come il migliore tra questi solventi sia il burro chiarificato, conosciuto in medicina ayouvedica come ghee, a cui sono attribuite innumerevoli proprietà benefiche. La sua composizione lipidica fa si che, in preparazioni di FECO disciolto in ghee, la biodisponibilità per l'organismo umano si avvicini di molto al 100%, rendendolo, teoricamente, il solvente ideale per l'organismo umano.

Le preparazioni in ghee non sono allestibili in farmacia in quanto non è reperibile, sul mercato, alcun ghee di grado farmaceutico.

Estrazione in CO2 supercritica

L'anidride carbonica, a differenza dell'etanolo descritto qui sopra, non è infiammabile ed è poco costosa, viene riciclata ed il suo impiego su vasta scala stimolerebbe il sequestro della CO2 atmosferica contribuendo a bilanciare le emissioni di gas serra. L'anidride carbonica, alle normali condizioni di temperatura e pressione si presenta al suo stato gassoso ma può acquisire, in particolari condizioni (temperatura di 32°C e pressione di 72 atm), proprietà particolari. Un fluido si dice infatti essere in uno stato supercritico (diventando fluido supercritico) quando si trova in condizioni di temperatura superiore alla temperatura critica e pressione superiore alla pressione critica.

In queste condizioni, le proprietà del fluido sono in parte analoghe a quelle di un liquido (ad esempio la densità) e in parte simili a quelle di un gas (ad esempio la viscosità). L'anidride carbonica supercritica è un solvente alternativo per l'estrazione lipidica ed è impiegata per l'isolamento di grassi ed oli di pesce, colture vegetali oleaginose, per l'estrazione di componenti nutraceutici e bioattivi da piante o scarti vegetali oppure per eliminare determinate sostanze come nel caso della caffeina dal caffè.

Nel caso del versatile fitocomplesso della Cannabis l'estrazione in CO2 supercritica permette di estrarre composti sensibili al calore e all'ossidazione come gli acidi grassi polinsaturi (ω3, ω6), vitamine, cannabinoidi, flavonoidi, steroli, tocoferoli e altri composti dall'alto valore aggiunto con la buona probabilità di non danneggiarli.

Gli estratti prodotti grazie a questa metodica hanno un alto grado di purezza e mantengono raffinate qualità organolettiche. Il prodotto che si ottiene da questa estrazione è un fluido molto denso e viscoso del colore dell'oro con una tonalità leggermente più brillante del prodotto ottenuto con la tecnica

Rosin. La possibile regolazione di temperatura e pressione può rendere questa estrazione molto selettiva ed è per questa ragione che la metodica ha recentemente trovato ampio utilizzo in Italia. Questo perché permetteva di produrre degli estratti concentrati di "cosiddetto CBD", idonei al mercato legale in quanto del tutto privi di THC (anche a prove laboratoristiche) che veniva escluso dall'estrazione regolando proprio temperatura e pressione. La tecnologia necessaria ad effettuare questa estrazione, infine, non è però così semplice come la precedente. Richiede spazi appositi ed un macchinario in grado di portare la CO2 a condizioni supercritiche effettuandone, al contempo, il recupero. Questo macchinario ha un costo di diverse migliaia di euro. Sicuramente, per i pazienti che intraprendessero percorsi di autoguarigione questa via di produzione non sarebbe di certo la più comoda. Si tenga in considerazione che questa metodica è anche oggetto di Brevetto registrato da parte di una azienda canadese, colosso del mercato cannabico.

Oleolito

Questa preparazione tradizionale risale all'alba dei tempi dell'uomo. Gli oleoliti sono dei macerati oleosi di piante fresche o essiccate (nel nostro caso di Cannabis ma si può usare qualsiasi tipologia di pianta officinale) poste in un contenitore di vetro, ricoperte d'olio, riparate dalla luce del sole e lasciate a macerare per un certo periodo di tempo che va da un minimo di 28 ad un massimo di 40 giorni. Il contenitore dovrebbe essere scosso di tanto in tanto (preferibilmente una volta al giorno). Per la massima diversificazione dei composti estratti la pianta andrebbe raccolta fresca, nel suo periodo balsamico, cioè quando è nella fase apicale dello sviluppo. Ciò potrebbe comportare la presenza d'acqua nell'oleolito che deve necessariamente essere rimossa al termine della macerazione. L'utilizzo di pianta essiccata evita questo inconveniente ma può dare un oleolito più diluito, con una minor concentrazione di principi attivi. Il macerato va filtrato pazientemente mediante colino e accurata spremitura della "droga" impregnata di olio lasciando il tempo all'olio di filtrarsi "fino all'ultima goccia", l'olio ottenuto dalla spremitura della droga è quello che contiene la maggior parte di principi attivi. Un secondo filtraggio deve essere effettuato con un panno (o garza) di cotone o di lino avendo la pazienza di lasciar filtrare l'olio goccia a goccia. L'olio vegetale con cui produrre il vostro oleolito può essere l'olio extravergine di oliva, di girasole, di vinaccioli, di riso, di sesamo o di jojoba (che in realtà è una cera).

La scelta dell'olio da impiegare dipende dall'uso che vorrete fare dell'oleolito; l'olio di oliva o extravergine di oliva è molto indicato per un utilizzo direttamente sulla cute o per la preparazione di creme ed unguenti, mantiene però l'odore di base dell'olio che può arrivare ad essere abbastanza forte rispetto alla droga che utilizzerete. Gli altri oli vegetali hanno un odore meno intenso ma hanno anche meno qualità rispetto all'olio di oliva, il loro impiego è consigliabile in caso di intolleranza, cutanea o olfattiva, all'olio di oliva, o qualora voleste utilizzare l'oleolito per la produzione di sapone profumato ed arricchito con le qualità della droga. L'utilizzo di un olio diverso da quello di oliva non pregiudica né la qualità dei principi attivi della droga macerata né il suo utilizzo.

Rispetto al motivo per cui scegliamo di farci un oleolito è necessario fare anche una valutazione economica. Non è consigliabile cercare di ottenere litri e litri di oleolito, ogni anno la natura ci dà erbe e piante fresche per i nostri preparati, è consigliabile valutare ciò di cui pensiamo aver bisogno e preparare piccole quantità di oleoliti preferendo la varietà di preparazioni da miscelare insieme piuttosto di avere tanti litri dello stesso oleolito. Da non sottovalutare è la fase lunare in cui si allestiscono questo tipo di preparazioni. Le fasi lunari influenzano la Natura e la crescita delle piante richiamando l'energia vitale alle radici in fase di luna crescente e verso la pianta ed i frutti in fase calante. Il tempo consigliato di macerazione a freddo è di 28 giorni, un lasso di tempo che include due fasi lunari di 14 giorni e, anche se è possibile ottenere un oleolito in un tempo minore, questo non deve mai essere inferiore a 15 giorni.

La preparazione dell'oleolito è poco conosciuta al giorno d'oggi anche se una sua "variante farmacologica" viene prodotta quotidianamente dalle farmacie autorizzate su indicazione del medico. Il processo che avviene in farmacia, necessariamente, non può durare il tempo consigliato per l'oleolita a freddo.

Vengono quindi preparati oleoliti a caldo la cui tecnica sarà descritta nei prossimi capitoli. L'oleolita a freddo ha sicuramente una maggiore possibilità di trattenere i Cannabinoidi Acidi rispetto al suo congenere preparato a caldo e questo gli conferisce proprietà peculiari che differenziano sostanzialmente le due preparazioni.

Estrazione in corrente di vapore

Si esegue con infiorescenze fresche al punto balsamico utilizzando un alambicco. Il prodotto che si ottiene è l'olio essenziale, un concentrato tutti i terpeni ed i terpenoidi della pianta. La bassa resa ed il conseguente alto costo lo rendono ancora un prodotto marginale.

Estrazione ad ultrasuoni

Questa tecnica è ancora molto poco utilizzata in quanto richiede apparecchiature specifiche e molto costose di cui solo pochissime farmacie sono dotate. L'estrazione ad ultrasuoni utilizza un mezzo acquoso (e non lipidico) e i dati dicono essere più efficiente delle estrazioni oleose. Le basse temperature di lavoro degli ultrasuoni, permettono, inoltre, di preservare la struttura chimica delle molecole del fitocomplesso, soprattutto quelle dei terpeni più leggeri che sono i più sensibili a questo parametro fisico. L'estrazione ad ultrasuoni è quindi prevalentemente utilizzata dagli istituti universitari che stanno ancora conducendo ricerche sulle possibilità di maneggiamento del fitocomplesso cannabinoide. Rappresenterà quindi un importante indirizzo futuro di ricerca e di utilizzo del fitocomplesso nella terapia farmacologica mirata.

USO FARMACOLOGICO

"Prima di guarire qualcuno,
chiedigli se è disposto a rinunciare
alle cose che lo hanno fatto ammalare."

Ippocrate

Alla luce delle conoscenze esposte finora si può comprendere come l'utilizzo medico della pianta di Cannabis possa (e debba) assumere un respiro molto più ampio di quello attuale.

Al giorno d'oggi, però, non vi è alcun consenso né linea guida sull'utilizzo di questo trattamento fitoterapico e ciò rende i professionisti della salute molto cauti e conservatori. Il recente sviluppo tecnico della medicina, infatti, ha comportato un cambiamento di approccio alla professione del Medico.

La Luce dell'Ars Medica che dava molta importanza all'autonomia decisionale culturale ed istintuale del medico (che lo esponeva ad un margine di errore più ampio) è andata affievolendosi per far posto ad una più sicura applicazione di protocolli terapeutici convalidati "dall'intera comunità" (al fine di ridurre il più possibile gli errori che potevano causare sofferenze nei pazienti).

Cercando di trovare una soluzione a tutti i problemi in un senso il più standardizzato (e sicuro) possibile, però, si perde di vista la peculiarità dell'individuo. Questa singolarità, fino ad oggi, è stata relegata entro i confini delle pseudo-scienze. Paragonabile ad una dissertazione psicologico-filosofica, piuttosto che ad un coerente setting scientifico studiabile secondo il metodo che caratterizziamo come Evidence Based Medicine.

Esercitare l'ECBI con metodo ed istinto offre la possibilità di far uscire queste considerazioni da un ambito speculativo riportandole alla guida di un progresso scientifico necessario al genere umano. Come in altri momenti chiave dell'evoluzione della Scienza, ci troviamo di fronte ad una scoperta, quella del SEC, talmente rivoluzionaria da essere difficile da comprendere. Questa affermazione trova riscontro in diversi esperimenti di psicologia sociale che hanno rivelato come l'essere umano sia più incline nel vedere e considerare come vero solo ciò che conosce piuttosto che compiere lo sforzo necessario ad accettare ciò che non conosce (e reputa "impossibile").

Ai professionisti che si approcciano a questo metodo di cura innovativo, è raccomandabile eseguire, innanzitutto, un lavoro su sé stessi, per liberarsi della convinzione che, nel bellissimo gioco della vita, vi siano cose necessariamente giuste o necessariamente sbagliate.

Per il medico ECBI ponderare ciò che "fa bene" per il proprio paziente è un lavoro certosino di comprensione empatica di tutta la sua storia. Il Medico Endocannabinoiatra non dovrebbe considerare l'approccio alla Cannabis esclusivamente come un puro trattamento farmacologico, ma come uno di tipo olistico, intendendo, con questo termine (di cui spesso si abusa) semplicemente un trattamento che consideri non solo la parte organica dell'individuo ma anche quella inorganica. Una completa attenzione verso le 3 parti costituenti dell'essere umano, corpo mente e spirito, che segua sinergicamente i principi cardine delle 5 arti mediche che compongono la ECBI e che dettaglieremo meglio nel capitolo successivo.

Posologia

"Omnia venenum sunt:
nec sine veneno quicquam existit.
Dosis sola facit, ut venenum non sit."

Paracelso

La questione posologica è un argomento chiave nella cura con i fitocannabinoidi e non vi è, ad oggi, nessuna indicazione su come sia meglio che il medico agisca. La decisione sul dosaggio e sulla tipologia di fitofarmaco da somministrare trova radici esclusivamente nell'esperienza clinica. A seguito di queste considerazioni ritengo opportuno fugare, in prima battuta, le ipotetiche accuse di pericolosità che vengono mosse nei confronti dell'utilizzo di Cannabis.

Il parametro da prendere in considerazione, a tal proposito, è la LD50, valutabile per ogni sostanza introdotta nel corpo umano e che rappresenta la dose letale per almeno il 50% delle cavie testate per quella specifica sostanza.

Nel caso del fitocomplesso Cannabinoide questo parametro esiste ma risulta essere un dato puramente teorico.

Il Dipartimento Antidroga Americano (la DEA) ha infatti stimato che, per l'uomo, il quantitativo di THC da assumere, affinché si verifichi la morte di almeno il 50% dei soggetti corrisponderebbe a 18-36 chilogrammi di infiorescenze in un brevissimo lasso di tempo. (questo teorico quantitativo corrisponderebbe a circa 20.000-40.000 sigarette di Cannabis da 0,9 grammi l'una fumate in una volta sola...)

La mia esperienza clinica mi ha portato a conoscere una moltitudine di tipi di utilizzatori. Quelli più esperti, che vivono praticamente in simbiosi con la pianta, non arrivano quasi mai a superare l'assunzione di 15-20 grammi giornalieri.

Io stesso, per testare la resistenza dell'organismo umano sotto l'influsso dei Cannabinoidi, ho realizzato, su di me, un insolito esperimento, il cui racconto dettagliato esula dagli scopi di questo libro. Durante il mio periodo di vita in Nepal ho affrontato la salita a piedi verso il campo base del monte Everest. L'intensa camminata è durata in totale 16 giorni, ho portato sulle spalle uno zaino da 15 kg e, a tratti, un secondo zaino, circa dello stesso peso, per un totale di 20-25 kg aggiuntivi al mio peso. In questo lasso di tempo ho assunto, giornalmente per via inalatoria, 1 grammo di resina di Cannabis (hashish) in 5 somministrazioni circadiane (ciascuna da 0,2 g misurata al bilancino). Ho auto-misurato e registrato i parametri vitali (Pressione Arteriosa, Frequenza Cardiaca e Saturazione di O2) prima e dopo ogni singola somministrazione ed ho considerato l'esperimento come un successo alla somministrazione più complessa, ovvero quella avvenuta a 5500 m di altitudine sul livello del mare.

Anche in quelle condizioni estreme, pressione, saturazione e pulsazioni cardiache non hanno subito variazioni significative oltre a quelle previste dalla condizione ambientale in sé.

Il principio cardine che il medico endocannabinoiatra dovrebbe prendere in considerazione nella sua pratica è la titolazione del farmaco, nel pieno rispetto del quantitativo percepito soggettivamente dal paziente come sufficiente a generare il benessere.

Se è infatti veritiero l'assunto che ogni terapia va iniziata con un basso dosaggio, ciò a cui si dovrebbe aspirare è il più basso dosaggio efficace. La valutazione di efficacia, però, non deve essere assunta a priori (e quindi imposta dal medico), dovrebbe essere onestamente accolta l'esperienza del paziente, senza timore di provocare (o che si stia auto-provocando) del danno o che sia in atto un pericoloso sovradosaggio (oggettivamente improbabile).

Non si dovrebbe quindi avere timore nel raccomandare anche dosaggi che ad oggi sono considerati ancora come troppo elevati, ipotizzando un rischio di abuso che, come ho tentato di far comprendere finora, è più figlio di un immotivato pregiudizio ideologico piuttosto che di un solido riscontro scientifico.

Vie di somministrazione

Le vie attraverso cui si può somministrare il fitocomplesso cannabinoide sono le stesse di ogni farmaco conosciuto: quella inalatoria, quella orale, quella mucosale, e quella topica. Non sempre è facile trovare preparati magistrali per ognuna di queste vie di somministrazione ed attualmente le vie di somministrazione più utilizzate dalla classe medica risultano essere le prime due.

Inalazione.

La via di somministrazione più famosa è quella del fumo di combustione della pianta. Questa via è però, in sé stessa, scorretta dal punto di vista medico. Con la combustione, infatti, oltre allo spreco di più dell'80% dei principi attivi, vengono inalati anche una nutrita lista di componenti dalla dimostrata attività cancerogena. È comunque sempre bene ricordare che è la dose che fa il veleno ed ogni giorno, tutti coloro che vivono ad esempio, nelle città, sono esposti inconsapevolmente a queste sostanze cancerogene che inalano attraverso l'aria inquinata, in maniera significativa. Va quindi sempre fatto un bilancio ponderato tra rischi e benefici. La somministrazione inalatoria via combustione è caratteristica imprescindibile dell'utilizzo rituale della Cannabis. Questa pratica dovrebbe essere condotta con lo strumento di culto appropriato che nel caso della Cannabis è il Ciloom. Una pipa di ceramica in cui si fuma la resina di Cannabis impastata con il Tabacco, non prima di aver ringraziato la Grande Madre per il dono offerto. Questa è una pratica molto diffusa ancora oggi in Asia da persone che, per le loro peculiari scelte di vita, vengono denominate Sadhu.

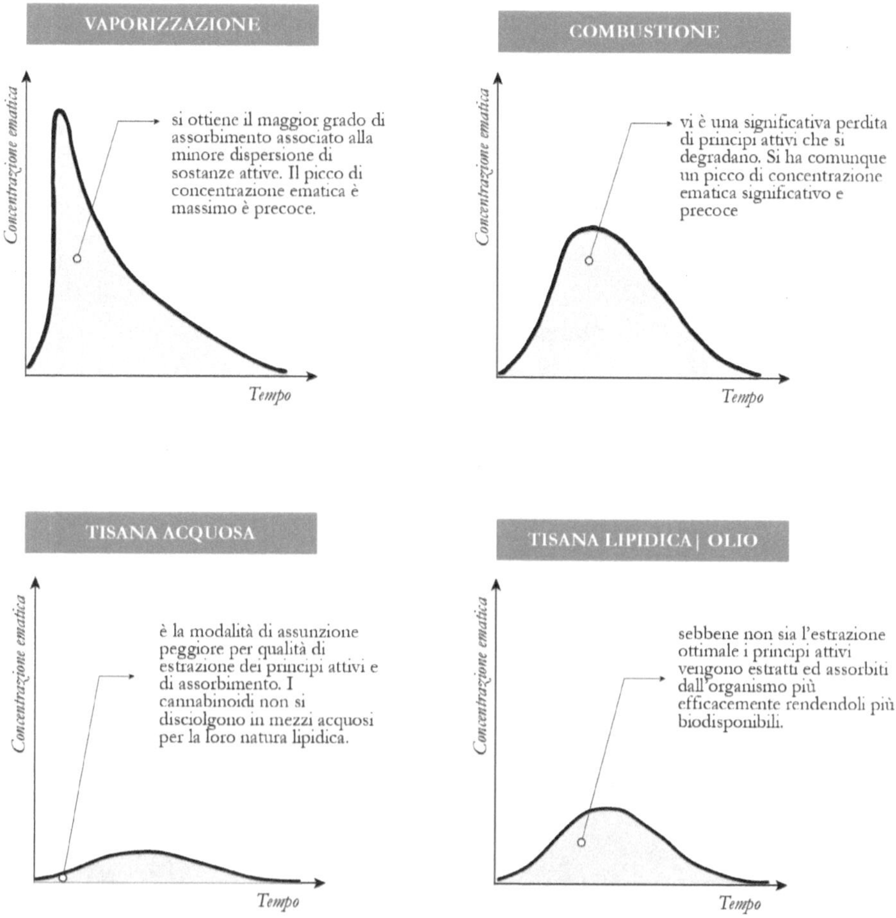

Figura 30 – Picchi di assorbimento ematico del fitocomplesso.

Per gli utilizzatori occidentali prettamente medici che ricercano un più "sterile" effetto terapeutico della Cannabis è consigliata la somministrazione inalatoria con dispositivi appositi detti Vaporizzatori. Ve ne sono, nel mercato, di molte marche e dimensioni.

Uno solo, però, quello scientificamente studiato, il Volcano® che garantisce la certezza della costanza di dose somministrata. Tali dispositivi constano di una camera di riscaldamento dove la Cannabis (o qualsiasi altra erba/infiorescenza essiccata terapeuticamente utile) raggiunge elevate temperature (120–220 °C) che, però, rimangono ben al di sotto di quelle della combustione (>800 °C).

Questo processo di riscaldamento permette alle sostanze attive del fitocomplesso di entrare in sospensione nell'aria per poter poi essere assunte tramite l'inalazione di quest'aria che, entrando nei polmoni e venendo a contatto con l'epitelio alveolare, permette il rapido assorbimento delle sostanze in essa contenute, soprattutto se di piccole dimensioni e dalle caratteristiche lipofiliche come i Cannabinoidi.

Il picco di concentrazione ematico, con questa somministrazione, risulta essere molto rapido, così come la sua emivita nel sangue (ovvero il periodo in cui viene eliminata dall'organismo la metà della quantità di sostanza assunta all'inizio).

L'inalazione esclude, per sua natura, il passaggio attraverso il tratto gastrointestinale. Questo riscontro la rende, assieme alla più raramente utilizzata somministrazione mucosale, meno sensibile alle interazioni tra Cannabinoidi e microbiota intestinale.

Tale caratteristica fa sì che gli effetti clinici della somministrazione inalatoria siano peculiari e che risultino molto efficaci nei pazienti affetti soprattutto

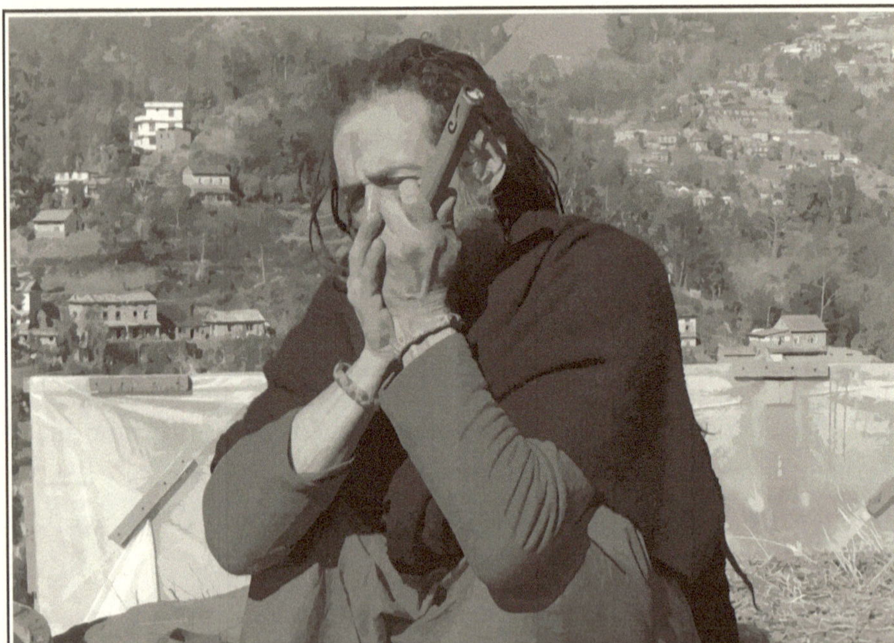

SRI NIRWAN BABA LAKSHMAN DAS UDASIN MAHARAJ-JI
Villaggio di Panauti - Distretto di Kavre - Nepal 2018

da dolore cronico, spasticità muscolare e sintomatologia ansiosa. Educare il paziente a questa via di somministrazione e alla gestione dell'eventuale effetto psicoattivo concomitante, la rendono quella meno preferita dai medici.

Ingestione

Ad oggi questa è la via di somministrazione preferita. Gli oli, prescrivibili dai medici ed acquistabili dai pazienti in farmacia, sebbene possano avere anche un parziale assorbimento mucosale, nella pratica, vengono ingeriti ed il loro assorbimento avviene prevalentemente nel tratto gastrointestinale. Tale via di somministrazione presenta un picco di concentrazione ematico molto più lento e duraturo nel tempo. Questa caratteristica conferisce all'ingestione la possibilità di rappresentare un ottimo trattamento di fondo nella stimolazione del Sistema Endocannabinoide.

La presenza del microbiota intestinale, al contempo, fa sì che questa via di somministrazione sia la più individuale e quindi meno oggettivizzabile possibile. Gli effetti clinici che comporta dipendono da fattori molto più complessi della sola costituzione del proprio sistema endocannabinoide. Anche i batteri, infatti, presentano recettori per i cannabinoidi e sono in grado di metabolizzarli ed eliminarli.

La complessità biochimica che questa constatazione rende nota, dovrebbe far ragionare molto il clinico ECBI quando utilizza questa via di somministrazione che si rivela essere, infine, anche la più accettata dai pazienti che non hanno mai avuto alcuna relazione con la pianta di Cannabis. Assorbimento mucosale Propriamente, in questa categoria, si collocano la via rettale e la via vaginale. Le farmacie che allestiscono questo tipo di preparati, in Italia, si contano sulle dita di una mano e quindi non sono vie percorribili nella pratica clinica routinaria.

Gli impedimenti burocratico/organizzativi hanno fatto sì che non si sia ancora sviluppata una significativa esperienza così come è avvenuto per la via inalatoria ed orale. Sono aneddotici i casi di beneficio in sindromi ginecologiche dolorose, grazie alla somministrazione intravaginale di appositi preparati del fitocomplesso di Cannabis.

Assorbimento mucosale

Propriamente, in questa categoria, si collocano la via rettale e la via vaginale. Le farmacie che allestiscono questo tipo di preparati, in Italia, si contano sulle dita di una mano e quindi non sono vie percorribili nella pratica clinica routinaria. Gli impedimenti burocratico/organizzativi hanno fatto si che non si sia ancora sviluppata una significativa esperienza così come è avvenuto per la via inalatoria ed orale. Sono aneddotici i casi di beneficio in sindromi ginecologiche dolorose, grazie alla somministrazione intravaginale di appositi preparati del fitocomplesso di Cannabis.

Via topica

Con questo termine si indicano gli assorbimenti cutanei. Sono molto pochi ad oggi, i dati che si possono discutere circa questa via di somministrazione ancora molto poco utilizzata. Sono aneddotici i casi di significativo miglioramento di Psoriasi, Dolore Articolare e, quasi leggendari, casi di completa remissione di neoplasie maligne cutanee (basalioma e qualche melanoma).

Preparati Galenici

Ad oggi, in Italia, sono prescrivibili e disponibili nelle farmacie solo varietà di Cannabis considerata come medicinale:

VARIETA'	THC%	CBD%	SPP.	Rifornimenti
Bedrocan	19 – 22	< 0,1	Sativa	*Medi*
Bedica	14	< 0,1	Indica	*Scarsi*
Bedrobinol	12	< 0,1	Sativa	*Molto scarsi*
Bediol	6,5	8	Sativa	*Medi*
Bedrolite	1	9	Sativa	*Scarsi*
Pedanios 22:1	22	< 0,1	Sativa	*Medi*
Pedanios 1:12	< 0,1	12	Sativa	*Assenti*
FM1	13 –19	< 0,1	Sativa	*Assenti*
FM2	5 – 8	7,5 – 12	Sativa	*Molto scarsi*

Le cartine rappresentano una tra le più antiche forme farmaceutiche solide monodose preparate e dispensate in farmacia. Sono costituite da bustine di carta oleata (chiamate cartine o carte a seconda del quantitativo di polvere che sono in grado di contenere) che contengono miscele di polveri. Per la Cannabis in cartine, il farmacista pone il quantitativo esatto di infiorescenza secca indicato dal medico in ricetta (in mg). Il paziente può utilizzare il contenuto delle cartine in due modalità:

Inalazione

Come specificato precedentemente le infiorescenze secche di cannabis dovrebbero essere assunte mediante vaporizzatore apposito.

Decotto da assumere per via orale

Questa metodica è indicata anche nel sito internet ministeriale. Le indicazioni che vengono fornite, però, possiedono un errore di fondo. Il Ministero consiglia di preparare un pentolino con 100 ml di acqua per ogni 100 mg di infiorescenza, portare il tutto ad ebollizione e lasciar sobbollire per massimo 30 minuti. I cannabinoidi, però, sono molecole liposolubili e non idrosolubili. Tale caratteristica rende fuorvianti le indicazioni ministeriali dato che, ad oggi, i medici consigliano di aggiungere un cucchiaino d'olio o di latte al decotto verso la fine del processo di preparazione. Purtroppo, anche quest'ultima modifica non è del tutto adeguata. Una procedura corretta dal punto di vista teorico dovrebbe utilizzare, come solvente, un mezzo prevalentemente lipidico, dove l'eventuale componente acquosa sia ridotta al minimo. In tal senso si può consigliare al paziente di eseguire una procedura simile a quella consigliata dal ministero aumentando il tempo di esposizione al calore a 45-60 minuti ed utilizzando come solvente, nelle stesse proporzioni, latte vaccino o latte di mandorla o di altri semi oleosi (ricordandosi di eseguire, sempre, una corretta anamnesi allergologica in tal senso). In caso di difficoltà nell'esecuzione di questa procedura, extrema ratio rimane quella di consigliare al paziente di eseguire un'estrazione simil ayurvedica utilizzando come solvente il ghee o burro chiarificato in cui immergere l'infiorescenza secca. Le proporzioni, in questo caso, dovrebbero essere calcolate dal medico ECBI per il caso specifico, tenendo in considerazione che l'assunzione giornaliera di ghee indicata in ayurveda è di circa 15-20 grammi al giorno. La procedura è simile a quella del decotto anche se una maggiore attenzione dovrebbe essere posta alla fase di esposizione al calore della miscela al fine di evitare che il burro chiarificato formi composti ricchi di acroleina (dannosi per l'organismo).

Estrazioni oleose

Questo tipo di preparazioni sono abbastanza comuni. Si tratta di estrazioni molto semplici che vengono eseguite con "metodiche approvate". Quelle più seguite in Italia sono la metodica SIFAP, la Tecnica Romano-Hazekamp, la tecnica Calvi, la tecnica Cannazza, la tecnica Ternelli. Nonostante queste siano tecniche sottoposte a rigoroso controllo scientifico, la procedura, in sé, non è poi così complessa.

Si tratta, generalmente, di preriscaldare (anche se non necessariamente) le infiorescenze secche ben macinate, portare l'olio di oliva o analogo mezzo lipofilo ad una temperatura di ~100°C (in bagnomaria), per un tempo di circa 30-180 minuti (parametri molto simili ma leggermente variabili per le varie tecniche) trascorso il quale si rimuove la fonte di calore, si filtra il tutto e si ottiene l'estratto oleoso.

Come solvente si era inizialmente largamente usato l'olio di oliva FU (grado farmaceutico) con l'esperienza, però, i pazienti hanno notato che si formavano sul fondo dei flaconi, degli addensati (processo di flocculazione) che talvolta rientravano in soluzione con l'agitazione, talaltra no. È inoltre stato condotto uno studio che ha dimostrato come la variabilità di contenuto di cannabinoidi nelle diverse estrazioni condotte da diverse farmacie era molto elevata e non garantiva la "standardizzazione" reclamata. A causa di ciò si è preferito utilizzare, sempre di più, l'olio MCT FU (olio di trigliceridi a media e corta catena di grado farmaceutico) che si è dimostrato essere il solvente più adeguato in quanto rende le flocculazioni quasi del tutto assenti.

Le preparazioni oleose, solitamente, constano di un flacone di olio da 50 o 100 ml con 5 o 10 grammi di infiorescenze rispettivamente estratte in essi. (si cerca generalmente di mantenere un rapporto di 1:10 tra soluto e solvente ma ogni medico può cambiare questo rapporto qualora lo ritenesse necessario).

Altri preparati

Sono possibili, sebbene ancora molto poco diffuse, altre preparazioni galeniche che il farmacista può allestire. Tra queste si ritrovano:

- **Colliri:** sviluppati per alleviare i sintomi del glaucoma e soprattutto per rallentare il decorso di questa malattia diminuendo il grado di ipertensione oculare. Tali preparazioni hanno incontrato alcune resistenze quali l'intolleranza dei pazienti al mezzo di soluzione troppo oleoso (che ne rende la somministrazione dolorosa) e l'eccessiva frequenza di utilizzo necessaria data l'emivita molto breve dei composti attivi in questa somministrazione.
- **Spray nasali:** utilizzati da pochissimi medici, soprattutto nei casi pediatrici di epilessia, nelle fasi acute, per il rapido assorbimento mucosale che risulta paragonabile alla via inalatoria. La GW Pharmaceuticals ha sviluppato, registrato e commercializzato uno spray nasale al CBD che ha preso il nome commerciale di Epidiolex®, recentemente approvato anche dall'Agenzia Europea per i Medicinali (EMA).
- **Creme topiche:** utilizzate raramente per affezioni cutanee (come acne e psoriasi). Possono sortire anche effetti antidolorifici locali, soprattutto in quadri artrosici o artritici delle piccole articolazioni più "raggiungibili" dal principio attivo per propria conformazione anatomica.
- **Supposte:** le preparazioni a somministrazione rettale sono, anch'esse, dedicate prevalentemente all'ambito pediatrico, anche se il loro utilizzo è, a tutt'oggi, aneddotico.
- **Ovuli vaginali:** utilizzate di rado, queste preparazioni possono essere di grande aiuto in quadri di dismenorrea (dolore mestruale) e di endometriosi grazie al potere antinfiammatorio e antidolorifico che i principi attivi riescono a sortire nei pressi del sito anatomico patologico.
- **Estrazioni concentrate:** questo tipo di preparazioni è stato dettagliato nel capitolo "In Plantae Salus – pag. 209". Attualmente, seppure il farmacista possa allestirle, il grosso fattore limitante è il costo finale, poiché necessitano di una grande quantità di materia prima data la bassa resa percentuale che le caratterizza.

Spunti d'Indicazioni Terapeutiche

Quelle che descriverò qui di seguito sono un riassunto delle indicazioni cliniche per cui reputo prescrivibile la Cannabis e su cui ho avuto una qualche esperienza. I risultati sono ancora estremamente variabili e non riproducibili. Vi sono condizioni che rispondono meglio al trattamento ed altre che lo fanno meno. Una particolare condizione a cui è bene prestare la massima attenzione è la presenza di condizioni aritmiche, soprattutto quelle che predispongono alla fibrillazione ventricolare. In questi pazienti dovrebbe essere effettuato un approfondito esame del rapporto rischio/beneficio nel trattamento in quanto la Cannabis potrebbe rendersi responsabile dell'insorgenza di questa condizione molto pericolosa.

Ansia

Le sindromi ansiose vengono solitamente trattate con le benzodiazepine. La Cannabis può rappresentare un'alternativa valida grazie alla sua azione sulle cellule nervose CB1 mediata. L'assunzione eccessiva della Cannabis può causare stati ansiosi invece di curarli.

Anoressia

Il Sistema Endocannabinoide è intimamente correlato con gli ormoni ed i neurotrasmettitori che regolano il nostro senso di sazietà o di appetito. Contemporaneamente, la terapia con Cannabis Medica agisce sull'alterata percezione dell'immagine corporea (dismorfismo) presentata dai pazienti se accompagnata da un appropriato supporto psicologico.

Lombalgia (Mal di Schiena)

Quel dolore saltuario che può conseguire a traumi o posture alterate, solitamente viene trattato con l'assunzione saltuaria di antinfiammatori o antidolorifici. La terapia a base di Cannabis al bisogno può rappresentare una valida alternativa per il suo potere analgesico ed antinfiammatorio e per la sua versatilità di utilizzo anche nel breve periodo.

Vomito Ciclico

Sono diverse le condizioni che possono provocare questo disturbo. La stimolazione del sistema endocannabinoide ha il suo razionale nell'azione sinergica che incorre tra sistema nervoso (da dove lo stimolo del vomito parte) e pareti dello stomaco (che si contraggono nell'atto). L'azione del SEC è parimenti importante grazie alla sua sinergia con il sistema Dopaminergico dove i farmaci tradizionali più efficienti ad oggi prescritti, vanno ad agire.

Nausea

Questo quadro solitamente interessa i pazienti in chemioterapia. La Cannabis Medicinale interagisce con i recettori della Dopamina e della Serotonina diminuendo il senso di nausea secondo lo stesso razionale dei farmaci antiemetici "convenzionali".

Epilessia

Gli effetti della Cannabis sull'epilessia sono ben noti, il cannabinoide responsabile di questi effetti si è dimostrato essere il Cannabidiolo (CBD) tanto che si è arrivati alla registrazione di un farmaco ufficiale conosciuto con il nome di Epidiolex® e che contiene cristallo di CBD puro in soluzione. Sono inoltre molto noti casi in cui il fitocomplesso naturale funzioni talmente bene da ridurre significativamente o perfino eliminare le crisi epilettiche nelle sindromi complesse (spesso su base genetica) prive di possibilità terapeutiche tradizionali.

Emicrania

L'esperienza maturata con i pazienti affetti da questa condizione ha mostrato come la terapia con Cannabis Medica risulti efficace soprattutto in quei pazienti che hanno provato già diverse terapie "convenzionali". L'efficacia della terapia con Cannabis medicinale spesso non si rivela risolutiva della sintomatologia ma la rende quantomeno molto più tollerabile.

Spasmi muscolari

Questa condizione può derivare da sindromi più complesse o da un semplice sovraccarico di lavoro di un muscolo in una specifica condizione. L'azione della Cannabis Medicinale, soprattutto del CBD, è molto utile come miorilassante ed i dati sono comprovati in letteratura.

Spasticità

La Cannabis Medicinale può dare dei momenti di sollievo ai pazienti che vivono in una perenne condizione di eccessiva contrattura muscolare come ad esempio coloro che sono affetti da lesioni midollari o da sindromi genetiche. L'azione avviene sia direttamente sul muscolo sia sul sistema nervoso dove gli stimoli contrattili e "le strade del dolore" riescono a divenire meglio tollerabili.

Fibromialgia

Sindrome dalla fisiopatologia ancora poco chiara. Molto probabilmente la componente psicosomatica è decisamente rilevante nel processo. Per tale ragione la Cannabis Medica aiuta sia come antidolorifico sia come ansiolitico provocando la diminuzione dei sintomi dolorosi. Si ricordi anche il fatto che questa entità patologica, secondo alcuni autori, potrebbe essere inquadrata come una variante della Sindrome da Deficienza Clinica da Endocannabinoidi.

Dolore cronico

Qualsiasi sia la causa che generi il dolore, esso si propaga e viene percepito secondo vie ben definite. La Cannabis Medica agisce a molteplici livelli di queste vie provocando una diminuzione della genesi e percezione del dolore, sia centrale che periferica. Le azioni sono prevalentemente CB1 mediate. In questi casi è possibile ottenere il farmaco con il rimborso da parte del SSN.

Artrite

Il suffisso -ite, in medicina, indica un'infiammazione, in questo caso specifico, di quella delle articolazioni. Il sistema endocannabinoide regola intimamente la nostra risposta immunitaria, specialmente grazie all'azione del CBD. L'assunzione della Cannabis Medicinale può essere utile quindi a togliere sia il dolore sia ciò che lo causa.

Deperimento organico

I quadri patologici cronici sono in aumento ed un deperimento dell'organismo è tratto comune di tutti. Il principale endocannabinoide è stato nominato Anandamide, "beatitudine". Il sollievo dato dalla Cannabis Medicinale nei pazienti che si trovano ad affrontare questo complesso quadro patologico è quello di aiutare la convivenza con una condizione ormai cronica.

Morbo di Cròhn

Sindrome infiammatoria cronica intestinale è causata da una reazione errata del nostro sistema immunitario. Il Sistema Endocannabinoide, a livello intestinale, gode di una ampia diffusione. La sua stimolazione con Cannabis Medicinale si è dimostrata essere di beneficio per tutti i pazienti finanche, in casi aneddotici, a rendere quiescente questo processo patologico normalmente progressivo.

Sindrome dell'Intestino Irritabile o Infiammato

Queste entità patologiche non sono ancora ben definite nella loro eziopatologia. Appare assodato, però, come siano molto importanti sia il vissuto psicologico di questi pazienti, sia la composizione del loro microbiota intestinale e le sue vie di comunicazione con il cervello. Le molteplici azioni della Cannabis possono mitigare questa sintomatologia a molti livelli, aiutando la motilità intestinale (risolvendo quindi i dolori da ipercontrattilità) ed agendo a livello centrale mitigando l'ansia alla radice della sindrome.

Diabete

Molti pazienti diabetici riportano benefici sul controllo del peso e della glicemia grazie all'assunzione di Cannabis Medicinale. I dati scientifici, tuttavia, sono controversi e forniscono sia prove di come questa tesi sia fondata, sia di come una sovra-stimolazione del sistema endocannabinoide possa peggiorare il controllo glicemico, quest'ultimo riscontro, però, è stato eseguito su ratti. Nei pazienti diabetici, il supplemento cannabinoide migliore potrebbe essere quello di somministrare buone quantità di Cannabinoidi acidi ottenuti dalla spremitura della pianta cruda.

Glaucoma

Importante distinzione fisiopatologica da fare è se il glaucoma è ad angolo chiuso o ad angolo aperto. La prima condizione rappresenta una controindicazione relativa all'assunzione di Cannabis. La seconda, che potrebbe beneficiarne, data la necessità di somministrare i cannabinoidi per via topica oculare, trova ostacoli farmacodinamici.

Sclerosi Multipla

Indicazione riconosciuta dal Ministero della Salute e per cui le evidenze scientifiche sono ormai incontrovertibili. È possibile ottenere il rimborso del farmaco con piano terapeutico specialistico neurologico. Aneddotici sono i casi di regressione di malattia con la sola assunzione di Cannabis e documentati alla RM.

Morbo di Parkinson

Sindrome neurologica che causa principalmente tremori o rigidità muscolare. Anche in questa sindrome le evidenze di efficacia sono incontrovertibili sia dal punto di vista di esperienza dei pazienti sia da quello scientifico. In Israele è un trattamento molto utilizzato. Attenzione particolare va posta con i sintomi psicotici della malattia. Le risposte al trattamento con cannabinoidi sono, a volte, scarse, soprattutto laddove la sintomatologia sia prevalentemente di tipo spastico/rigido.

Malattia di Alzheimer

Sindrome neurologica con ampio spettro di manifestazioni. In Israele i programmi che lasciavano libero accesso alla Cannabis Medicinale agli anziani nelle strutture di ricovero hanno dato entusiasmanti risultati. Attenzione va posta nei possibili sintomi psicotici della malattia. In questi pazienti, inoltre, è necessaria una fine regolazione della posologia allo scopo di ottenere i migliori risultati terapeutici.

Condizione terminale

Avvicinarsi al termine del viaggio della Vita non è mai semplice. L'organismo in sé perde di importanza per lasciare spazio alla mente e allo spirito del paziente. L'utilizzo terapeutico, rituale ed introspettivo della Cannabis negli ultimi momenti della propria vita dovrebbe essere un diritto inalienabile dell'essere umano.

Attacchi di panico

Il trattamento convenzionale di questo disturbo prevede l'abbondante uso di Benzodiazepine sia come prevenzione, sia all'insorgenza dell'attacco. L'assunzione di Cannabis Medicinale potrebbe rappresentare non solo una valida alternativa sintomatica ma anche una via per guarire – se affiancata ad un adeguato supporto psicologico – l'ansia profonda all'origine di questo drammatico disturbo che affligge una quantità non trascurabile di persone.

Stress Post Traumatico (PTS) e Disturbo correlato (PTSD)

Questo disturbo è un'entità patologica ben descritta e consegue ad eventi traumatici maggiori quali guerre, gravi incidenti, catastrofi naturali ecc. Definire, però, cosa sia "traumatico per una persona" è abbastanza complesso. Non solo grandi eventi, infatti, ma anche piccoli traumi, ripetuti nel tempo, possono configurare, nel paziente, uno spettro sintomatologico a cui si riferisce la descrizione di questo quadro patologico. La capacità di influire sulle memorie negative è caratteristica precipua del SEC, la cui stimolazione può essere utile nel trattamento del PTSD sia lieve che severo.

Sindromi dello Spettro Autistico (ASD)

Al giorno d'oggi questo è un drammatico disturbo che colpisce sempre più famiglie. Le cause all'origine di queste sindromi non sono ancora conosciute. Ciò che le contraddistingue è un distacco più o meno pronunciato dalla realtà in cui vivono i soggetti affetti. La mancanza totale di trattamenti riconosciuti o dimostratisi efficaci ha indotto le mamme di questi bambini a provare le più svariate soluzioni. La Cannabis ed i suoi estratti si stanno rivelando essere, quando accuratamente somministrati, un valido aiuto nel miglioramento della salute di questi, spesso, piccoli pazienti.

MCS (Sindrome da sensibilità chimica multipla)

La Sindrome da sensibilità chimica multipla (Multiple Chemical Sensitivity syndrome - MCS) o Intolleranza idiopatica ambientale ad agenti chimici (IIAAC) è un disturbo cronico, reattivo all'esposizione a sostanze chimiche, a livelli inferiori rispetto a quelli generalmente tollerati dalla popolazione in generale. Mancano, attualmente test funzionali in grado di spiegare segni e sintomi della patologia.

La reale esistenza e definizione di questa sindrome è oggetto di ampio dibattito a livello scientifico e al momento non vi sono ancora solidi parametri di riferimento per la diagnosi. I pazienti con MCS, in linea teorica, possono trovare sollievo grazie alla terapia cannabinoide in tutte le manifestazioni sintomatologiche tipiche della malattia quali: malessere generale, senso di stanchezza, turbe neurovegetative (nausea, tachicardia), turbe neurologiche (mal di testa, vertigine, perdita di memoria), turbe dell'umore (ansia, depressione, disturbi psichici vari), dolori muscolo-scheletrici, disturbi gastrointestinali e delle vie respiratorie.

COVID-19

eppure questa sia rimasta un'ipotesi non troppo approfondita, alcuni gruppi di ricercatori, soprattutto israeliani, hanno proposto la valutazione del CBD come molecola immunomodulatrice che bloccasse la catena di eventi della catena infiammatoria che portano i pazienti a sviluppare la sindrome respiratoria acuta severa COVID correlata. Anche in Italia una proposta di studio è stata sottomessa, su richiesta, a referenti politici del Senato della Repubblica venendo, però, successivamente del tutto ignorata.

Dipendenza da sostanze d'abuso

Come abbiamo visto nel capitolo specificamente dedicato alla relazione tra i comportamenti dipendenti e la Cannabis, la somministrazione del fitocomplesso può essere un utilissimo adiuvante in tutti quei comportamenti patologici che derivano da una sovrastimolazione dei comportamenti dipendenti, soprattutto quelli causati da sostanze potenti come alcool, cocaina o eroina e in quelli di tipo affettivo come i disturbi alimentari o le dipendenze da gioco. Considerare la fitoterapia cannabinoide in questa tipologia di pazienti potrebbe fornire un aiuto tanto inaspettato quanto radicale nel trattamento di tali importanti disturbi patologici.

STANDARDIZZAZIONE DEL DOSAGGIO E MONITORAGGIO TERAPEUTICO

Infiorescenze femminili di Cannabis Sativa
Sostanze attive nel Fitocomplesso

THC
CBD

Questi i soli valori testati come valori percentuali. La loro somma, oscilla tra il 12% ed il 23% del totale delle sostanze potenzialmente attive.

*l'88-77% del **fitocomplesso** non viene mai considerato come terapeutico perchè ancora pressochè sconosciuto, pur rappresentando la decisiva maggioranza delle sostanze somministrate. Definiamo questo monte ignoto di sostanze come **FITOK***

Estrazione Oleosa
Vi sono differenti metodiche di estrazione che, in lina di massima, risultano essere analoghe.

Le estrazioni vengono analizzate, per legge, singolarmente, in modo da dare al professionista il quantitativo in mg per ml dei cannabinoidi richiesti, di solito solo il THC e CBD.

THC: X mg/ml (X%)
CBD: Y mg/ml (Y%)
FITOK: (1000 - X - Y) mg/ml
(100 - X - Y) %

dose somministrata (Ds)	perdita principi (Dp)	assorbimento (Da)
Inalazione di infiorescenza secca D_s = mg al dì	Vaporizzazione: **15%** Combustione: **80%**	estremamente efficiente raggiunge **90-95%**
Estrazione oleosa D_s = gocce al dì [1 ml = 27 gocce]	variabile per metodica approssimato≃ **15-30%**	variabile per solvente approssimato≃ **70-80%**

Esempio BEDIOL*
THC 6% - CBD 8% - FITOK 86%
paziente medio 70 Kg

	150 mg di infiorescenza secca inalatoria	**10 gocce** in singola orale somministrazione
THC	9,75 mg/kg	12 mg/Kg
CBD	12 mg/Kg	34 mg/Kg
FITOK	128,25 mg/Kg	203 mg/Kg

Peso Paziente
dato necessario per calcolare il dosaggio in

mg pro kg

*del **fitocomplesso** prodotto dalla pianta di Cannabis*

* il calcolo dei **mg pro kg** assunti può essere eseguito per qualsiasi pianta purchè analizzata nei suoi componenti cannabinoidi ad oggi noti.

FORMULA GENERALE
Dose Effettiva (De)

$$De\,\frac{mg}{kg} = \frac{Ds \times Dp^{*} \times Da^{*}}{\text{peso paziente}}$$

* *ad oggi questi due parametri sono generalmente trascurati. Ciò che si calcola è quindi la Dose somministrata pro kg.*

Sindrome da deficienza clinica endocannabinoide

A prescindere dagli spunti di indicazioni descritte nel capitolo precedente, ciò su cui l'endocannabinoiatra si dovrebbe focalizzare è l'entità fisiopatologica che dà il titolo a questo capitolo, la sindrome da deficienza clinica endocannabinoide o, più brevemente, CECD.

Ad oggi sono conosciute diverse condizioni cliniche associate alla carenza nei sistemi neurotrasmettitoriali. La demenza di tipo Alzheimer, ad esempio, ha dimostrato essere conseguente ad un deficit di Acetilcolina (Ach), i parkinsonismi alla deficienza di Dopamina, le sindromi depressive ad una carenza di Serotonina e via così.

Le osservazioni che carenze di trasmettitori di informazione provocassero quadri sintomatologici specifici erano già iniziate al tempo delle scoperte sui sistemi ormonali. Quando nell'organismo umano un messaggero biochimico manca, è carente o è in eccesso, l'equilibrio intero dell'organismo ne risente e questo conduce allo sviluppo di un quadro sintomatologico più o meno conclamato.

Seguendo questa linea teorica, il prof. Russo, nel 2003, ha proposto il concetto che una mancanza delle molecole di informazione appartenenti al sistema endocannabinoide potesse essere alla base di alcune condizioni mediche per cui le spiegazioni fisiopatologiche risultavano inconcludenti. Nella sua lettera, spedita nel 2003 al giornale Neuroendocrinology, il professore si focalizzava nel descrivere come le conseguenze di una deficienza di mediatori endocannabinoidi potessero essere alla base di:

- **Emicrania**: il classico mal di testa che affligge in maniera significativa una fetta importante di popolazione. Il 12% per la precisione. Per questa condizione non è stata ancora scoperta una causa precisa e la sintomatologia, estremamente impattante, porta spesso i pazienti ad utilizzare abbondantemente farmaci analgesici. L'implicazione, in questa entità patologica, delle vie di trasmissione serotoninergiche e dopaminergiche è ben documentata così come lo è l'influenza modulatrice del SEC su queste vie. Altri meccanismi di azione del SEC potrebbero essere quelli antinfiammatori, dato che l'infiammazione è stata dimostrata essere maggiormente attiva negli emicranici, così come quelli di azione diretta sul grigio periacqueduttale, un'area del cervello consensualmente riconosciuta essere quale "generatrice di emicrania".

- **Fibromialgia:** detta anche Sindrome di Atlante (data la sensazione che spesso i pazienti riferiscono di dover portare tutto il mondo sulle spalle), è una sindrome attualmente considerata reumatica, idiopatica e multifattoriale; è caratterizzata da dolore muscolare e ai tessuti fibrosi (tendini e legamenti) di tipo cronico, diffuso, fluttuante e migrante associato a rigidità, astenia (calo di forza con affaticabilità), disturbi cognitivi, insonnia o disturbi del sonno e alterazione della sensibilità agli stimoli. La fisiopatologia di questa malattia è talmente poco chiara che la diagnosi viene fatta "per esclusione" ovvero quando tutte le altre diagnosi si sono rivelate essere non congruenti. Attualmente colpisce circa 1-2 milioni di italiani, il sesso femminile risulta ampiamente il più colpito. Le capacità del sistema endocannabinoide di interagire con i meccanismi di formazione e di trasmissione dell'informazione dolorosa all'interno del corpo, così come quella di modulare la neuroinfiammazione, diventano fondamentali, in mancanza di altre teorie finora addotte per spiegare questa malattia.
- **Sindrome dell'Intestino Irritabile**: è un disturbo della funzione intestinale caratterizzato da dolore addominale in relazione a cambiamenti dell'alvo (o in senso stitico o in senso diarroico) e con segni di alterata defecazione e meteorismo. Il quadro sintomatologico può essere scatenato da infezioni oppure anche dalla semplice alimentazione. Per trattare questa malattia vengono prescritti numerosi farmaci che modulano i neuromediatori come gli antidepressivi. Spesso queste terapie non ottengono significativi risultati. Anche questa diagnosi è eseguita per esclusione, data l'aspecificità del quadro e l'impossibilità di una classificazione definita. Nel capitolo dedicato al sistema gastrointestinale sono descritte tutte le vie attraverso cui, una adeguata modulazione del SEC, possa risultare benefica nel quadro sintomatologico espresso dai pazienti.

Le considerazioni del professor Russo dovrebbero aprire un vasto scenario di discussione clinica. Attualmente, infatti, le condizioni mediche di cui non si conosce l'esatto meccanismo fisiopatologico sono molteplici.

Le malattie croniche multifattoriali stanno esponenzialmente aumentando assieme all'età media di vita della popolazione. Una loro riconsiderazione, alla luce delle più recenti evidenze sul funzionamento del Sistema EndoCannabinoide, potrebbe essere proprio il campo in cui i nuovi endocannabinoiatri si cimenteranno scoprendo, man mano, i meccanismi di funzionamento fisiopatologici, osservando e registrando i benefici clinici riscontrati nei vari pazienti grazie all'integrazione empirica del SEC.

Nel 2014 è stata pubblicata un'altra lettera, sempre sullo stesso giornale, che non solo confermava la fondatezza delle ipotesi effettuate nel 2003 dal prof. Russo (grazie alle ulteriori conferme che provenivano dalla Evidence Based Medicine) ma ampliava il concetto della CECD anche alle sindromi dello spettro autistico (ASD). Questo tipo di malattia affligge 1 bambino su 77 e, al giorno d'oggi, non vi è alcuna linea guida sul trattamento di questi piccoli pazienti.

Nelle sindromi dello spettro autistico si sono dimostrati implicati sia il sistema nervoso, sia il tratto digerente –e la flora batterica in esso residente– sia il sistema immunitario. Ancora una volta, nei vari capitoli dedicati a questi apparati sono state descritte le possibili influenze del SEC. Questo dato, unito ai molteplici positivi riscontri clinici di bambini con sindromi dello spettro autistico, consolida la teoria secondo la quale anche queste sindromi vedrebbero la loro origine fisiopatologica originaria in uno squilibrio del sistema endocannabinoide.

La sindrome da deficienza clinica di endocannabinoidi potrebbe essere, in ultima analisi, la spiegazione a molte domande irrisolte della medicina. Un buon Endocannabinoiatra dovrebbe tener questo concetto sempre a mente nella valutazione del suo paziente. Poter contare su osservazioni cliniche derivanti dall'utilizzo del più alto numero di varietà di Cannabis possibile, potrebbe fornire ai medici una risorsa che, ad oggi, purtroppo viene ancora molto sottovalutata. Il fitocomplesso cannabinoide da solo, però, non è in grado di ristabilire il normale funzionamento del complesso sistema endocannabinoide che abbiamo finora descritto. La salute del nostro SEC dipende da diversi fattori di cui è importante tenere conto quando si cerca di mantenerlo in equilibrio:

- Esercizio fisico piacevole
- Dieta e supplementi dietetici

- Esposizioni ambientali
- Riduzione dello stress cronico
- Attività che causano risposte di rilassamento

In definitiva, tutte queste "categorie" (che approfondiremo tra non molto) possono essere viste come le gambe di uno sgabello che devono essere perfettamente in equilibrio per mantenerlo stabile. Se una di queste gambe si storce o si accorcia per qualche motivo, tutto lo sgabello ideologico del SEC inizia a traballare e questo si ripercuote, in un modo o nell'altro, sul nostro stato di salute.

Non solo il corpo fisico diventa quindi importante ma anche il "corpus psicologico" ed il "corpus animico" (dove con quest'ultimo si intende il sistema di credenze spirituali proprio di ogni persona). Riequilibrare il Sistema Endocannabinoide, significa, per l'endocannabinoiatra, tenere conto di tutti e 3 questi aspetti del paziente, non più per una "credenza personale" come poteva essere fino a 20 o 30 anni fa ma per la dimostrazione che proviene da solidi dati scientifici che dovrebbero indirizzare il medico a non sottovalutare nessuno di questi importanti aspetti.

Cannabis nelle malattie neoplastiche

Le attuali evidenze scientifiche comprovano che l'utilizzo della Cannabis Medicinale potrebbe essere efficace come vero e proprio agente antineoplastico oltre che come mero trattamento sintomatico degli effetti collaterali indotti dai trattamenti adottati in queste patologie.

Sottoporsi al trattamento con Cannabis Medicinale, che i dati di letteratura indicano come ipoteticamente efficace nelle neoplasie è, però, ad oggi, molto difficile, per due ragioni principali:

- la prima è quella economica in quanto, le estrazioni necessarie a questi pazienti, hanno un costo proibitivo;
- la seconda è quella clinica in quanto gli alti dosaggi necessari a questo tipo di pazienti necessitano di una particolare attenzione. In primis va eseguito un periodo di "avvicinamento incrementale" al fine di minimizzare le potenziali sensazioni spiacevoli di intolleranza verso gli effetti psicoattivi del medicamento – imprescindibili a questi dosaggi – e, successivamente, di un corretto indirizzo di questi effetti a parte integrante del trattamento stesso.

In questo capitolo è riassunto l'intervento della Professoressa Christina Sanchez ad un congresso internazionale sulla cannabis medicinale, tenutosi a Praga nel 2015. Nella relazione che le era stata assegnata la Prof.ssa spiegava i risultati ottenuti negli ultimi quindici anni (insieme al Professor Guzman e a tutta la loro equipe di ricerca) in materia di cannabinoidi e cancro.

Da diversi anni si conoscono gli effetti benefici dei farmaci cannabinoidi nel trattamento degli effetti collaterali causati dalla chemioterapia. La cannabis, in questi pazienti è concordemente utilizzata nella pratica clinica. Il suo fitocomplesso, infatti, si è dimostrato in grado di alleviare la nausea ed il vomito, di stimolare l'appetito ed avere un benefico effetto rilassante nei pazienti sottoposti sia ai trattamenti chemioterapici che agli effetti spiacevoli correlati alla neoplasia in sé.

Il lavoro degli ultimi dieci anni del gruppo della Prof.ssa Sanchez ha però dimostrato che queste molecole possono avere anche un effetto diretto sulla crescita delle neoplasie influenzandola negativamente. Il lavoro del gruppo si è interessato agli effetti che potevano avere i farmaci cannabinoidi su un istotipo neoplastico molto aggressivo, il glioblastoma multiforme.

Il trattamento convenzionale, per questo tipo di tumore, consta di una differente associazione, a seconda dello stadio di malattia, di chirurgia, chemioterapia e radioterapia.

Nonostante i diversi sforzi terapeutici, i pazienti con questa patologia hanno un'aspettativa di vita molto breve e che si attesta ad 1 anno circa. La ricerca di base si è interessata inizialmente a linee cellulari in coltura. Le cellule neoplastiche sono state sottoposte sia al THC che agli altri cannabinoidi principali.

I risultati ottenuti mostravano una evidente riduzione del numero di mitosi attive e una diminuzione della proliferazione significativamente maggiore nelle piastre in cui venivano somministrati i cannabinoidi. Dati questi promettenti risultati in vitro è stato possibile passare ai test in vivo, che hanno confermato i risultati positivi del trattamento cannabinoide. Si sono presi in considerazione modelli murini in cui i topi erano sia immunodeficienti che immunocompetenti. Sono state impiantate loro cellule umane di glioblastoma multiforme (neoplasia xenotrapiantata) e ai topi, successivamente, sono state somministrate concentrazioni terapeutiche dei Cannabinoidi principali ottenendo, come risultato, una notevole riduzione della massa tumorale primitiva.

Il passo di studio successivo è stato quello di comprendere quale fosse il meccanismo alla base dell'azione di questi farmaci. Ci sono voluti circa 10 anni di ricerca ma, alla fine, si è arrivati a comprendere che i cannabinoidi, attraverso i loro recettori endogeni CB1 e CB2, sortiscono una attivazione del sistema di stress del reticolo endoteliale, la quale induce un aumento della Ceramide.

Questa molecola è una tra le componenti del doppio strato lipidico delle membrane cellulari. Per anni si è ritenuto che le ceramidi e altri sfingolipidi della membrana cellulare, fossero puramente elementi strutturali. Attualmente, però, è noto che possano essere rilasciate dalla membrana (grazie a degli enzimi) andando a svolgere una funzione di trasmettitore di segnale. La ceramide agisce quindi attraverso diverse proteine intermedie (Akt, TORCH etc.) per arrivare alla regolazione del sistema principale di controllo della sopravvivenza cellulare, quello delle caspasi. Questi "guardiani cellulari" vengono attivati e provocano la morte programmata e senza danni delle cellule. (processo tecnicamente denominato "apoptosi", "autofagia", o più volgarmente "suicidio"). Analizzando quantitativamente la riduzione del numero di cellule tumorali dovuto ai cannabinoidi, alla temozolomide (TMZ, un chemioterapico) e alla associazione tra le due terapie, si è visto che vi è una sostanziale equivalenza tra TMZ ed i cannabinoidi, qualora somministrati singolarmente. Il risultato migliore, però, si è ottenuto associando le due terapie. Nelle cavie appartenenti a questo sottogruppo, infatti, la crescita tumorale era ridotta quasi a zero.

Dati i risultati promettenti sul glioblastoma multiforme, si è indagato oltre, indirizzando gli studi successivi su un altro tipo di tumore: il carcinoma mammario Her2 positivo. Il trattamento convenzionale attuale si avvale della terapia monoclonale, (dove vengono somministrati anticorpi con epitopi specificamente reagenti con la proteina bersaglio in modo da bloccarne la via di signalling intracellulare). I risultati che si ottengono con questo tipo di terapia rimangono comunque non soddisfacenti, in quanto, solo un terzo dei pazienti trattati vi risponde bene e, tra questi, molti sviluppano delle metastasi a distanza.

Per verificare l'effettiva applicabilità di questi "neo-farmaci", sono stati condotti studi su modelli animali murini transgenici che, come caratteristica "di creazione", presentano una overespressione del gene Neu, omologo animale del gene umano HER2. Questa caratteristica genetica indotta, rende i topi suscettibili allo sviluppo di neoplasie spontanee precoci che, nel 70% dei casi, danno metastasi polmonari dopo un breve intervallo di tempo dalla comparsa del tumore primitivo. Ciò rende questi topi genericamente modificati, dei modelli clinicamente rilevanti in quanto la loro "storia di malattia" è simile a quella rincontrata nella "controparte umana".

L'esperimento condotto dal gruppo di ricerca della Prof.ssa Sanchez consisteva nel trattamento delle cavie con iniezioni peri- tumorali di cannabinoidi ad un dosaggio di 20 mg/kg per un periodo di 3 mesi. Questo trattamento ha mostrato sortire un effetto di significativa riduzione della crescita tumorale, se confrontata con la crescita tumorale nei controlli che è risultata essere esponenziale. I dati ottenuti mostravano come non solo l'azione si sviluppasse a livello dell'inibizione della riproduzione cellulare neoplastica, ma anche come venisse inibita l'insorgenza di nuovi foci neoplastici. L'ipotesi di efficacia del trattamento è stata dimostrata anche dai dati sperimentali secondo cui la percentuale dei tumori sincroni nelle cavie del gruppo di controllo erano più di 4 nel 41% dei casi vs 0% nel gruppo cannabinoidi trattato. Analoghi risultati sono stati ottenuti considerando l'insorgenza di metastasi polmonari, significativamente minore nel gruppo trattato (20%) rispetto al gruppo di controllo (70%). Questi risultati, seppur promettenti, sono stati ottenuti su modelli murini. Il passo naturalmente successivo è stato quindi di andare a vedere come le cellule neoplastiche umane reagivano alla somministrazione dei cannabinoidi e se la sensibilità dei modelli animali precedentemente indagati rimanesse inalterata. La risposta è stata affermativa.

Gli esperimenti sono stati condotti su linee cellulari umane, in vitro. Sono stati eseguiti test seguendo diversi protocolli di trattamento. Dato interessante, che merita risalto, è come l'associazione di THC e CBD in rapporto 1:1 sia più efficace della somministrazione dei principi singolarmente somministrati.

L'efficacia del trattamento, inoltre, pare essere direttamente proporzionale alla concentrazione di THC e CBD introdotta nelle piastre di coltivazione. In modelli murini immunodeficienti sono state inoculate cellule di carcinoma mammario umano facendo sì che si sviluppassero noduli tumorali. Si è proceduto alla somministrazione dei cannabinoidi e, mediante l'immunoistochimica, si è valutato quale fosse l'effetto. I marcatori utilizzati nell'analisi sono stati:

- Ki67: marcatore di proliferazione cellulare
- Caspasi3: marcatore di apoptosi cellulare
- CD31: marcatore di angiogenesi

per tutti e tre i marcatori si è rilevata un'efficacia significativa dei cannabinoidi nella riduzione dei parametri ingadati. È stato interessante vedere come, nel tumore della mammella, le azioni terapeutiche siano mediate principalmente da azioni CB2 dipendenti (tale ipotesi è stata suffragata da esperimenti paralleli condotti con agonisti selettivi dei due tipi di recettori).

Gli effetti benefici del THC, infatti, venivano meno quando si utilizzavano antagonisti CB2 selettivi. Si è visto, inoltre, come vi fosse una correlazione diretta tra l'espressione di Her2 e CB2. Quasi il 100% dei tumori mammari che esprimono Her2, ha dimostrato una significativa co-espressione del recettore CB2. In conclusione possiamo affermare che vi sono molte evidenze precliniche dell'efficacia potenziale di un trattamento antineoplastico a base di fitocannabinoidi.

Purtroppo, ad oggi, sono attivi solo 2 trial clinici approvati che mirano a verificarne l'efficacia in vivo sull'uomo: uno inglese, sul trattamento del glioblastoma multiforme con Sativex® e Temozolomide e l'altro Israeliano, sul trattamento di varie tipologie di tumori solidi con soluzioni di CBD puro. È mia opinione personale che sia giunto il momento di andare oltre.

Cannabis nel DSM-V

Il Manuale diagnostico e statistico dei disturbi mentali, noto anche con la sigla DSM derivante dall'originario titolo dell'edizione statunitense Diagnostic and Statistical Manual of Mental Disorders, è uno dei sistemi nosografici per i disturbi mentali o psicopatologici più utilizzati da psichiatri, psicologi e medici di tutto il mondo, sia nella pratica clinica sia nell'ambito della ricerca, redatto dall'American Psychiatric Association.

Nel corso degli anni, il manuale, arrivato ora alla 5ª edizione, è stato redatto tenendo in considerazione l'attuale sviluppo e i risultati della ricerca psicologica e psichiatrica in numerosi campi, modificando e introducendo all'occorrenza nuove definizioni dei disturbi mentali. La sua ultima edizione classifica un numero di disturbi mentali pari a tre volte quello della prima edizione. Questo aumento del numero di disturbi mentali dovrebbe provocare, nel medico, l'insorgenza di un dubbio. "È davvero possibile che dal 1952 ad oggi l'essere umano abbia sviluppato un sempre più complesso quadro di psicopatologia o non è forse il sistema di classificazione utilizzato a dare una percezione erronea della realtà?" La risposta a questa domanda risiede nella coscienza di ogni dottore che, parimenti, dovrebbe aver ben consolidati, in lui, i sacri principi su cui effettua giuramento all'inizio della sua professione.

- di attenersi ai principi morali di umanità e solidarietà nonché a quelli civili di rispetto dell'autonomia della persona;
- di curare ogni paziente con scrupolo e impegno, senza discriminazione alcuna, promuovendo l'eliminazione di ogni forma di diseguaglianza nella tutela della salute;
- di prestare, in scienza e coscienza, l'opera, con diligenza, perizia e prudenza e secondo equità, osservando le norme deontologiche che regolano l'esercizio della professione.

Il sistema di classificazione fin qui introdotto pone allo stesso livello tutte le sostanze considerabili "d'abuso". Vengono infatti messe sullo stesso piano e considerate totalmente intercambiabili:

- alcol
- fenilciclidina (un allucinogeno di sintesi)
- inalanti (quali le colle viniliche)
- stimolanti (cocaina, anfetamine e correlati)
- cannabis
- allucinogeni
- oppioidi (eroina, morfina e simili)
- sedativi, ipnotici o ansiolitici
- tabacco

per tutte queste sostanze si è sviluppato un solo sistema di classificazione basato su una serie di criteri che verranno esaminati successivamente. Il riscontro, da parte dello psichiatra o del professionista della salute che valuta il paziente, della positività ad un numero X di predeterminati criteri, permette di classificare il disordine da abuso come lieve, moderato o severo. Alla luce di quanto visto nel libro finora, però, l'utilizzo "ricreativo" di Cannabis potrebbe essere rivisto come un goffo tentativo di autoterapia, più che una colposa volontà di abuso della sostanza. Questa considerazione può modificare l'ottica con cui questi criteri vengono lettI, ora vedremo come.

Disturbo da uso di Cannabis

L'utilizzo del fitocomplesso di Cannabis, in ogni sua forma, viene visto come problematico. La psichiatria fa estremamente fatica a riconoscere le azioni benefiche conseguenti all'integrazione, nell'organismo umano, della stimolazione del sistema endocannabinoide. Questa dogmatica convinzione comporta il vedere qualsiasi assunzione di fitocomplesso cannabico come un errore da cui rifuggire per preservare la propria "sanità mentale" senza che questa abbia però una chiara definizione essendo un parametro estremamente soggettivo.

L'approccio paternalistico del Medico fa sì che egli si senta l'unico depositario della Verità sul concetto di Salute. Questa convinzione comporta una inevitabile proiezione di un proprio "valore" sulla vita di un altro essere umano che potrebbe avere inclinazioni del tutto differenti da quelle del

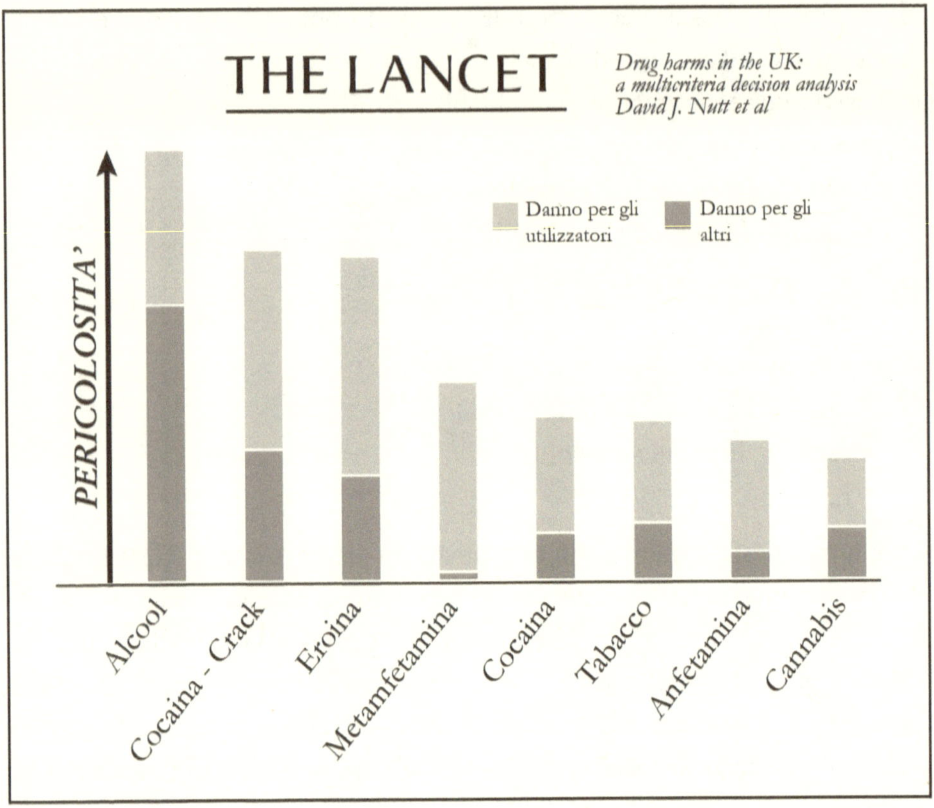

professionista che lo cura. Si andrebbe quindi, di fatto, a ledere, anche se involontariamente, il principio di autodeterminazione di cui ogni essere umano dovrebbe essere investito. Partendo da questa concezione si elencano i "criteri da rispettare" per poter essere giustamente accusati di "essere diversi". (in grassetto i criteri così come elencati nel DSM, considerazioni a seguire).

Un pattern problematico di uso di cannabis che porta a disagio o compromissione clinicamente significativi, come manifestato da almeno due delle seguenti condizioni, che si verificano entro un periodo di 12 mesi:

la problematicità di utilizzo viene relegata alla presenza di solo due delle condizioni elencate di seguito. Come vedremo, in relazione all'ottica utilizzata, questo parametro non è poi così difficile da ottenere corroborando così le tesi esposte poc'anzi.

La cannabis è spesso assunta in quantitativi maggiori o per un periodo più lungo di quanto fosse nelle intenzioni.

In questo criterio non viene specificato cosa si intenda né per "quantità maggiore" né per "lungo periodo" lasciando molto spazio alle proiezioni del professionista della salute che potrebbe ritenere come "maggiori" anche quantità perfettamente considerabili come terapeutiche. Analogamente, il medico, può imputare al paziente le colpe di un utilizzo prolungato piuttosto che indagare approfonditamente quale dato clinico stia, de facto, ignorando, mantenendo il paziente in uno stato patologico che lui stesso tenta inconsapevolmente di alleviare grazie all'utilizzo del fitocomplesso cannabinoide.

Desiderio persistente o sforzi infruttuosi di ridurre o controllare l'uso di cannabis

Molto spesso, questi tentativi, sono condotti su base irrazionale (senza la genuina volontà di comprendere per quale ragione sussista l'utilizzo di un fitocomplesso curativo) prevalentemente guidati da una pressione sociale piuttosto che da una reale volontà del paziente di "controllare" l'uso del fitocomplesso.

Una gran parte del tempo è impiegata in attività necessarie a procurarsi la cannabis, usare la cannabis o recuperare dai suoi effetti.

Lo status di illegalità a cui è sottoposto il fitocomplesso espone chi ne abbisogna a dinamiche malate e malvagie che non avrebbero ragione di esistere qualora fosse permesso il libero accesso al fitocomplesso (soprattutto quello auto-produttivo).

Craving, o forte desiderio o spinta all'uso di cannabis.

Si provi a sospendere immotivatamente un farmaco ad un paziente malato. Non cercherà questo, spasmodicamente, di ottenere nuovamente il rimedio che si era dimostrato efficace nell'alleviare le sue sofferenze?

Uso corrente di cannabis, che causa un fallimento nell'adempimento dei principali obblighi di ruolo sul lavoro, a scuola, a casa.

Come già anticipato nel capitolo "cannabis uso e abuso" questo criterio rimane l'unico condivisibile nella valutazione di un possibile abuso. La stimolazione del sistema endocannabinoide tramite il fitocomplesso naturale, infatti, non deve assolutamente interferire con una buona condotta di vita sia personale che sociale.

Uso continuato di cannabis nonostante la presenza di persistenti o ricorrenti problemi sociali o interpersonali causati o esacerbati dagli effetti della cannabis.

Anche in questo caso i "problemi sociali o interpersonali" sono poco oggettivizzabili all'interno dell'ampio spettro delle possibili inclinazioni umane. Ad oggi viene considerato come "problema" qualsiasi cosa che si discosti dalla media dei comportamenti. Questa visione è, a mio avviso, preoccupante, in quanto capace di uniformare, lentamente, gli esseri umani ad un "pensiero unico", quello della media appunto, che basa la sua valutazione non sul comportamento in sé ma su quanto, questo comportamento, sia diffuso tra i suoi simili.

Importanti attività sociali, lavorative o ricreative vengono abbandonate o ridotte a causa dell'uso di cannabis.

La definizione di cosa sia "importante" è, anche in questo caso, molto soggettiva e personale. Molto spesso, lasciar perdere o ridurre alcuni tipi di attività può rappresentare, per l'essere umano, una grandissima occasione di cambiamento. Se io stesso, ad esempio, ad un certo punto della mia vita non avessi abbandonato la formazione specialistica in Ginecologia ed Ostetricia, probabilmente, ad oggi, non starei scrivendo questo libro. Un buon endocannabinoiatra comprende come "importante" sia un concetto del tutto pertinente l'intima sfera personale del paziente che deve essere compreso empaticamente.

Uso ricorrente di cannabis in situazioni nelle quali è fisicamente pericoloso.

In questo criterio si intendono come "pericolose" le attività di guida di un mezzo o alcune particolari condizioni lavorative. Sebbene questo sia un principio in linea di massima corretto è bene ricordare che, con la giusta consapevolezza ed attenzione, non esiste compito che non si possa svolgere contemporaneamente ad un potenziamento del tono basale del sistema endocannabinoide.

Uso continuato di cannabis nonostante la consapevolezza di un problema persistente o ricorrente, fisico o psicologico, che è stato probabilmente

causato o esacerbato dalla cannabis.

Anche in questo punto traspare lo spettro dello stigma sociale nei confronti di questa pianta. Questo preconcetto tende ad ignorare come problemi fisici e psicologici siano praticamente sempre antecedenti, nella loro insorgenza, all'utilizzo di Cannabis escludendone, di fatto, la relazione di causalità. L'assunzione del fitocomplesso, nella stragrande maggioranza dei casi, viene ricercata –inconsciamente– proprio come rimedio terapeutico di questi subconsci disagi.

Tolleranza, come definita da ciascuno dei seguenti fattori:

- **Un bisogno di quantità marcatamente aumentate di cannabis per ottenere intossicazione o l'effetto desiderato.**
- **Una marcata diminuzione dell'effetto con l'uso continuato della stessa quantità di cannabis.**

Chiaramente questo criterio non tiene in alcun conto l'elevata dinamicità del Sistema Endocannabinoide che cambia continuamente in base a come viene stimolato. Lo stimolo di questo sistema può avvenire sia in maniera endogena che esogena. È quindi totalmente plausibile che lo schema posologico debba variare nel tempo per riadattarsi ai nuovi equilibri del SEC peculiari di ogni situazione.

Astinenza, manifestata da ciascuno dei seguenti fattori:

- **La caratteristica sindrome da astinenza di cannabis**
- **La cannabis viene assunta per attenuare o evitare sintomi di astinenza.**

A questo proposito credo sia utile riflettere su un paragone. Se ad un paziente sottoposto a terapia ormonale sostitutiva (come ad esempio in casi di rimozione chirurgica della ghiandola tiroide, dell'ipofisi o delle ghiandole surrenali) viene sospesa l'integrazione, quale sarà la sua reazione? Può questa reazione essere inquadrata come sindrome da astinenza da Levotiroxina o da ormone antidiuretico, ad esempio? Mancando della visione del fitocomplesso come sostituto neurotrasmettitoriale per l'organismo umano, questo criterio contiene un vizio di fondo che non può più essere ignorato alla luce delle conoscenze Evidence Based esposte.

Lascio al lettore, come personale esercizio, l'interpretazione delle altre due entità psicopatologiche classificate nel DSM-V per quanto riguarda la Cannabis. Rileggendo e riflettendo approfonditamente sul capitolo "Sistematica Endocannabinoide" sono sicuro che non farete alcuna difficoltà a porvi molte domande sui criteri sterilmente elencati qui sotto.

Intossicazione da cannabis

- Recente uso di cannabis.
- Comportamento problematico clinicamente significativo o cambiamenti psicologici (per es., coordinazione motoria compromessa, euforia, ansia, sensazione di rallentamento del tempo, capacità critica compromessa, isolamento sociale) che si sviluppano durante, o subito dopo, l'uso della cannabis.
- Due (o più) dei seguenti segni o sintomi, che si sviluppano entro 2 ore dall'uso della cannabis:
  - » Iperemia congiuntivale.
  - » Aumento dell'appetito.
  - » Secchezza delle fauci.
  - » Tachicardia.
- I segni o sintomi non sono attribuibili a un'altra condizione medica e non sono meglio spiegati da un altro disturbo mentale.

Astinenza da cannabis

- Cessazione dell'uso di cannabis che è stato pesante e prolungato.
- Tre (o più) dei seguenti segni e sintomi, che si sviluppano approssimativamente entro 1 settimana dopo il primo Criterio:
  - » Irritabilità, rabbia, aggressività.
  - » Nervosismo, ansia.
  - » Difficoltà del sonno (per es., insonnia, sogni inquietanti).
  - » Diminuzione dell'appetito o perdita di peso.
  - » Irrequietezza.
  - » Umore depresso.
- Almeno uno dei seguenti sintomi fisici causa malessere significativo: dolori addominali, instabilità/tremori, sudorazione, febbre, brividi, cefalea.
- I segni o sintomi causano disagio clinicamente significativo o compromissione del funzionamento in ambito sociale, lavorativo o in

altre aree importanti.

- I segni o sintomi non sono attribuibili a un'altra condizione medica e non sono meglio spiegati da un altro disturbo mentale.

ASSUNZIONE INCOSCIENTE

"L'uomo deve destarsi, aprire gli occhi alla Verità se non vuole correre il rischio di attraversare la vita come un bruto incosciente."

Paracelso

Il titolo del capitolo è volutamente ambiguo. Molto spesso, le persone attribuiscono la caratteristica dispregiativa di "incosciente" a chi utilizza Cannabis. Con questo appellativo, ci si riferisce, secondo l'Enciclopedia Treccani, a qualcuno "privo di coscienza, cioè di consapevolezza di sé e delle proprie azioni, sia come stato temporaneo sia come condizione abituale".

È quindi doveroso, per ogni studioso di Endocannabinoiatria, chiedersi quali siano i limiti della Coscienza e della Consapevolezza che vengono putativamente valicati con l'utilizzo di Cannabis. Se si inizia questo processo, però, ci si imbatte subito in un dilemma. La Coscienza non ha ancora una definizione chiara e condivisa dalla Scienza. Ogni concettualizzazione di questa identità, quindi, è classificabile come personale proiezione piuttosto che come dato oggettivo.

Nel libro "Cannabis e Spiritualità" di S. Gray (di cui consiglio lettura approfondita e meditata) vengono riportate le parole di Claudio Naranjo quale studioso tra i più riconosciuti a livello mondiale nel campo del rapporto tra sostanze enteogene ed essere umano. Queste parole dovrebbero indurre a una profonda riflessione sull'utilizzo di Cannabis in-cosciente (ovvero all'interno della Coscienza):

> "Quando incontriamo la Cannabis con un'intenzione chiara ed in uno stato di centratura, la sua capacità chiarificatrice e di amplificazione può far luce sulle illusioni che ancora coltiviamo e, al contempo, esortarci a lasciarci andare a uno stato di presenza più profondo e rilassato e con il cuore aperto: una forma di presenza più onesta e più vera.
> Come accade con altre medicine enteogene, la cannabis può condurre a una condizione di attenzione cosciente e di consapevolezza meditativa intensificate ed elevate".

Traspare da questo passo che l'utilizzo di Cannabis possa rendere gli Uomini maggiormente Coscienti e questo sembra essere in controtendenza con l'impressione generale descritta all'inizio. Non c'è una parte nel giusto ed una nell'erroneo. Entrambe le visioni rispecchiano, a loro modo, il vero. Definire cosa sia la Coscienza, infatti, è materia estremamente complessa. In ECBI, tuttavia, è mandatorio sforzarsi di comprendere le varie ipotesi che sono state formulate sul tema.

Appare chiaro che, nel campo della Coscienza, il ricercatore debba volgere lo sguardo all'interno di sé stesso piuttosto che limitarsi ad osservare e descrivere la "coscienza" dei suoi consimili.

È compito di un buon Endocannabinoiatra riflettere su tutte le spiegazioni e le parole che vengono dette circa la Coscienza, introiettandole secondo il proprio schema mentale e, se necessario, lasciando che il proprio pensiero venga modellato da informazioni che prima, probabilmente, non si erano nemmeno considerate. Le teorie che riguardano la Coscienza coprono un campo così vasto che non è difficile sentirsi dispersi e privi di punti di riferimento saldi.

Alle menti più scientifiche lascio il personale approfondimento delle teorie del Prof. Penrose che, utilizzando i concetti della meccanica quantistica, ha proposto un modello matematico della Coscienza. Secondo questa teoria, la Coscienza risiederebbe nei nostri microtubuli – le proteine strutturali che costituiscono l'impalcatura stessa delle nostre cellule – e quindi, in definitiva, all'interno di noi stessi.

Attraverso lo studio di queste strutture con strumenti tecnologici avanzati, la Coscienza è stata descritta come un certo grado di fluttuazione sincrona di queste strutture che risponde alle leggi della fisica quantistica e non della fisica classica. Secondo questa teoria denominata "Orch-OR" i momenti di "cosciente consapevolezza" sono orchestrati dai microtubuli nel nostro cervello. Gli scienziati che hanno proposto la teoria ipotizzano che i microtubuli cerebrali, come struttura in sé, abbiano la capacità di immagazzinare e processare informazioni e memorie. A prescindere se questa teoria potrà essere dimostrata come veritiera, essa apre gli orizzonti sui concetti della meccanica quantistica, divenuti fondamentali nelle speculazioni scientifiche sulla Coscienza dove materia ed energia vengono considerate, talvolta, come sinonimi ingenerando la domanda: come può essere il nostro corpo materiale essere considerato essenzialmente come entità energetica?

La mia formazione nel campo della Coscienza è più filosofico-speculativa. Ho, infatti, la ferma convinzione che non vi sia (o vi sarà) alcuno strumento tecnologico creato o creabile dall'uomo che possa permetterci di misurare e dimostrare la Coscienza. Vorrei quindi riportarvi un frammento di uno dei discorsi di un "maestro" indiano, sperando che possa generare in voi le stesse profonde riflessioni che ha generato in me.

"Quando ci troviamo seduti qui, abbiamo io il mio corpo, tu il tuo corpo. Sono incontrovertibilmente distinti. Vero? In questo momento, se tu stessi bevendo qualcosa (non importa cosa) da una tazza potresti vedere che il contenuto della tazza è chiaramente distinto da te. Nel momento in cui lo bevi, però, il liquido contenuto nella tazza diventa indubitabilmente parte di te. A prescindere da quali siano le tue convinzioni su cosa sia il tuo corpo e quali siano le mie su cosa sia il mio corpo, entrambi possiamo essere d'accordo sul fatto che sia solo un piccolissimo pezzo di questo Pianeta e, al momento, entrambi concordiamo che il mio corpo è il mio ed il tuo è il tuo. Questa affermazione è vera al 100%. Così come è vero che la mia mente è la mia mente e la tua mente è la tua, che le mie emozioni siano le mie emozioni e le tue emozioni siano le tue o che le mie esperienze siano le mie esperienze e le tue esperienze siano le tue. Però non esiste nulla che si possa definire come la mia Coscienza o la tua Coscienza. Tutto ciò che esiste è La Coscienza, noi, semplicemente, non facciamo che soffiare, da essa, la nostra bolla di Vita.

Sono sicuro che tutti quanti abbiano soffiato, almeno una volta nella loro vita, le bolle di sapone. Se insieme soffiamo le bolle di sapone sappiamo che la mia bolla è la mia bolla e la tua bolla è la tua bolla. Quando le bolle svaniscono, però, non esiste più la mia bolla o la tua bolla, ma allo stesso tempo non esiste una distinzione tra la mia aria e la tua aria. La Coscienza è semplicemente così. Nel momento in cui io sto scrivendo e tu stai leggendo, ognuno di noi ha soffiato la propria bolla, io sono io e tu sei tu⊠ ma quando questa "bolla esplode" non esiste una distinzione tra la mia Coscienza e la tua Coscienza. Al momento, mentre abbiamo questa forma fisica che vediamo, io sto scrivendo e tu leggendo, stiamo trattenendo, in noi, una piccola parte di Coscienza, anche se io preferisco chiamarla Vita.

Riferendoci alla Coscienza, infatti, molto probabilmente sareste ingannati dalla confusione che la Medicina fa tra la Coscienza e lo stato di veglia. Questo non è solo un fraintendimento del linguaggio medico ma lo è del linguaggio occidentale in generale, non c'è alcuna differenza tra la coscienza di qualcuno che l'ha riacquisita dopo essere stato "incosciente" (dopo un coma) e la Coscienza, come termine più elevato.

Il mio corpo, la mia mente, la mia intelligenza, le mie memorie, le mie esperienze sono tutte chiaramente differenti dalle tue, ma non esiste una mia Coscienza diversa dalla tua. È semplicemente così. Ed è solo l'Essere Umano come creatura, su questo pianeta, che ha la capacità e la sofisticazione neurologica necessaria per accedere a questa dimensione della Coscienza dove non esiste più il concetto di separazione. Bisogna solo volerlo fare. Solo l'uomo può avere questo accesso, le altre creature non ne hanno gli strumenti...

Questo non vuol dire che non vi sia Coscienza in loro! perché senza la presenza della Coscienza, il processo stesso della Vita non sarebbe potuto avvenire. C'è Coscienza in una pianta, in una roccia, c'è Coscienza anche dove non esiste nulla, nel vuoto assoluto! Il fatto che, sulla terra, solo gli Esseri Umani abbiano gli strumenti necessari per accedere a questa Coscienza, dovrebbe farci rendere conto di quanto sia un privilegio poter avere questa forma materiale. Perché abbiamo uno strumento che ci permette di avere accesso a dimensioni che stanno oltre i nostri confini entro cui racchiudiamo le nostre idee di fisicità. Non facciamo però confusione tra lo strumento e ciò che questo ci permette di vedere.

Se prendiamo un telescopio ed osserviamo una galassia, quella galassia non è prodotta dal telescopio, la galassia è lì, il telescopio ci ha solo dato l'accesso e la possibilità di vederla. Similmente il tuo corpo, se lo tieni in un certo modo e se non lo contamini con troppe idee, filosofie, identità differenti, se tieni il tuo corpo ad un certo livello di apertura, è il tuo corpo stesso che diventa il punto di accesso a quello che noi chiamiamo Coscienza, la base stessa della Vita che ci costituisce.

Qualcuno può chiamarla Coscienza, qualcuno può chiamarla un'entità o un Essere, qualcuno può chiamare questo, Dio☒ Beh, potete usare quante più parole crediate siano opportune ma, essenzialmente, state cercando di etichettare e dare un significato a qualcosa che non può essere definito e che non ha significato. Il "significato" è una conseguenza del processo psicologico umano ed il processo psicologico è a sua volta la conseguenza di tutta la memoria che portate dentro di voi. Non si può schiaffare un significato restrittivo su qualcosa che è, in sé, possibilità senza limite, la radice intima della nostra Vita.

È qui che commettiamo l'errore basilare, stiamo cercando di prendere un piccolo pezzettino del nostro processo psicologico ed utilizzarlo per cercare di comprendere cosa sia la Coscienza. La Coscienza non è qualcosa che può essere compreso, "comprendere" è "dare un significato", ma non c'è significato per l'Esistenza, è un fenomeno eclatante, è vero, ma non si può comprenderla razionalmente, se ne può solo "fare Esperienza!" e ognuno di noi ha lo strumento necessario per farlo, non gli strumenti dei laboratori☒ tu stesso sei lo strumento!

L'unica domanda da porti è: te lo permetterai?"

Sadhguru

Nel nostro corpo risiede la memoria dell'Uomo tutto, dagli albori della sua nascita al mirabolante sviluppo tecnologico odierno. Questa enorme mole di informazioni è contenuta in ogni singola nostra cellula, codificata in un linguaggio a noi ancora sconosciuto per la sua quasi totalità, il linguaggio dell'informazione genetica.

Non fatevi rapire dall'illusione che, al giorno d'oggi, abbiamo ormai svelato il segreto di questa informazione. Immaginate di dover ricostruire un testo con una sua logica intrinseca, scritto in un linguaggio sconosciuto, in un volume molto grosso ed articolato, potreste dire di averlo compreso se il vostro lavoro finora avesse chiarito solo un pugno di parole in ordine sparso?

L'informazione genetica, nel nostro organismo, è complessa e le "informazioni utili" vengono conservate e tramandate alla prole seguente. Questo processo, in medicina, è noto come Epigenetica. Viene attribuito a Conrad Hal Waddington (1905-1975) il merito per avere coniato, nel 1942, il termine epigenetica, definita come "la branca della biologia che studia le interazioni causali fra i geni ed il loro prodotto cellulare, ponendo in essere il fenotipo". Già nella metà del XIX secolo si trovano tracce dell'epigenetica in letteratura. Le origini concettuali di questo fenomeno, tuttavia, risalgono ad Aristotele (384-322 a.C.), il quale credeva nell'epigenesi, ossia nello sviluppo di forme organiche individuali a partire dal non formato che ora possiamo anche chiamare, alla maniera del passo di Sadhguru, Coscienza.

Come abbiamo visto nei capitoli precedenti, il sistema endocannabinoide ha la capacità di interagire con il DNA. Finora sono stati dimostrati solo alcuni meccanismi ma chissà quante sono, in realtà, le sue potenzialità. Sebbene la ricerca interiore, in linea teorica, dovrebbe avvenire senza l'utilizzo di qualsiasi sostanza ma esclusivamente con l'assunzione incosciente l'esercizio della Mente, la stimolazione del Sistema Endocannabinoide potrebbe rappresentare il primo passo facilitato di questo percorso. Un iniziale accesso a quelle informazioni sepolte nel nostro genoma e che ci siamo dimenticati di avere. Il processo di guarigione o di auto-guarigione che si intende eseguire con la Cannabis tenderà a farci recuperare la memoria perduta cambiando, di conseguenza, il nostro stato interiore e con esso la mera modulazione di tutti i mediatori chimici che ci compongono, tra cui, gli Endocannabinoidi.

A guarigione avvenuta, a Coscienza compresa, non avremo più bisogno di alcun aiuto, perché non ci sarà più dolore né sofferenza, saremmo semplicemente pronti a che tutti i miracoli che la Vita ci può proporre, possano, semplicemente, avvenire.

APPROCCIO INTEGRATO ECBI

"Pace interiore è quando
ciò che pensi, ciò che dici e ciò che fai
sono in perfetta armonia."

Mahatma Gandhi

Esiste, per l'uomo, uno "stato Naturale"? Esiste, ed è l'oggetto della poesia conclusiva di questo capitolo. I versi sono di Galeno in persona. Tornare a sentirsi in uno "stato Naturale", in perfetta sincronia con i ritmi di Gaia, dovrebbe essere il fine ultimo del trattamento Endocannabinoiatrico. La complessità di questa affermazione, però, è insita proprio nella sua apparente semplicità. Cosa significa, infatti, ritornare ad uno "stato Naturale"?

La risposta a questa domanda non si dovrebbe cercare nella realtà materiale che ci circonda ma, piuttosto, nei meandri del nostro essere, volgendo lo sguardo all'interno, lì dove tutta l'esperienza materiale si integra e assume i contorni a cui ogni singolo essere attribuisce il proprio peculiare significato.

Ritornare ad uno stato Naturale dovrebbe voler indicare il dirigersi consapevolmente verso il "proprio personale e più completo benessere possibile", qualsiasi significato differente possa assumere questa affermazione per ogni persona (perseguendo l'armonia con le leggi Naturali di Gaia).

È necessaria, da parte del professionista che si avvicina all'applicazione dell'ECBI, una integrazione sinergica di utilizzo di quelle cinque arti mediche menzionate all'inizio del libro. Scienza basata sulle Evidenze, Microbiota Intestinale, PsicoNeuroEndocrinoImmunologia, Meditazione ed introspezione, Energia e Tao.

Dovranno essere adottati, in maniera accurata, i vari trattamenti o interventi che queste discipline prescrivono secondo i loro paradigmi, integrandoli sapientemente l'uno con l'altro al fine di condurre il soggetto/paziente a trovare la propria risposta personale alla domanda evidenziata all'inizio del capitolo; la risposta che si dimostra essere più in sintonia con la sua personalità e le sue inclinazioni.

Attualmente, la terapia con fitofarmaci Cannabinoidi viene prescritta, nella maggior parte dei casi, per risolvere un sintomo, a prescindere dalla causa che ha generato quel sintomo. Le infiorescenze della pianta di Cannabis vengono trattate alla stregua di un "paracetamolo naturale" da assumere all'occorrenza, per alleviare una sofferenza specifica.

Si intraprendono numerosi ed imponenti sforzi al fine di individuare un quantitativo predefinito di THC o CBD che possa risultare efficace (in maniera sperimentalmente e statisticamente significativa) nel trattamento di un qualche sintomo o condizione ben definiti (trascurando però, al contempo, tutto il restante fitocomplesso).

La medicina basata sulle evidenze, man mano che progredirà nelle sue conoscenze, potrà rappresentare un valido aiuto, per il medico, nel corretto approccio iniziale al suo paziente. La risoluzione del sintomo specifico per cui il paziente ricerca sollievo, potrà quindi essere affidata a un dosaggio prefissato di fitofarmaco cannabinoide "standardizzato".

Lo sviluppo della scienza basata sulle evidenze sarà quindi, molto probabilmente, volto nella direzione di individuare un determinato quantitativo (verosimilmente, in mg pro kg), per ogni singolo cannabinoide in relazione a una sola singola specifica indicazione terapeutica. (vedi infografica a p. 236) Questo approccio, come appare evidente, sebbene in sintonia con il modus operandi delle "terapie moderne" risulta essere, alla luce delle conoscenze fin qui esposte, quanto meno riduzionistico e frammentario rispetto a una totalità sincrona in cui il sistema endocannabinoide umano opera.

Quando si prevede una tipologia "standard" di trattamento per pazienti simili tra loro, generalmente si trascura di indagare lo status del sistema endocannabinoide proprio di ogni soggetto. Contestualmente all'inizio del trattamento con fitofarmaci cannabinoidi (se non addirittura antecedentemente) si dovrebbero monitorare e correggere quelle attitudini del paziente che influiscono significativamente sul suo proprio personale status cannabinergico. Queste azioni andrebbero intraprese prima di provare empiricamente a rimpiazzare una piccola parte di esso che è probabilmente carente.

Dovrebbe essere sempre buona pratica valutare ed eventualmente correggere (per quanto possibile) le inclinazioni generali dell'organismo a cui si sta andando a somministrare il fitofarmaco cannabinoide.

Si dovrà quindi prestare massima attenzione a:

- **Esercizio e movimento**: è opportuno, per il mantenimento di un buon tono cannabinergico, inserire nella vita quotidiana un momento di attività fisica piacevole. La "piacevolezza" dipenderà dal soggetto che svolge gli esercizi, lo spettro può variare da una intensa sessione in palestra alla tranquilla camminata con il proprio cane.
- **Esposizione all'ambiente**: ritornare a essere consapevoli dell'ambiente in cui si vive è fondamentale nel ristabilimento dell'equilibrio cannabinergico. Se l'uomo viene esposto a inquinanti, pesticidi, polveri sottili e simili, questa esposizione causerà, con una buona probabilità, una depressione del sistema fisiologico di cui ci stiamo occupando.
- **Dieta e supplementi:** molti nutrimenti appartenenti al regno vegetale hanno delle sostanze ad azione cannabinoido-simile. Non è possibile assumere e assorbire gli endocannabinoidi da qualsiasi derivato animale che pertanto risulta alimentarmente inutile (e a tratti controproducente). Porre attenzione alla propria alimentazione è principio fondante della cura del microbiota intestinale che dettaglieremo successivamente.
- **Controllo e riduzione dello stress:** questa azione dovrebbe essere intrapresa non solo attraverso il potenziamento della resilienza interiore del soggetto in risposta ai possibili stressors emotivi, ma anche attraverso la modifica delle condizioni ambientali ed abitudinarie alla radice di quegli stessi stressors, che affliggono il benessere e la tranquillità del soggetto.
- **Consapevolezza di pensieri ed emozioni:** rendersi consapevoli dei propri processi emozionali ed emotivi comporta una migliore risposta del nostro sistema endocannabinoide che, alla stregua di una intelligenza artificiale, impara con noi. Più siamo consapevoli dei nostri processi interiori più il sistema cannabinergico funziona meglio rendendoci maggiormente consapevoli. L'inizio di un circolo virtuoso di consapevolezza, fondamentale per risolvere i disequilibri interiori, cause o conseguenze, di qualsiasi patologia.
- **Tecniche di riequilibrio:** tra queste si possono annoverare attività

dalle più semplici come una camminata nella Natura tipo un bosco, (preferibilmente a piedi nudi quando le condizioni climatiche e ambientali lo consentono) alle più complesse, che necessitano di una professionalità del benessere. Tra questi spiccano in primis i trattamenti osteopatici seguiti dalla vasta gamma di trattamenti naturopatici

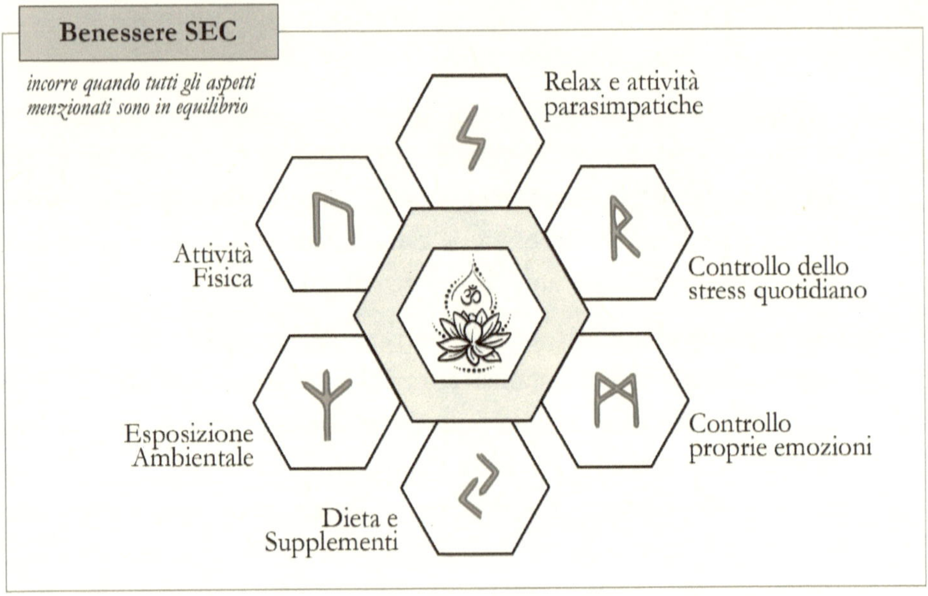

disponibili (cromoterapia, arteterapia, musicoterapia, bagno di gong, oli essenziali ecc.)

Quando si somministra il fitocomplesso della pianta di Cannabis si inizia ad esporre il paziente a una stimolazione in toto del suo Sistema Endocannabinoide. Non si dovrebbe, quindi, trascurare la vasta pletora di effetti benefici che questa stimolazione può fornire nella risoluzione della causa prima della malattia, al di là della mera risoluzione momentanea del disagio sintomatico percepito. Tale risoluzione implica, de facto, una interazione con il sistema neurologico-psichico del paziente che, in ogni modo si voglia guardare qualsiasi patologia, risulta essere sempre coinvolto. Molto frequentemente, al giorno d'oggi, i medicamenti galenici a base di Cannabis prescritti dai medici, sono preparazioni in olio da assumere per via orale. Questa via di somministrazione dovrebbe direzionare lo sguardo del clinico all'interno del paziente stesso, il quale dovrebbe essere reso razionalmente cosciente di questo inizio di interiorizzazione della cura. Somministrando il fitocomplesso Cannabinoide per via orale, stiamo, di fatto, somministrando quello stesso fitocomplesso non solo all'essere umano in sé ma anche a tutta la vita batterica brulicante nel suo intestino e che possiede anch'essa un suo proprio sistema cannabinergico.

Considerare lo stato di salute del microbiota ed applicare le norme che mirano a riportarlo in equilibrio, dovrebbe essere un passaggio potenzialmente antecedente l'inizio di una qualsiasi somministrazione di farmaci fitocannabinoidi. Riportare l'attenzione su questa componente del corpo umano, sia per il medico che per il paziente, conduce a rivisitare le abitudini e le modalità alimentari dell'ultimo e costringe il primo a dirigere la sua attenzione, ippocraticamente, verso questo aspetto della salute che viene molto spesso trascurato (o considerato come non determinante).

È ormai consolidata l'osservazione scientifica che il microbiota (ed il suo stato di equilibrio fisiologico) giochi un ruolo chiave nella salute psico-fisica, soprattutto nei pazienti affetti da quadri polipatologici, autoimmunitari, o cronico-degenerativi.

Il Prof. Mayer, nel suo libro "La comunicazione mente pancia", stabilisce un decalogo di regole generali utili a prendersi cura al meglio del proprio microbiota. In carattere corsivo sono evidenziate quelle azioni che agiscono non solo sul microbiota intestinale ma anche sul sistema cannabinergico umano ad ulteriore prova dell'intima correlazione esistente tra questi due sistemi che, perentoriamente, ci ricorda come non sia possibile considerarne uno escludendo l'altro.

- Incrementare al massimo la diversità microbica introdotta aumentando il regolare apporto di cibi fermentati naturalmente e di prebiotici.
- Ridurre il *potenziale infiammatorio* del microbiota intestinale effettuando scelte più accurate e consapevoli dal punto di vista alimentare (come prediligere la filiera biologica e, per i più intraprendenti, iniziare a coltivare il proprio cibo).
- Ridurre i grassi animali nella propria dieta.
- Evitare il più possibile i cibi pronti prodotti dall'industria alimentare preferendo cibi freschi e ancora carichi di forza vitale nutritiva.
- Consumare, ad ogni pasto, porzioni più piccole ricordando il principio di Paracelso che descrive come tutte le sostanze possano essere dei veleni se assunte in quantità eccessive.

- Prestare particolare attenzione all'alimentazione prenatale dove la madre, grazie alle sue scelte, influenzerà volente o nolente lo sviluppo psicofisico del proprio nascituro.
- *Ridurre lo stress e praticare la consapevolezza* (utilizzando a tal fine le più adatte tecniche di meditazione o di introspezione consapevole)
- Evitare di mangiare quando si è sotto stress o sotto l'influenza di emozioni negative come la rabbia, la tristezza, la sconsolatezza.
- *Gustare i segreti piaceri e gli aspetti sociali del cibo* divenendo consapevole della sua origine e mostrando sentimenti di gratitudine per la possibilità nutrirsi nella maniera Naturale.
- *Imparare ad ascoltare i sentimenti istintivi* che provengono "dalla pancia" sede di quello che viene indicato come nostro "secondo cervello" ovvero il Sistema Nervoso Enterico.

Se osserviamo da vicino le regole necessarie a mantenere in equilibrio sia il nostro sistema endocannabinoide che il microbiota all'interno del nostro organismo, vediamo che molte di queste regole si preoccupano di fornirci indicazioni indirizzate alla nostra psiche e al nostro setting emotivo.

Queste indicazioni assumono ancora maggiore rilevanza, al proseguire l'integrazione sinergica delle 5 arti mediche oggetto dell'endocannabinoidoiatria, considerando l'arte della PNEI. Questa re-interpretazione della fisiologia medica mette al centro il sistema di trasmissione dell'informazione nel corpo umano, che, a sua volta, modifica la modulazione della nostra risposta fisica e materiale all'ambiente che ci circonda. Il mediatore chiave di questa informazione-risposta del nostro organismo è il nostro sistema immunitario, principale regolatore dello "stato infiammatorio" del corpo.

In una completa cura endocannabinoiatrica, a questo livello, si dovrebbe prestare attenzione alla materialità della disfunzione infiammatoria valutando l'equilibrio ossidoriduttivo del paziente andando ad indagare biochimicamente il suo status ossidoriduttivo. Eventuali squilibri di questo sistema potrebbero essere corretti attraverso una adeguata ossigeno-ozono-terapia infusionale. L'ossigeno-ozono-terapia, sulla carta, ha tutti i requisiti per candidarsi a fondamentale supporto complementare della fitoterapia con farmaci cannabinoidi in quanto, queste ultime molecole potrebbero agire su siti recettoriali squilibrati ma di natura differente ed indipendente da quelli meramente ossidoriduttivi, non dovendo "impegnarsi" ad attivare i sistemi fisiologici che hanno come funzione quella di riequilibrare lo stato REDOX del paziente.

Vi sono molti studi che prendono in considerazione il complesso capitolo della medicina inerente il sistema immunitario/infiammatorio; come funziona il nostro sistema immunitario? Come viene regolato? Come contribuisce all'insorgenza di molte patologie che affliggono il nostro organismo? È ormai conoscenza accertata quella che il microbiota intestinale giochi un ruolo fondamentale negli equilibri infiammatori del nostro organismo.

Gli stimoli provenienti dall'intestino attraverso le sue zone immunitarie specifiche, denominate placche di Payer, sono il nostro sensore chimico principale dell'ambiente esterno. L'altra componente informazionale proveniente dall'intestino è quella veicolata dal nervo vago che si distribuisce a tutti i nostri visceri e trasporta informazioni alla parte più antica del nostro cervello, sia in entrata che in uscita.

Le modalità attraverso cui noi integriamo queste informazioni subconsce dipende intimamente dalla struttura della nostra psiche e, di conseguenza, del nostro sistema ed equilibrio emozionale. Mi permetto qui di rivisitare la dicotomica tripartizione a cui il Prof. Lissoni (tra i fari guida della PNEI in Italia) attribuisce il significato di essenza della PNEI. (vedi figura a lato) Secondo il professore, infatti, esistono due sistemi anatomicamente tripartiti che rimandano alla dicotomia archetipa di Eros e Thanatos. Piacere ed introspezione spirituale il primo, stress e reazioni di allerta il secondo. Il sistema Erotico troverebbe fondamento in una comunicazione articolata tra ghiandola pineale, sistema cannabinergico e neuroni specchio. Il sistema Tanatologico vedrebbe impiegati la ghiandola ipofisaria, i surreni ed il sistema oppioidergico

Nella mia rivisitazione vi è un ruolo differente per il sistema cannabinergico alla luce delle conoscenze Evidence Based che ho esposto in questo libro e che dimostrano come questo sistema sia in grado di interagire con qualsiasi altro sistema dell'organismo.

Il SEC non dovrebbe essere, quindi, limitato ad una sola azione regolatoria nel sistema Erotico dovendo, di diritto, trovare un riscontro classificativo anche nella regolazione del sistema Tanatologico dove, a mio personale avviso, è di gran lunga più importante.

CLASSIFICAZIONE PNEI - LISSONI

EROS	TANATHOS
Neuroni Specchio	Gh. Surrenali
Epifisi (pineale)	Ipofisi
Sist. Cannabinergico	Endoppioidi

RIVISITAZIONE ECBI

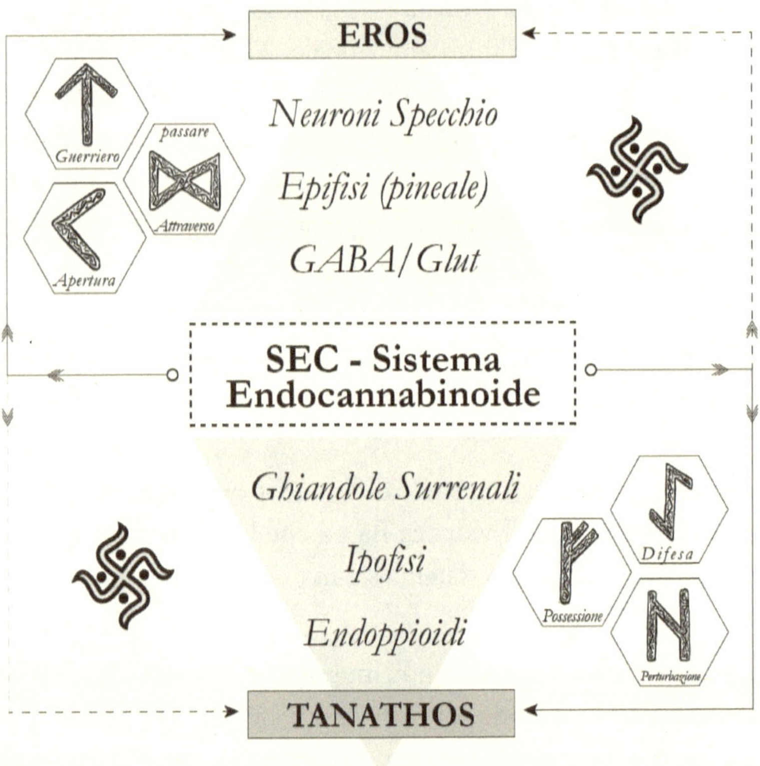

Il sistema Cannabinergico si porrebbe quindi a ponte metafisico tra la dicotomia umana costitutiva in Eros e Thanatos, un Cerbero –le cui tre teste rappresentano la sua capacità di influire integralmente in ogni singolo aspetto della triade corpo, psiche e anima– posto a controllore di coloro che vogliono penetrare consapevolmente l'uno o l'altro mondo archetipo. Neurochimicamente, il posto occupato dal sistema cannabinergico del modello Lissoni viene rimpiazzato dai sistemi Glutamatergico e GABAergico che attivano o disattivano la trasmissione neuronale, fondamento primo, questo, della formazione di qualsiasi percezione mediata dalla trasmissione di impulsi neuronali che raggiungano, o meno, la coscienza razionale.

Questa rivisitazione, però, non deve oscurare l'imponente mole di conoscenza biochimica e neurotrasmettitoriale accumulata negli anni di studio di questa disciplina. Qualora si volesse fare un accurato assessment biochimico si potrebbe considerare lo schema proposto dallo stesso professor Lissoni che contempla il dosaggio di molti di questi mediatori, ormai ben noti alla medicina moderna:

- **Status pinealico:** determinazione ritmo circadiano di Melatonina, indoli pinealici e b-pinealina (previa una accurata determinazione dei valori standard di riferimento in una popolazione generale sana)
- **Valutazione sistema oppioide:** innalzamento dei livelli basali di LH e cortisolo e loro variazione dopo somministrazione di Naltrexone (un inibitore del sistema) al fine di valutarne la corretta risposta di funzionamento.
- **Valutazione sistema endocannabinoide:** (per quanto questa risulti ancora molto approssimativa nell'indagine del suo reale potenziale di diffusione) dosaggio ematico di AEA e 2-AG e loro ritmo circadiano.
- **Valutazione immunitaria:** dosaggio linfociti B (CD19+ e CD20+), linfociti T totali (CD3+) e le loro sottopopolazioni di distribuzione (citotossici, helper, CD17 ecc).
- **Dosaggio** delle principali citochine immunomodulanti ed immunosoppressive.

Tutto questo panel di analisi, associato a una valutazione psicologica (preferibilmente transpersonale) e all'esame chimico-fisico del microbiota intestinale, potrebbe costituire gli strumenti tecnico-diagnostici basilari dell'endocannabinoiatra. Base fondante una nuova semeiotica ancora in via di codificazione.La congiunzione delle tre "scienze verificabili" esposte finora rappresenta la sfera fisica del corpo di un paziente. Tutte le manifestazioni della materia che riguardano l'organismo fisico trovano spiegazione all'applicazione sinergica dei loro schemi gnoseologici. Grazie all'approccio fisiologico della PNEI si può ottenere il massimo grado di verificabilità dell'efficacia di un'eventuale terapia su una determinata condizione (e consimili associazioni).

Da qui in avanti, l'Endocannabinoiatria entra in un campo molto meno oggettivizzabile seppur presente ed influente sull'organismo umano in maniera equiparabile alle tre scienze precedenti congiunte. Un campo dove è l'esperienza individuale, sia essa o meno oggettivizzabile e verificabile, a diventare il focus principale dell'azione del sistema endocannabinoide. Questo avviene quando si cambia drasticamente l'orientamento dell'esperienza terapeutica. Se finora gli sforzi erano diretti a migliorare una condizione che vedeva la sua ultima manifestazione tangibile nel mondo della materia (sintomi, malattie, affezioni del corpo) l'approccio supportivo deve ora prendere in considerazione l'immateriale mondo dei pensieri, delle sensazioni e delle percezioni intime e personali.

L'attore principale e centro di attenzione ritorna ad essere quindi il paziente il quale, ponendosi in un atteggiamento collaborativo nell'imparare una metodica di approccio allo yoga, inizia il viaggio di consapevolezza interiore. La prima cosa di cui si deve riacquisire "consapevolezza" è di cosa Yoga significhi al di là delle descrizioni naive che hanno invaso il mondo occidentale nei tempi recenti.

> "Yoga vuol dire propriamente – unificazione – (dalla radice yuj -legare insieme-, -tenere stretto-, -aggiogare-) sia come unione mistica dell'anima col divino, sia come restaurazione dell'autocoscienza ultima, autonoma, non alterata dall'esperienza mentale."
>
> **(M.Eliade – psicologia della meditazione indiana)**

L'unificazione oggetto dello yoga parte innanzitutto dal restaurare quella connessione imprescindibile tra corpo fisico (di cui ci si è preso cura nei primi passaggi della terapia ECBI) e corpo spirituale (quello di cui si sta iniziando il percorso di ricerca interiore proprio negli ultimi due passaggi della terapia ECBI).

"stando seduto, con le gambe incrociate, con la mano destra appoggiata su quella sinistra, con la lingua fissata sul palato, senza toccare i denti, lo sguardo diretto alla punta del naso, e senza guardare a nessuna delle [quattro] parti del cielo, libero da timore, padrone del sé, egli deve meditare sull'anima, che è separata dai ventiquattro elementi... se rimane concentrato in una simile meditazione per un anno intero, egli ottiene lo stato di yogin"

(Visnu-smrti – M.Eliade – psicologia della meditazione indiana)

Il passo citato vuole offrire uno spunto di riflessione sulla potenziale estensione della meditazione, nella pratica quotidiana, come linea generale, è consigliabile effettuare un percorso di meditazione Vipassana di 7 o 10 giorni presso un centro autorizzato. Questo tipo di meditazione è focalizzata a riprendere coscienza del proprio corpo che viene volontariamente forzato all'immobilità e al silenzio. Un'alternativa, sebbene probabilmente meno efficace, potrebbe essere rappresentata dall'intraprendere una qualche pratica meditativa quotidiana che risuoni con il proprio percorso personale, fosse anche attraverso lo strumento della preghiera. Le pratiche di meditazione e autoconsapevolezza sono molteplici e svariate e dipendono molto dal grado di conoscenza e di cultura di ognuno visto che, ultimamente, appaiono essere sempre più diffuse nella cultura comune.

Il trattamento endocannabinoiatrico non dovrebbe mostrare alcuna preferenza circa l'una o l'altra tecnica intrapresa dal paziente purché essa sia condotta con la corretta inclinazione di spirito e con la costanza adeguata che queste pratiche richiedono. A questo punto della terapia, infatti, il professionista deve vigilare affinché la mente del paziente non venga distorta e attratta verso pratiche che ne disturbano l'equilibrio essendo fondate sull'esaltazione di una debolezza del sé, che si manifesta con un'ipertrofia egoica di autorealizzazione. Qualora questo si verificasse, dovrebbe essere compito del professionista identificare le motivazioni che hanno fatto insorgere la deviazione, rendendo, di fatto, inadeguato quello specifico tentativo del paziente. È inoltre molto consigliato, e parte integrante del trattamento, fornire una o più valide alternative che lo possano indirizzare verso altre pratiche di esercizio della auto-consapevolezza più coerenti con i suoi vissuti e trascorsi. Riacquisire un buon grado di consapevolezza interiore attraverso la meditazione o la preghiera (per coloro che hanno già una forte fede religiosa) è fondamentale nel lavoro di risveglio di un sentimento ancestrale dell'uomo, quello di Fede. Questo sentimento, associato all'Amore, sono bracci di una fondamentale bilancia che soppesa l'effettiva "pratica dell'Unione" Yogicamente intesa. Durante l'evoluzione culturale umana, il concetto Yogico ha assunto una miriade di forme, un numero così elevato che elencarle tutte risulta pressoché impossibile. Qualsiasi forma esso abbia assunto nei culti specifici, l'uomo ha da sempre manifestato una domanda interiore, una spinta di conoscenza verso l'Eterno, che l'ha indotto ad interrogarsi per trovare sempre nuove soluzioni, rendendosi esso stesso responsabile primo di quella rapida evoluzione che non ha eguali sul pianeta. A questo livello della terapia ECBI, l'interazione del fitocomplesso cannabinoide con i nostri recettori cerebrali può fornire un valido strumento di aiuto, soprattutto nella ri-significazione orale dei vissuti personali nell'ottica di identificare coscientemente tutti gli episodi junghianamente "sincronici" che caratterizzano il vissuto del paziente per poi disegnarne una mappa ri-significante alla luce delle consapevolezze acquisite durante il percorso.

Sebbene questa spiegazione possa apparire leggermente complessa, la si potrebbe banalizzare e volgarizzare con una espressione comune che, però, rende una buona ragione al senso della "spiegazione psichiatrico-filosofica" precedente, "la Cannabis può aiutare a ritrovare il senso intimo della vita". Nel tempo, potrebbe essere terapeuticamente utile far susseguire periodi in cui il fitocomplesso cannabinoide è parte del rituale meditativo a periodi in cui viene lasciato agire esclusivamente il sistema endocannabinoide del paziente, privo di qualsiasi influenza esterna. Il confronto tra questi due differenti esercizi di consapevolezza, può condurre il paziente a ritrovare un nuovo equilibrio che vada ad incrementare il suo stato di salute. Quando si è sviluppata una buona consapevolezza meditativa, se la Ricerca è animata da uno spirito genuino –sia essa la ricerca della causa prima di una malattia che affligge il corpo o la ricerca delle risposte a intime domande del nostro Io che bramano insondabili risposte– l'ECBI include un ulteriore ed ultimo passaggio. In questa fase il paziente deve, necessariamente, accostarsi con dedizione allo studio e alla lettura di scritti che possano stimolare, nel suo io più profondo, ulteriori domande utili a proseguire nel percorso di conoscenza. In questa consapevolezza, le domande non necessitano per forza di risposte immediate e chiare, reali, oggettivizzabili. Le risposte avvengono attraverso gli eventi della vita stessa. Un paziente ECBI che voglia approfondire questo aspetto della terapia dovrebbe avere la possibilità di crescere la sua propria medicina. Attraverso la cura quotidiana di cui la pianta, per crescere, necessita, il paziente può focalizzare la propria attenzione interiore ai bisogni reali per cui ha davvero necessità dell'intervento del fitocomplesso cannabinoide. La natura stessa della richiesta non pone alcun limite intrinseco alla richiesta.

Non stiamo accostando la pianta ad una divinità a cui si può chiedere qualsiasi favore materiale atto esclusivamente a soddisfare l'ego personale. Le intime e vere richieste di aiuto sono rivolte ad alleviare una sofferenza, sia essa di natura psichica o materiale, o rivolte al poter vivere appieno qualche ambito della nostra vita in cui ci sentiamo carenti ed in cui vorremmo sinceramente migliorare. Un qualcosa di Vero per noi, una richiesta che non può prescindere da una valutazione attenta ed approfondita degli errori che sono stati commessi nel percorso di comprensione. L'ammissione di colpa e la "remissione interiore dei propri peccati", sono prerequisito fondamentale di una "buona riuscita comunicativa" uomo-pianta. La concezione che si possa instaurare una comunicazione effettiva ed efficace anche tra piante ed essere umani non appartiene più al regno della stregoneria o della magia. Sono infatti ormai molte le ricerche sviluppate nell'ambito. Le piante hanno un loro proprio sistema di comunicazione e di reazione agli stimoli che non le rende, in ultima analisi, così dissimili da noi. (si vedano studi prof. Mancuso) Instaurando questa tipologia di comunicazione c'è la concreta possibilità che il paziente possa realmente manifestare quelli che sono i propri bisogni alla pianta, la quale, è scientificamente plausibile, che possa modificare la produzione del suo proprio fitocomplesso affinché questo risuoni meglio con i bisogni espressi diventando quindi uno strumento terapeutico migliore per rispondere proprio a quei bisogni. Una terapia personalizzata co-evolutiva, autosostenibile e rinnovabile.

Prendersi cura di uno o più esseri viventi del regno vegetale, di uno o più esseri viventi del regno animale ed associare a questa presa in carico un esercizio consapevole della ragione, che sia volto a comprendere la Natura profonda che lega tutti gli esseri viventi, (a prescindere dal "regno" in cui una claudicante mente umana li ha classificati), dovrebbe rappresentare una imprescindibile triade per coloro che sono sinceramente motivati alla ricerca di portare "Unione" all'interno delle proprie vite lasciando che sia questa stessa "Unione" a plasmarle nella loro forma migliore.

Curare un paziente utilizzando l'ECBI non è un'impresa semplice perché prima di pensare di curare qualcuno, quel che è necessario fare, è curare sé stessi. È il professionista stesso che deve porsi a guida ed esempio dei propri pazienti, affinché venga in loro stimolata, in completezza, l'unica componente del sistema esagonale rivisitato Lissoni, ad essere suscettibile di una influenza esterna propria, il sistema dei neuroni specchio. È solo stimolando adeguatamente questo sistema neuronale, attraverso l'esempio del comportamento materiale, che si possono ottenere le risposte terapeutiche più complete.

L'Endocannabinoiatra è trasformante,
soprattutto per chi la pratica.

Se il fumo è buono

In ogni spinello
si cela un gioiello
la cui luce splendente,
soffonde la mente:
si accende il presente,
passato e futuro
son come annullati
o meglio... s-fumati
e per semplice magia
ti ritrovi in sintonia
con il Tempo Universale
e ti senti... Naturale

Galeno | S-fumature

CANNABIS MEDICA IN ITALIA

aggiornata al 2021

Fino a pochissimo tempo fa le Convenzioni sulle Sostanze Psicotrope del 1961 e 1971 classificavano la pianta di Cannabis, attraverso uno solo dei suoi componenti, il THC (ed i suoi isomeri molecolari) nella Tabella delle sostanze stupefacenti più pericolose ovvero quelle sostanze che hanno altissimo potenziale d'abuso e nessun utilizzo medico riconosciuto. Questa classificazione burocratica, però, strideva molto con la realtà dei fatti (tanto che ora non è effettivamente più così). Sin da subito dopo che le convenzioni vennero promulgate, però, movimenti di pazienti hanno iniziato a reclamare a gran voce la lesione del loro diritto fondamentale alla salute e al benessere. In tutto il mondo, piano piano, questi movimenti sono cresciuti ed evoluti, si sono organizzati e, lentamente, stanno riconquistando questo diritto.

In Italia, tra i primi movimenti di pazienti è degno di nota ricordare l'associazione non riconosciuta Pazienti Impazienti Cannabis. Tra le mie esperienze di vita, durante il periodo trascorso in Nepal, annovero quella onorabile ed onerosa di aver accompagnato nell'ultimo viaggio il vicepresidente di questo primordiale gruppo di attivisti, Alberto Sciolari, a cui va sempre un pensiero ed un ringraziamento. Alberto, Franco Casalone, Alessandra Viazzi ed altri pionieri si sono resi corresponsabili del percorso legislativo che ci ha portati ad un recente decisivo riadattamento. Ad inizio dicembre 2020, infatti, alla fine di un anno pandemico che ha visto minare le umane convinzioni di sicurezza, benessere e prosperità, il tema "Cannabis" è apparso procedere in controtendenza al disfattismo generale. Ad esprimersi è stato un organo politico e regolatorio di primo piano, la Commissione sulle Droghe Narcotiche (CND – Commission on Narcotic Drugs), l'organismo centrale del sistema ONU di controllo delle droghe e deputato alla definizione delle politiche in questa materia. La decisione storica presa dall'assemblea è stata quella di riclassificare la Cannabis, o meglio, i componenti chimici Δ9-THC ed i suoi isomeri. La votazione di tutti i paesi mondiali si è conclusa con 27 voti a favore della risoluzione proposta e 25 contrari (con 1 solo astenuto).

La Cannabis, in seguito a questa votazione, è stata quindi spostata dalla tabella IV della convenzione del 1961 (che le attribuiva un elevato potere di abuso e proprietà mediche inesistenti) alla tabella I che comprende sostanze dalle riconosciute attività medicinali e con uno scarso potenziale d'abuso. Il riconoscimento ufficiale del valore terapeutico del THC è un passo molto importante, in quanto, finalmente, apre quella discussione onesta circa il suo corretto utilizzo, tenuta a freno solo dal suo mancato riconoscimento sul piano normativo.

A stretto giro è arrivata anche un'altra espressione del consiglio europeo, quella dell'ammissione della possibilità di utilizzo di un altro principio attivo della Cannabis, il CBD, come alimento. Questa espressione è avvenuta in seguito al riconoscimento della assoluta non psicoattività di tale componente.

La convenzione unica sulle sostanze stupefacenti era stata Ratificata dall'Italia con la Legge n. 412 del 5 giugno 1974 (Pubblicata nella G.U. del 10 settembre 1974 n. 236 suppl. ord.) Successivamente a questa ratifica, nel 1990, è stato emanato il DPR 309/90 (Testo Unico sugli stupefacenti). Fino al 2006 l'utilizzo dei farmaci a base di cannabinoidi era permesso ma, poiché nel territorio nazionale era vietata la coltivazione della Canapa, la produzione dei medicinali da questa derivati il loro acquisto poteva essere effettuato solo grazie alla procedura prevista dal decreto ministeriale 11 febbraio 1997 "Modalità di importazione di specialità medicinali registrate all'estero". Il medico doveva compilare la richiesta di importazione su un apposito modulo da inviarsi all'Ufficio Centrale Stupefacenti del Ministero della Salute per il nulla osta (per una terapia massima di 90 giorni), oltre ad effettuare la prescrizione al paziente su ricetta da rinnovarsi volta per volta. Nel 2006 con la Legge n. 49 del 21 Febbraio, (più conosciuta come legge Fini–Giovanardi), presentata all'interno di un maxi-decreto per le Olimpiadi Invernali di Torino, l'Italia, non considerando le conoscenze scientifiche già note, mise la Cannabis ed i suoi derivati sotto la classificazione di sostanze di abuso "prive di utilità terapeutica", inserendola nella Tabella I.

Questo atto burocratico, di fatto, vietava l'importazione dall'estero possibile fino a quel momento. Le importanti proteste dei pazienti, nelle sedi istituzionali, però, fecero sì che il Ministero della Salute riconoscesse questo grave errore e promulgasse un'ordinanza che, in deroga, autorizzava "*l'importazione di medicinali a base di delta 9 THC o trans delta 9 THC per la somministrazione, a scopo terapeutico, in mancanza di alternative terapeutiche, a pazienti che necessitano di tali medicinali*".

L'anno successivo, nel 2007, con il Decreto Ministeriale n. 98 del 28/04, l'allora Ministro della salute On. L. Turco riconosceva l'efficacia terapeutica del THC e sanciva l'introduzione del Delta 9 THC, Trans-Delta 9 THC (Dronabinol) ed il Nabilone nella Tabella IIB stupefacenti, in quanto principi attivi di medicinali utilizzati come adiuvanti nella terapia del dolore.

Questo decreto rese quindi possibile utilizzare (di nuovo) i fitofarmaci cannabinoidi nella terapia e pose le basi normative per le successive immissioni nel mercato italiano dei medicinali sintetici correlati. In questa situazione legislativa ibrida, i pazienti proseguivano nelle loro importazioni dall'estero ed iniziavano a poter trovare, nelle pochissime coraggiose farmacie italiane che si erano avventurate in questo nuovo percorso, farmaci cannabinoidi ad origine vegetale naturale. Le infiorescenze vere e proprie, che la farmacia preparava specificatamente per ogni paziente, su indicazione di ricetta medica. Vi erano però ancora molti dubbi in merito alla legislazione ed al contempo vi erano forti pressioni da parte dei pazienti che reclamavano ancora la lesione del loro diritto alla salute.

Per tentare di risolvere entrambi i problemi, nel 2013, l'allora Ministro della Salute, On. R. Balduzzi, emanava il Decreto Ministeriale n° 33 del 23 Gennaio dove si aggiornavano le tabelle degli stupefacenti inserendo, in Tabella IIB i "Medicinali di origine vegetale a base di Cannabis (sostanze e preparazioni vegetali, inclusi estratti e tinture)."

Questo riconoscimento sanciva in via definitiva il diritto, per ogni medico laureato ed abilitato alla professione, di prescrivere, su ricetta galenica magistrale, prodotti vegetali a base di Cannabis che il paziente poteva acquistare in farmacia, a proprio carico. Nel 2014 la Corte Costituzionale con la sentenza n° 32/2014 riconosce l'errore di classificazione legislativa delle sostanze psicoattive e determina l'incostituzionalità della Legge Fini-Giovanardi in quanto conflittuale con l'articolo 77 della costituzione italiana. Questa sentenza determina, de facto, l'effetto di escludere dal novero delle sostanze sottoposte alla vigilanza del Ministero della Salute, sia tutte quelle sottoposte al controllo in attuazione delle convenzioni internazionali sia le nuove sostanze psicoattive introdotte sulla base delle nuove acquisizioni scientifiche più recenti. A seguito della sentenza, si viene quindi a creare un vuoto normativo che viene subito sanato da un decreto legge del 20 Marzo 2014 convertito nella legge n° 79 del 16 Maggio in cui si rimodellavano le tabelle delle sostanze stupefacenti e psicotrope ridistribuendo al loro interno le sostanze in modo da renderle coerenti con il regime sanzionatorio antecedente alla legge Fini Giovanardi.

Nelle prime quattro tabelle, collegate al sistema sanzionatorio per gli usi illeciti, sono elencate le sostanze stupefacenti e psicotrope poste sotto controllo internazionale e nazionale. Nella tabella dei medicinali sono inserite le sostanze attive che hanno attività farmacologica (e pertanto usate in terapia) e le relative preparazioni farmaceutiche. Penso sia importante sottolineare come la Cannabis, secondo queste tabelle, sia stata, fino ad oggi, classificata come "più pericolosa" di Barbiturici (farmaci di elezione per il suicidio data la facilità con cui inducevano una depressione respiratoria mortale e per questo messi fuori dal commercio non strettamente ospedaliero) e le Benzodiazepine (ad oggi tra i farmaci più venduti e raccomandati al mondo che hanno la capacità di indurre un forte meccanismo di dipendenza fisica tanto da renderne complessa la sospensione nei pazienti in trattamento cronico).

Durante l'esame parlamentare del disegno di legge di conversione del decreto 36/2014 il Governo ha accolto 3 Ordini del Giorno che lo invitavano ad avviare iniziative legislative volte a consentire la coltivazione della Cannabis per uso terapeutico. All'accoglimento di questi OdG da parte del Governo, sono seguite delle manifestazioni di impegno che si rivolgevano a:

- «avviare le opportune iniziative legislative volte a consentire nel nostro Paese la coltivazione della cannabis indica, la cui produzione è finalizzata a soddisfare il fabbisogno nazionale di preparati medicinali e per uso terapeutico, individuando, a tal fine, le aree più idonee alla suddetta coltivazione ed i requisiti degli stabilimenti farmaceutici abilitati alla acquisizione e alla lavorazione dei prodotti delle suddette coltivazioni, ai fini dello sviluppo dei medicinali, prendendo in considerazione la possibilità più immediata, di consentire allo Stabilimento Chimico Farmaceutico Militare di Firenze, previo Protocollo tra Ministero della Difesa e Ministero della Salute, di produrre medicinali cannabinoidi per i pazienti italiani» 9/2215 AR/ 5 Nicchi, Piazzoni, Daniele Farina, Aiello, Sannicandro (Sinistra e Libertà)
- «avviare le necessarie iniziative affinché lo stabilimento chimico farmaceutico militare di Firenze avvii la produzione di medicinali cannabinoidi anche stipulando con lo stesso una apposita convenzione» 9/2215 AR/ 22 Paolo Bernini, Corda, Artini (M5S)

- «valutare l'opportunità di incaricare, ai fini della produzione e preparazione dei farmaci, attraverso un Protocollo tra Ministero dell'Interno, Ministero della Difesa e Ministero della Salute, lo Stabilimento Chimico Farmaceutico Militare di Firenze, considerati peraltro i segnali di grande attenzione giunti in questa direzione dai responsabili dello Stabilimento, per la produzione di medicinali cannabinoidi destinati ai pazienti italiani» 9/2215 AR/30. Capone, Miotto Grassi, Beni, Fossati, Lenzi (PD)

Nel novembre del 2015 l'allora Ministro della Salute On. B. Lorenzin emanava (il 9 novembre) un Decreto Ministeriale che riporta come oggetto: "Funzioni di Organismo statale per la cannabis previsto dagli articoli 23 e 28 della convenzione unica sugli stupefacenti del 1961, come modificata nel 1972." Il decreto, approvato dalle Regioni e Province autonome:

- stabilisce il Ministero della Salute quale organismo statale per la coltivazione della cannabis
- disciplina la produzione nazionale di cannabis per uso medico
- specifica le modalità di prescrizione, allestimento, dispensazione e monitoraggio delle relative preparazioni magistrali
- dispone l'immediata comunicazione della disponibilità dei primi lotti di CANNABIS FM 2 per la vendita, prevedibilmente entro il primo semestre del 2016.

Nelle more della messa a regime della produzione statale di cannabis, il Decreto conferma che l'Ufficio Centrale Stupefacenti del Ministero della Salute continuerà ad autorizzare l'importazione di cannabis ad uso medico non disponibile sul territorio nazionale.

Lo stesso Decreto Ministeriale, nel suo allegato tecnico, provvede ad indirizzare i professionisti medici verso la prescrizione dei preparati a base di Cannabis solo per le indicazioni con supportata letteratura scientifica ed identificate nel decreto. Riportiamo queste indicazioni come riportato dalla GU n.279 del 30-11-2015:

- l'analgesia in patologie che implicano spasticità associata a dolore (sclerosi multipla, lesioni del midollo spinale) resistente alle terapie convenzionali (Lynch 2015; Koppel et al. 2014; Corey-Bloom et al. 2012; Rog et al. 2007; Ibegbu et al., 2012; Giacoppo et al. 2014; Aggarwal et al., 2007);

- l'analgesia nel dolore cronico (con particolare riferimento al dolore neurogeno) in cui il trattamento con antinfiammatori non steroidei o con farmaci cortisonici o oppioidi si sia rivelato inefficace (Lucas 2012; Aggarwal 2009; Ellis et al. 2009; Abrams et al., 2009; Eisenberg et al. 2014; Wilsey et al., 2013);
- l'effetto anticinetosico ed antiemetico nella nausea e vomito, causati da chemioterapia, radioterapia, terapie per HIV, che non può essere ottenuto con trattamenti tradizionali (Tramèr et al. 2001; Smith 2011; Cinti, 2009);
- l'effetto stimolante dell'appetito nella cachessia, anoressia, perdita dell'appetito in pazienti oncologici o affetti da AIDS e nell'anoressia nervosa, che non può essere ottenuto con trattamenti standard (Beal et al., 1995; Beal et al. 1997; Carter et al. 2004; Haney et al. 2007);
- l'effetto ipotensivo nel glaucoma resistente alle terapie convenzionali (Tomida et al. 2004; Tomida et al. 2006);
- la riduzione dei movimenti involontari del corpo e facciali nella sindrome di Gilles de la Tourette che non può essere ottenuta con trattamenti standard (Müller-Vahl, 2013).

Credo sia bene ricordare come un Decreto Ministeriale (redatto da un Ministro non laureato in Medicina) non possa rimpiazzare, nel delicato lavoro di un medico, il doversi orientare secondo Scienza e Coscienza in accordo ai principi del Giuramento di Ippocrate. Ogni medico abilitato alla professione, infatti, seguendo questi due principi cardine dell'ordinamento professionale, può prescrivere, per ogni paziente, il medicamento od il rimedio che ritiene più appropriato e per cui vi siano delle basi scientifiche che ne giustifichino la scelta.

Ad oggi, il progetto pilota che ha visto l'Esercito unico detentore della licenza per coltivare Cannabis Terapeutica, ha ampiamente passato il suo limite massimo che era stato fissato in due anni (terminati nel 2017). Sono stati investiti milioni di euro di danari dei contribuenti e la quantità di Cannabis prodotta è risultata essere ampiamente inferiore alle aspettative dei pazienti sia in qualità che in quantità non avvicinandosi nemmeno lontanamente alla sufficienza per quanto riguarda il fabbisogno nazionale stimato (160 kg circa sui circa 2000 stimati come necessari all'Italia dall'International Narcotic Control Board). La stessa Ministra Lorenzin, durante il suo mandato, aveva inoltre chiesto, al Consiglio Superiore di Sanità (CSS) un parere circa l'utilizzo in grande espansione della Cannabis a basso contenuto di THC, volgarmente denominata "Cannabis Light" (tale parere è arrivato, durante il mandato del Ministro On. G. Grillo).

Le varietà di Cannabis a basso contenuto di THC rientrano sotto la regolamentazione della Legge 242 del 2016 che norma la coltivazione agricola di questa specie vegetale. Questo parere è stato chiesto in un'ottica molto critica, protezionista e conservatrice nei confronti di un nuovo mercato che si stava rapidamente sviluppato in Italia, quello delle infiorescenze ad alto contenuto di CBD ad uso tecnico. L'organismo che l'ha redatto, il Consiglio Superiore di Sanità (CSS), ad oggi mantiene pressoché invariate le funzioni per cui è nato, nel Regno di Sardegna, nel 1847. Dovrebbe rappresentare il più alto controllore repubblicano per ciò che concerne le materie medico – chirurgiche. Il CSS si è basato su due relazioni, l'una della dr.ssa Elisa Cerbai e una del Prof. Silvio Garattini (come riportato nel documento ufficiale). Il Prof. Garattini è l'ex direttore dell'istituto Mario Negri di Milano (ora in pensione) ed è di apertissime e convinte posizioni proibizioniste e conservatrici, strenuo detrattore di qualsiasi utilizzo della Cannabis.

Il CSS, grazie a questo parere quasi esclusivo, pone l'accento su un "potenziale rischio" invece che considerare le ultime scoperte scientifiche sulla Cannabis con ottica positiva e propositiva. Non vi è traccia, ad esempio, dello studio del 2016, pubblicato su JAMA Psichiatry e che ha valutato 1037 pazienti suddivisi in due gruppi: "utilizzatori di Tabacco" e "utilizzatori di Cannabis" entrambi seguiti per 20 anni al termine dei quali gli utilizzatori di cannabis non hanno dimostrato nessun effetto avverso sulla loro salute (eccezion fatta per un aumentata incidenza di parodontite).

Non vi è traccia nemmeno, nonostante di estrema pertinenza, dello studio che esamina dettagliatamente "l'effetto ormetico" del THC che risulta essere neuroprotettivo e neurostimolante a basse concentrazioni e neurotossico quando queste aumentano troppo. (si tenga sempre a mente che "in vivo" ed "in vitro" sono due condizioni radicalmente differenti che, spesso, consideriamo come troppo simili). Non vi è traccia di tutta quella letteratura che indichi come THC ad elevate concentrazioni possa essere benefico contro la proliferazione di cellule cancerogene e su come, piante che non esprimano questa molecola, non siano altrettanto efficaci.

Non viene presa in considerazione l'importanza del sistema endocannabinoide genitale e come questo si renda responsabile di un corretto processo riproduttivo globalmente inteso come già descritto in questo libro nel capitolo apposito. I punti toccati dal rapporto del CSS vengono riportati qui di seguito con una revisione critica della bibliografia citata a supporto delle varie affermazioni.

Effetto farma-tossicologico del rapporto THC/CBD

Viene citata una review (senza metanalisi) che riporta le valutazioni di circa una decina di studi differenti. Di questi solo uno prende in considerazione la cannabis "naturale". Nel paragrafo dell'articolo "limitazioni e future prospettive" si legge: "sulla base delle correnti evidenze è forse prematuro concludere che gli effetti cognitivi protettivi, riscontrati negli studi naturalistici, possano essere del tutto attribuibili al CBD considerando tutti gli altri componenti presenti nella Cannabis". Le "correnti evidenze" riguardano, principalmente, preparati chimici o isolati farmacologici che poco hanno a che fare con la pianta in toto presa in considerazione da quell'unico studio naturalistico.

La soglia del 2% dell'effetto antalgico in sigarette da 500 mg

L'articolo in oggetto prende in considerazione 19 soggetti suddivisi in 3 gruppi che hanno ricevuto, casualmente, una dose bassa, media o alta, di THC in sigarette di Cannabis a partire da materiale vegetale simile (proveniente dal competente centro tossicologico). La più bassa concentrazione considerata era quella del 2%. Gli effetti sul dolore venivano testati con iniezione di capsaicina (un urticante) e le concentrazioni ematiche rilevate costantemente. Assurgere il dato di test proveniente da circa 6 persone, in condizioni molto lontane di quelle della vita quotidiana, come un "dato attendibile per tutti" è poco coerente con una buona pratica scientifica.

La concentrazione più efficace è ancora più bassa.

Nell'articolo, riguardante 39 pazienti, vengono valutati gli effetti collaterali psicoattivi e le performance neuropsicologiche. Sono state utilizzate tipologie di cannabis con percentuali di THC del 3,53% e 1,29% (ben più alte dello 0,2 su cui il CSS era chiamato a relazionare) concludendo che "gli effetti psicoattivi erano minimi e ben tollerati, quelli neuropsicologici di durata limitata e prontamente reversibili in 1-2 ore.

25 ng/ml ha documentati effetti analgesici.

Nelle conclusioni dell'articolo si legge: "nello studio corrente la relazione tra la percentuale di variazione dei parametri del NRS (Neuropatic Pain Scale: il metodo valutativo del dolore utilizzato) non hanno mostrato significatività statistica dopo la correzione degli FDR (false discovery rate)". Lo studio va quindi preso con molte cautele data la minuta dimensione del campione (42 persone) e la non significatività statistica finale dei risultati. Questo lavoro, inoltre, si focalizza su pazienti con dolore neuropatico centrale provocato da patologie o lesioni del midollo spinale. Tale gruppo di persone è scarsamente comparabile con una casistica "generale" di popolazione.

La dose capace di avere effetti farmacologici è di 2-22 mg di THC in una "sigaretta".

L'articolo citato in bibliografia è una review sulla farmacocinetica dei cannabinoidi. Il dato, nel lavoro che il CSS prende a riferimento, si riferisce, a sua volta, ad un lavoro precedente. L'articolo originale fa risalire la misurazione effettiva di questo dato al 1996, più di 20 anni fa. Durante questo periodo le metodiche di analisi hanno visto significativi miglioramenti facendo si che questo dato risulti, quantomeno, obsoleto.

La concentrazione post mortem è dalle 30 alle 60 volte più alta nei tessuti cerebrali.

Il campione è composto da 12 persone di cui sono stati analizzati, dopo la morte, sangue e tessuti cerebrali. Questi ultimi sono stati "frullati" e il lisato è stato successivamente analizzato in HPLC. Da ciò si è evinto il più alto livello di concentrazione nei tessuti cerebrali rispetto a quelli ematici.

Imputare a questo dato meramente laboratoristico, una neurotossicità cannabinoide, appare quantomeno forzato. Si legge nell'articolo: "In definitiva i dati ottenuti sull'uomo ma anche quelli su animali con simile metabolismo, hanno suggerito a diversi autori che la ritenzione di THC per lungo tempo sia uno dei motivi di tracciare [...] i deficit cognitivi che rimangono a lungo anche dopo l'astinenza."Tale affermazione è pretenziosa e priva di riferimento bibliografico facendola risultare un'opinione personale degli autori piuttosto che una solida verità scientifica. L'articolo menzionato a supporto degli "animali con simile metabolismo" riporta analisi condotte solo su 9 esemplari di maiale bianco.

L'associazione con l'impairment cognitivo è ben documentata.

L'abstract dell'articolo riporta letteralmente: "Gli studi di modelli animali indicano come una sostenuta attività del recettore CB1 possa essere uno dei fattori principali responsabili dei disordini cognitivi che si sviluppano negli utilizzatori cronici di Cannabis, in particolar modo quelli associati alla memoria di lavoro e al processo decisionale. Nonostante questo, ancora pochissimi studi sono stati condotti al fine di comprendere il ruolo del recettore CB1 nel mediare i suoi effetti nel cervello umano. Questa "perspective review" vuole dare una possibile spiegazione dei disordini correlati alla cannabis". Anche in questo caso si cercano conferme di un effetto detrimente della pianta di Cannabis ignorando tutta quella letteratura che spinge a ricercare prove a favore del suo effetto benefico.

L'anima conservatrice del Governo Italiano si è manifestata anche in epoche recentissime, nell'ottobre del 2020, quando il Ministero della Salute ha emesso una circolare e un decreto legge (poi sospeso) che rendono sempre più difficoltoso l'accesso da parte dei pazienti ai farmaci cannabinoidi.

È a tutt'oggi in via di attuazione, da parte dei farmacisti, un ricorso al TAR che ha lo scopo di tutelare l'accesso alla cura da parte dei pazienti. Tutte queste insidie normative generano, infine, una grandissima insicurezza in tutti quei professionisti della salute che si avvicinano alla cura del prossimo con questa pianta. Tali interventi normativi sono in netta controtendenza rispetto ai recentissimi cambi di scenario di opinione mondiale. In conclusione è bene ricordare e sottolineare che, attualmente, qualsiasi medico chirurgo abilitato alla professione può prescrivere, secondo scienza e coscienza, farmaci cannabinoidi ai propri pazienti. La ricettazione avviene tramite prescrizione medica magistrale di cui forniamo un esempio e, il professionista è tenuto a compilare una scheda di raccolta dati da trasmettere direttamente al ministero. (liberamente scaricabile dal sito ministeriale)-

CONSIDERAZIONI FINALI

adveṣṭā sarva-bhūtānāṁ maitraḥ karuṇa eva ca
nirmamo nirahaṅkāraḥ sama-duḥkha-sukhaḥ kṣamī

saṁtuṣṭaḥ satataṁ yogī yatātmā dṛḍha-niścayaḥ
ayy arpita-mano-buddhir yo mad-bhaktaḥ sa me priyaḥ

Chi si comporta come un amico benevolo e non invidia nessuno, chi non si considera proprietario di niente ed è libero dsl falso ego, equanime nella gioia e nel dolore, sempre tollerante, soddisfatto, padrone di sé e assorto nelle pratiche devozionali con determinazione, e con mente e d intelligenza fisse su di me mi è molto caro.

samaḥ śatrau ca mitre ca tathā mānāpamānayoḥ
śītoṣṇa-sukha-duḥkheṣu samaḥ saṅga-vivarjitaḥ

tulya-nindā-stutir maunī saṁtuṣṭo yena kenacit
aniketaḥ sthira-matir bhaktimān me priyo naraḥ

Chi è imparziale con gli amici e con i nemici, bilanciato nell'onore e nel disonore, nel caldo e nel freddo, nella gioia de nel dolore, nella gloria e nell'infamia, libero dalle cattive compagnie, silenzioso, appagato in ogni circostanza e condizione di vita, saldo nella conoscenza e impegnato nel mio servizio devozionale egli mi è caro.

Bhagavadgītā cap. 12 vv 13-14 e 18-19

Quando ero al quarto anno di medicina, se mi avessero detto che 10 anni dopo avrei scritto un libro sull'utilizzo medico della Cannabis mi sarei messo a ridere, vergognandomi un po' nel sentirmi colpito in una delle mie attitudini più intime private. A quel tempo la mia proiezione del futuro mi vedeva come cardiochirurgo affermato, una bella macchina, una splendida compagna al mio fianco, Silvia, e lunghe estati nelle meravigliose spiagge del sud della Sardegna da dove lei era originaria.

A quei tempi ero appena uscito da un periodo molto difficile, avevo sofferto una profonda crisi depressiva, reattiva alla fine della mia prima relazione importante. La vita era ritornata a brillare ed avevo inaspettatamente vinto una borsa di studio Erasmus per l'università Diderot V a Parigi.

Il mio professore referente di cardiochirurgia mi aveva organizzato uno stage con uno dei migliori cardiochirurghi pediatrici europei che operava proprio a Parigi. Anche Silvia aveva vinto una borsa Erasmus per Parigi e si prospettavano dei mesi davvero gioiosi... La vita, però, è un Mistero Insondabile. Tutta la nostra pianificazione si infranse di fronte ad una realtà inaspettata. Melanoma Maligno.

Serbo vivido il ricordo di quando Silvia mi lesse il referto dell'esame istologico. Avevo da poco sostenuto l'esame di dermatologia, capii subito l'esito a cui quella patologia avrebbe portato. Mentre ero al telefono con Silvia che mi leggeva quelle righe, mi trovavo appena fuori dalla camera ardente di mio zio, mancato qualche giorno prima, in giovane età per un Glioblastoma Multiforme, come mia nonna, qualche settimana prima. Al quinto anno di medicina mi sono trovato ad affrontare il maligno golem di ogni medico, la Morte.

Ho danzato, alla presenza della nera signora, per un anno intero.

Il tempo che la malattia, dalla sua manifestazione, ha lasciato trascorrere ancora, tra i propri cari, al corpo materiale di Silvia. Dopo la sua morte, ho ripreso gli studi che avevo sabbaticamente sospeso per dedicarmi anima e corpo a questa intensa esperienza. In un solo anno ho sostenuto gli esami normalmente previsti per due.

Placavo il mio malessere interiore con una assunzione di Cannabis ad alti dosaggi, la sera, al termine dell'intensa giornata di studio che, quotidianamente, con costanza, iniziava alle 9 e finiva alle 23.

Coloro che mi circondavano e che mi volevano bene talvolta obiettavano questo mio utilizzo di Cannabis ed è stato quando le obiezioni si sono fatte pressanti che ho deciso di verificare, per conto mio, la fondatezza delle loro argomentazioni. Se la Cannabis poteva arrecare danno l'avrei compreso dallo studio della letteratura medico scientifica. Lo strumento a cui ogni medico dovrebbe ispirare il proprio approccio professionale e che io stavo ben imparando grazie all'attività di ricerca in Università. Studiando la letteratura in accordo alla visione dell'utilizzo empirico di Cannabis che in tutti i precedenti anni avevo criticamente osservato ed "imparato" su me stesso, ho visto il quadro generale sotto una luce del tutto inaspettata. La Cannabis, infatti, si era rivelata in grado di agire su una identica via molecolare che avevo imparato a conoscere grazie alla malattia di Silvia.

Per tentare il tutto per tutto, infatti, avevamo cercato le più remote opzioni sperimentali, spingendoci fino negli Stati Uniti, alla ricerca di un trattamento o di un farmaco "di ultima generazione". Questa via è, nel Melanoma, quella delle bRAF chinasi. Non solo, leggevo di effettive possibilità dell'impiego di questo fitofarmaco anche nei Glioblastomi Multiformi.

Tutte queste "problematiche" avevano colpito la mia vita, sincronicamente. L'impiego della Cannabis nella terapia antalgica apriva, infine, orizzonti a tratti frustranti alla riesumazione mnemonica degli intensi effetti collaterali che i farmaci oppioidi avevano causato a Silvia e che mi ero trovato a dover gestire.

Il riconoscimento di queste (ed altre) sincronicità della mia vita mi ha distolto completamente dal mio sentiero precedente conducendomi in una nuova Via. Proseguo in questa direzione ormai da 10 anni, ho approfondito indipendentemente lo studio della pianta di Cannabis sotto tutti i punti di vista possibili spingendomi fino a vivere, per 3 anni e mezzo circa, in Nepal, il paese che culla le origini più antiche di questa pianta.

Ho intrapreso la via di Shiva, con dedizione. Mi sono lasciato trasformare dalla vita. Il mio Ego avrebbe decisamente voluto rimanere in Nepal ma lasciarsi trasformare significa puntare alla risoluzione ultima del proprio Ego e quindi ora sono tornato in Italia dove esercito la mia professione di cura delle persone lasciandomi guidare più dal giuramento di Ippocrate che dalle pleonastiche norme burocratiche che appesantiscono la nostra società illusoria.

Utilizzare la Cannabis come agente terapeutico richiede un metodo appropriato ed una conoscenza specifica che, ad oggi, non sono ancora ben strutturate. Escludere a priori, da questa strutturazione, la dimensione psicologico-enteogena-animistica della pianta sarebbe del tutto identico al fornire ad un cardiochirurgo una sala operatoria perfettamente attrezzata in tutti i minimi particolari ma senza una macchina cuore-polmone.

Nell'infinito panorama della salute umana vi sono condizioni definite, dettagliate che, con un trattamento specifico possono trovare una stabile e duratura soluzione ma vi sono, parimenti, un altrettanto nutrito numero di condizioni le cui dinamiche sono, a tutt'oggi, poco più che putative. Vi è inoltre una distinzione molto netta tra quella che viene considerata come Vera Medicina la cui tendenza è quella di includere tutto lo spettro nella prima categoria di condizioni mediche e quella che viene considerata come Paramedicina o Parascienza, un ombrello molto ampio che raccoglie sotto di sé una nutrita serie di pratiche atte a migliorare il benessere umano, la cui tendenza è quella di screditare, talvolta a priori, gli approcci della Vera Medicina.

Così come nel microcosmo, così nel macrocosmo, la pianta di Cannabis potrebbe ristabilire l'equilibrio tra queste due visioni puerilmente in disaccordo.

Il Sistema Endocannabinoide è il candidato ideale per rimettere al centro della Medicina la Compassione per l'Essere Umano.

Le varie figure professionali che costellano la totalità dei due mondi, possono, insieme, ridisegnare i confini di una Pratica Medica della nuova Era.

Un tempo in cui gli uomini ritorneranno ad essere in profonda armonia con la Natura che ci ha generato.

Un tempo in cui le diversità potranno essere comprese e valorizzate invece che combattute. Un tempo di conoscenza e di consapevolezza.

Un tempo forse ancora lontano ma che, inevitabilmente, verrà.

Fede. È questo il sentimento che mi ha guidato fino a queste ultime pagine di un lavoro che è espressione materiale di una parte fondante del mio essere.

Ricordo vivido il pensiero che mi ha colto parafrasando il più semplicemente possibile un pensiero che Sri Nirwan Baba Charlie Das Udasin Maharaj-ji ha potuto condividere con me durante il mio periodo di vita nepalese:

Il Dubbio è una piaga dell'occidente.
Qui in oriente c'è più Fede.

La Cannabis è una medicina, comunque la si voglia guardare, e in quanto medicina è un semplice strumento. Come tale, non riuscirebbe a fare alcunché di differente se non ritornare alla Natura da cui è venuta.

È l'utilizzatore che ne definisce l'azione e questa è una enorme responsabilità da cui non si può sfuggire. È la responsabilità di essere coerenti con sé stessi, centrati fermamente nell'obiettivo di penetrare quel Velo di Maya ad oggi divenuto più simile ad un pesante tendone polveroso nascosto dietro ad una artificiale struttura di supporto per un ancor più artificiale e sfavillante schermo retroilluminato 5K.

A chi avrà letto questo libro fino in fondo
va il mio ringraziamento e la mia più intima preghiera:
siate saldi nel fare il Bene,
lasciate andare il vostro Ego ed ogni altro pregiudizio,
non turbate beffardamente coloro che non sono ancora
in grado di vedere la Realtà manifesta alla Luce del Sole.

Portate Unità, Pace ed Amore nel vostro Cuore
e queste modelleranno la vostra Vita
conducendola dolcemente e naturalmente ad
o fiorire... o ri-fiorire...

Oṃ Namaḥ Śivāya

www.ingramcontent.com/pod-product-compliance
Lightning Source LLC
LaVergne TN
LVHW060226051026
849517LV00005B/1529
9791224300496